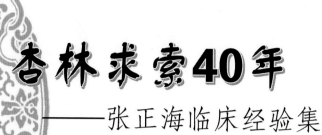

杏林求索40年

——张正海临床经验集

张正海　著
协助整理　张　群　张　驰
　　　　　　何爱芳　李亚东
　　　　　　王兴云　白　梓

人民卫生出版社

图书在版编目（CIP）数据

杏林求索 40 年：张正海临床经验集/张正海著.—北京：人民卫生出版社，2017

ISBN 978-7-117-25215-7

Ⅰ.①杏… Ⅱ.①张… Ⅲ.①中医临床-经验-中国-现代 Ⅳ.①R249.7

中国版本图书馆 CIP 数据核字（2017）第 233025 号

| 人卫智网 | www.ipmph.com | 医学教育、学术、考试、健康，购书智慧智能综合服务平台 |
| 人卫官网 | www.pmph.com | 人卫官方资讯发布平台 |

杏林求索 40 年——张正海临床经验集

著　　者：张正海
出版发行：人民卫生出版社（中继线 010-59780011）
地　　址：北京市朝阳区潘家园南里 19 号
邮　　编：100021
E - mail：pmph @ pmph.com
购书热线：010-59787592　010-59787584　010-65264830
印　　刷：三河市尚艺印装有限公司
经　　销：新华书店
开　　本：710×1000　1/16　印张：17　插页：2
字　　数：296 千字
版　　次：2017 年 12 月第 1 版　2017 年 12 月第 1 版第 1 次印刷
标准书号：ISBN 978-7-117-25215-7/R·25216
定　　价：46.00 元

打击盗版举报电话：010-59787491　E - mail：WQ @ pmph.com
（凡属印装质量问题请与本社市场营销中心联系退换）

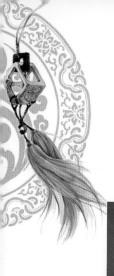

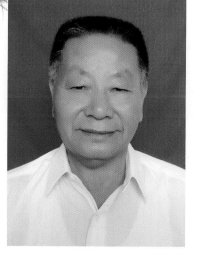

张正海，男，1945 年生于甘肃天水，大学本科学历，中医内科副主任医师，甘肃天水中西医结合医院中医首席专家，甘肃省名中医，第二、三批甘肃省老中医药专家学术经验继承指导老师。

从事中医临床 40 余年，擅长中医内科、妇科疾病及男女不育不孕症的治疗。20 世纪 70 年代师从天水名中医陈伯祥先生研习中医妇科，曾先后在成都中医学院和中国中医研究院深造学习。学术上，治内科疾病注重"两本-枢机"理念，治疗妇科疾病倡导"肾气-天癸-奇经-胞宫"生理轴及冲任是经孕之枢机的理论。

2008 年 3 月被甘肃省人民政府授予第二批"甘肃省名中医"称号。曾出版医学专著《陈伯祥中医妇科经验集要》。

3

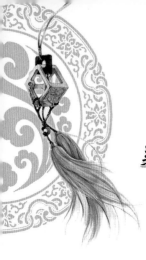

裴正学序

张正海先生，余之挚友也！悬壶陇右四十余载，医名遍及陇上。八年前荣获"甘肃省名中医"称号，正海先生不仅医术卓著，其诗词文章也非他人可比，真可谓杏林之佼佼者也！

其哲嗣张驰同志携《杏林求索 40 年》书稿专程来兰求余作序。近几年来余因年届耄耋，加之临床诊务有增无减，时感力不从心，对凡来求序者，均婉言拒谢之，唯对正海先生之所求不能怠慢。

纵观全书，洋洋洒洒，数十万言，从《内经》《伤寒》《金匮》的理论阐发，到临床杂病的处方用药，条分理述，丝丝入扣，处处展示出作者超人的临床思维，浸透着作者丰富的临床经验，读来让人心胸为之一震，眼前为之一亮！正海先生埋头临床四十余载，真可谓年年有丰收，月月有收获也！

该书之出版问世，无疑是甘肃中医界之大事，希望正海先生学验得到广泛传播，广大读者亦能从中获益。谨此为序。

中华中医药学会终身理事
中国中医科学院博士导师
甘肃省中西医结合学会名誉会长
甘肃省中医院、医科院首席专家
2015 年 12 月 4 日

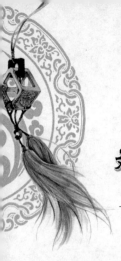

刘延祯序

  张正海大夫携《杏林求索40年》书稿请余作序，吾欣然应之。张正海大夫2008年3月被甘肃省人民政府授予"甘肃省名中医"称号，其《经验集》是作者从事中医临床四十年来心得和经验的总结。书中不论专题理论探讨，还是病案记载，均能体现出其理论联系实际的严谨学风。综观张正海大夫学术特点，一是临床以妇科见长，二是尊崇仲景之学。此缘于上世纪70年代，在走出校门临床数年后，即师从天水名老中医陈伯祥先生学习中医妇科，多年来认真学习总结陈老经验，并有选择地涉猎诸多古今妇科名家著作，奠定了坚实的妇科诊疗基础，并于2011年编著出版《陈伯祥中医妇科经验集要》一书。与此同时，他于1984~1986年先后参加了由卫生部在成都中医学院主办的"第二期全国金匮要略师资班""中医内科理论提高班"，反复系统地深入学习了《黄帝内经》《伤寒论》《金匮要略》及温病学等相关知识，从而使其在今后的诊疗思路上发生了转折，逐渐学会以仲景学说认识和处理疾病，形成了运用经方的理念和方证思维。

  张正海大夫对于各家学说、各类药方，尽可能地做到为我所用，没有门户之见、学派之分，对于现代医学领域中每一个新的成就，每一项新进展，都能及时借鉴吸收，灵活应用于临床实践；他时刻牢记为人民服务的宗旨，诊病细致，注重疗效，药简价廉。虽年届七旬，仍坚持每周3次专家门诊，就医者众，常延迟下班时间，直到最后一位病人离去。退休后的张正海大夫还利用诊余时间，勤学博览，笔耕不辍，《经验集》就是他携其后人及学生整理的毕生临证录，学验独到，翔实无华，是一本读后令人有所感悟的著作，愿是书能有益于同仁。

甘肃省中西医结合学会会长
黑龙江中医药大学博士生导师
甘肃中医学院原院长
甘肃省优秀专家
2016年2月

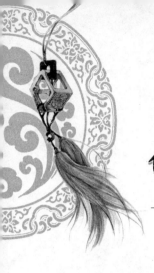

自 序

　　拖着疲倦的脚步，沐浴着夕阳的余晖，沿着古稀拾阶缓行。涉足杏林四十余载，吃尽了苦头，尝到了甜头，干出了奔头。老师的教诲、书卷的墨香、病人的呻吟，无时不在鞭策着自己，焚膏继晷，丝毫不敢怠慢。自己的良心、职业的责任心、对病人的恻隐之心，处处在问责自己，解危救病，精诚尽职耶乎？亘古至今，医之道人命所系，以人类健康为己任，德艺岂能弗修？闲暇辄读圣典，孜孜以求，唯恐离经叛道；疗病如履薄冰，慎之又慎，每盼药到春回。多年的医疗实践方觉为医之道的艰辛，瞬息万变的疾病更知壶中乾坤之轩邃。嗟乎！人生苦短，如白驹过隙，稍纵即逝。纵观四十多个行医春秋，有望病无助的迷惘，也有力挽垂危的喜悦。成功的经验和失败的教训，将自己从杏林学步砺炼成为省级名医。崎岖的行医历程，感慨良多，汗水和实践使我获得了宝贵的知识积累，若片语不留，甚觉惋惜。甚幸！在我的学术继承人张群的鼎力操持下，将昔日临证所录搜集整理，集腋成裘，历时六载而脱稿。暂名《杏林求索40年——张正海临床经验集》，全书包括"医案精选""医方心悟""诊余医话""秘法荟萃""理论探讨与经典学习"等5个部分。书中多为笔者临证医案实录，同时又集笔者学习经典的心得体会，诸多名医治病的经验、效方，具有地方特色的诊疗方法于一册，虽内容繁多，但简朴无华、翔实可读。

　　在各方贤达的关怀下，终于面世。书虽付梓，然疏谬难免，还敬请杏林同仁匡其不逮。是书若对读者有所裨益，乃吾之心愿矣！

　　衷心感谢我国著名中西医结合专家、博士生导师裴正学教授在百忙中以热情洋溢的肺腑之言为本书作序，并表深切敬意！

　　衷心感谢甘肃中医学院原院长、博士生导师刘延祯教授为本书作序，并深表敬意。

　　衷心感谢陈东枢先生对是书出版给予的关怀和支持，表示深切敬意。

张正海

丙申壬辰

于甘肃省天水市中西医结合医院

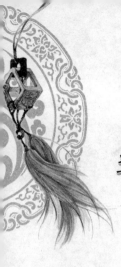

整理说明

作为父亲的学术继承人，协助父亲主持整理《杏林求索40年——张正海临床经验集》是我义不容辞的神圣工作，通过书稿整理，我获得了又一次学习和继承父亲学术经验的极好机会，使我深深体会到父亲为医40余年服务患者的艰辛，使我更系统地理解父亲认识和处理疾病的辨证思维。

本书所采用资料，囊括父亲发表的部分论文、学习心得、科研观察、医论医话、临证纪要、医案精华、医方荟萃，以及我随父抄方积案精选等内容。

书中所录用文章均从父亲所存文稿中精选，除有些为整理时父亲口述补充外，无文字依据者不予收编。

凡我随父亲临床抄方积案精选，均经父亲重新过目审核后入编。

书中人称表述不尽一致，凡父亲自己所书者多用第一人称，凡经我整理文体均以第三人称出现。

凡书中对《伤寒论》条文的序号，均以刘渡舟《伤寒论》序号为准。

父亲中医临床实践四十余年，这本集子所录资料实属挂一漏万，虽曰不能以窥全豹，但确能翔实、客观地反映出父亲的学术风格和治学特点。希望藉此为祖国中医事业的传承以尽菲薄之力。

张正海学术继承人

张　群

2015年孟冬于北京

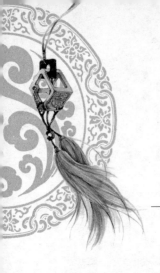

张正海学术思想简介

张群

家父张正海，1945年生于甘肃天水，大学本科学历，中医内科副主任医师，天水市中西医结合医院首席专家，2008年被甘肃省政府授予"甘肃省第二批名中医"称号。

从事中医临床40余年。20世纪70年代师从天水名老中医陈伯祥先生研习中医妇科，其后又投师中国著名中西医结合专家裴正学教授、天水市名老中医庆松年先生学习。与此同时又曾先后在成都中医学院、中国中医研究院学习深造。

可以说从七十年代到九十年代近二十年间，父亲处于拜师学艺，院校进修等知识积累阶段。

其学术经历大概分三个阶段：七十年代初在公社卫生院期间，学术无明显特色，由于受《医学衷中参西录》影响，多以张锡纯学术方药及教科书所学以事临床。自1978年师从天水名医陈伯祥老先生研习中医妇科以来，学术上侧重于中医内、妇科，在妇科疾病的治疗上突出陈氏学术风格。1984年到1986年，先后参加由卫生部在成都中医学院举办的"第二期全国金匮要略师资班"和"中医内科理论提高班"，反复学习《内经》《伤寒》《金匮要略》《温病条辨》等经典著作及中医内科学全部课程。经典著作的反复学习，使父亲在以后的诊疗思路上发生了重大转折，逐渐由张锡纯学术思想指导临床的诊疗方式转向以仲景学说为主，兼容诸家学说为辅的认识和处理疾病方式，形成了自觉运用经方的诊疗理念和方证思维。

四十多年的临证实践，学术上尊崇仲景之学，习用经方。临床以内科、妇科、男女不育不孕症见长。治内科疾病注重"两本一枢机"理念，治疗妇科疾病倡导"肾气-天癸-奇经-胞宫"生理轴及冲任是经孕之枢机的理论。

一、治内科疾病注重"两本一枢机"理念

两本即肾为先天之本，脾为后天之本。视脾、肾为人体生命活动的根本

要素；"精"是构成人体的基本物质，一个"精"字更加紧密地把脾、肾两脏有机联系在一起，构成了先天生后天，后天养先天的生理格局。临床上二者并重，通过补肾健脾能增强机体自身免疫力，对诸多虚证、免疫系统缺陷及童叟顽疾多有益处，临床积累了大量成功案例。

一枢机者，重视枢机的动态功能。枢者，枢机也，从六经言，太阳太阴主开，少阳少阴主枢，阳明厥阴主阖；即少阳为三阳之枢，少阴为三阴之枢，其他如中焦为三焦之枢，脾胃为脏腑之枢，诸窍为内外之枢，胁为少阳之枢，冲任是经孕之枢，肌肤、玄府为表里之枢。人体的枢机虽然所处部位各异，但是生理上紧密联系，功能上相互协调，共同维护着机体的内外和谐统一。枢机是关键，枢机转动则大气皆转，病气乃散；枢机转动则脏腑活泼，水火既济；枢机转动则内外通达，天人合一：枢机转动则升降出入，神机俱昌。枢机是阴阳转化的枢纽，是气机升降的关键，是顽疾切入的肯綮，是生命活动的象征，所以枢机的作用不可小觑。临床常遇久治无大起色之沉疴，父亲每从枢机处寻切入，从纠结处找肯綮，若能运枢，逢春可待。家父早年曾治一头皮顽癣，发病十余年，延医无数，百药不效。他根据先哲"自然之孔窍有出纳地气的作用"以及《素问·阴阳应象大论》则有："清阳出上窍"之论，应之于人，所以头之诸窍，出纳清阳之气，沟通人身之内外，为人体内与外界之枢。依此理论，家父先用药液洗净患部，再用自制油剂药膏外涂顽癣之上，两天洗涂一次，十余天后顽癣由软化到痂皮清除，露出红嫩头皮，旨在恢复头部皮肤的枢机功能，使毛孔行呼吸功能，达到内外物质交换的目的；然后另以宣肺、祛痰、润燥、活血、解毒之品内服，并另制药液外敷患部，前后调理五十余天顽癣再未发作，又继续巩固治疗月余，可见有少量绒毛般黑发散在长出。父亲在本例的治疗中，首先用软润之剂清除癣痂，裸露头皮，令皮肤孔窍（玄府）恢复正常的呼吸功能，此举乃启动内外枢机之策，实为治疗本病的眼目所在，成败全在乎于此。所以，枢机动则大气转，升降出入皆衡，气血流畅，五脏通和；若枢机废则大气滞，升降无序，五脏多舛。

二、尊崇中庸和谐，注重"上下交病治其中""三阳之病唯治少阳"的中和观点

父亲一生为人谦和，睿智包容，处事低调，很少与人争执，这与他尊崇中庸之道不无关系。其学术风格更能体现出守中庸、重和谐的思想，临床尤推崇"上下交病治其中""三阳之病唯治少阳"的中和观点。

（一）上下交病治其中

这里的上、中、下，一指病位，二指功能。从病位上讲，上焦心与肺，下焦肝和肾，而脾胃独居中焦；就功能言，心主血，肺主气，肾主藏精，肝主藏血，而脾胃主纳运和气血之化生。由于脾胃的特殊地位和功能，有司仓廪而载四脏，居中土以灌四傍之作用，并为后天之本，气血生化之源。所以凡对久治不愈的疑难症，往往以胃气的存亡来断其预后，若从调理脾胃入手，使其建立中气，振复胃气，能知饥纳谷，将对疾病的向愈起到积极作用。

对疾病涉及五脏者以治疗脾胃入手，以中焦权衡轻重，以中焦调整上下，以脾胃平衡心、肝、肺、肾。他生动地譬喻为肩挑重担，每当挑子两头轻重偏颇时，不是增减一方重量，而是从负重的肩头调整重心的支点，以达到重担的平衡。临证善用仲景三泻心汤，以寒温并用，辛开苦降，斡旋天地痞塞之气，交通阴阳汇衍泰势。另外，仲景小建中汤、钱仲阳五味异功散、缪仲淳资生健脾丸等调理中焦之剂，擅启枢机，力专效宏，常为家父资鉴。《成方切用》之秘元煎，甘肃省已故名医尚坦之教授谓"此方为交通心肾之典型方剂，欲通上下而交阴阳者，必取乎中，故以补脾为主"，诚有识之言，家父深谙其理，习用此方治疗男子遗泄、不育。他还对尤在泾"中者，四运之轴而阴阳之机也……求中气之立者，必以建中也"之说非常赞同。

（二）三阳之病唯治少阳

三阳指太阳、阳明、少阳。太阳主表，阳明主里，而少阳居半表半里。外感热病邪在三阳经时，除仲景在《伤寒论》中早已明示的治法之外，实践证明，对三阳之病，独取少阳，把好半表半里之门户，既有利里邪出表，又防止表邪入里，不失为一种有效方法。少阳为何有此作用？柯韵伯云："少阳之气游行三焦，而司一身腠理之开阖"，仲景有"腠者，是三焦通会元真之处，为血气所注；理者，是皮肤脏腑之文理也"之训。由斯可见，少阳之气外及皮肤，内达脏腑，亦气亦血，无所不能。故把好少阳关，进退自如，攻防皆宜。

家父常说，历代医家都将小柴胡汤视为少阳病的代表方，因为小柴胡汤能疏利三焦，调达上下，宣通内外，和畅气机，实中庸之道。"小柴胡汤，又叫三禁汤，是因其所主的症候禁发汗，禁泻下，又禁吐的缘故。因为小柴胡汤的作用既不发汗，又不泻下，更不催吐，而只是和里以解表，所以历代医家都叫它为和解剂。所谓和里以解表，是可以从'胃气因和，身濈然汗出而解'这句话理解的。"（引自《伤寒论方解》，江苏中医研究所编著）父亲深谙此见，和解表里是小柴胡汤的主要功能，解表可涉及太阳，和里更牵联阳明，而小柴胡汤以少阳为切入点，用和解的角色联络太阳、阳明，协调表里，使三阳之病速愈。曾见有人毕生擅用小柴胡汤泛治多种表里之顽疾，加减灵活，疗效卓著，可谓发展仲景学说者。

实际上"上下交病治其中"，"三阳之病唯治少阳"的中和观点，仍然是父亲枢机观的具体实践。

三、治疗妇科疾病，倡导"肾气-天癸-奇经-胞宫"生理轴理论。强调冲任是经孕之枢机

父亲认为"肾主藏精""肾主生殖""冲为血海，任主胞胎""经水出诸肾"等一系列经训无不涵盖女子经、带、胎、产全过程，所以"肾气-天癸-奇经-胞宫"生理轴的理论无疑指导着经、带、胎、产疾病的预防和治疗。在这个轴上，冲任则为经孕的枢机。任通冲盛则经水调和，血海满盈辄妊孕有时。月经是女子肾气盛的产物，亦是卵巢功能的外在表现，由于肾气的动态活动形式和阳气量的分布不同，就形成女子月经周期四个期（经前期、月经期、经后期、排卵期）的阴阳气血分布迥异，这就使我们有章可循地按不同时段治疗月经疾病。甘肃天水乃人文始祖伏羲诞生之地，先天八卦创立于斯，父亲根据伏羲太极阴阳转化态势，结合女子生理特征，认为女子月经期与排卵期分别是阴阳之气分布的两个极期，而经前和经后各十余天为阴阳之气逐渐积蓄的过程，符合太极运动的基本规律。在女性生殖周期中，月经期属阴之极，为有形之阴血充盛而排出体外；而氤氲期属阳之极，因排卵而为无形之氤氲之气所涵蕴。所以在治疗上应尊崇氤氲期结束后至下次月经期以滋肾养阴益血为主，顺应阳消阴长，旨在经血畅旺；而在本次经行后期至下次氤氲期以滋肾助阳益气为主，顺应阴消阳长，以利排卵或受孕。父亲多年来遵循此理论并结合多年妇科临床经验，创制"益癸汤""滋卵汤""坎离汤1、2号"等效方，广泛运用于月经不调、不孕症及多种妇科病的治疗，常获满意疗效。为此，有人曾笑称父亲是"送子观音"。

强调内科病与妇科病的孰先孰后及相互影响。父亲在妇科病的治疗上，非常强调他病与妇科病的孰先孰后，有些妇科病是因先有内科疾病而后导致发生妇科疾病，而某些疾病则是先患妇科疾病而后引起其他内科疾病。对于前者，应治内科疾病为主兼辅以妇科病的治疗，至于后者，当以妇科疾病为主而兼治内科疾病。然此仅为常法，特殊情况下须机圆法活。妇科病的治疗仍要"必求其本"，但更应尊崇标本缓急的原则。

四、临证坚持以人为本，留人治病，道法自然，西为中用

（一）一贯遵循以人为本，留人治病的原则

希腊学者希波克拉底说："了解什么样的人得了病，比了解一个人得了什么病更重要。"父亲非常赞赏这一观点。以人为本，留人治病是父亲多年来一贯遵循的治疗原则。他认为祖国医学的灵魂是以人为本，临证应重视病人的体质，首先着眼点应当是患病的人，而不单纯是人所患的病。例如对恶性肿瘤病人的治疗，父亲一贯主张重视体质、补益两本、以扶正为主的治疗原则，旨在增强人体免疫力，促进病灶的修复和延缓寿命，达到"带瘤生存"的目的，而反对一味杀灭癌细胞的攻逐手段。他主张固守两本、奠安二天、补肾健脾、扶阳益阴、阳主阴从、阴阳协调、以平为期的原则，因为阳气在机体居于主导地位。

（二）顺应规律、因势利导，临证不忘"天人合一"

"道法自然，因势利导"，父亲临证坚持顺应规律、因势利导的诊疗理念，如崩漏或经期延长一类病人，有时达十余天经水不尽，眼看就要到下次经行时间了，但是父亲认为，崩漏或经期延长是病理现象，而下次经行应该是生理现象，该来的还得来，所以治疗上就不主张单纯塞堵的办法，而是根据病因再辅以补肾益冲活血的方法，多能奏效。又如血压问题，有些人平时血压低于正常值，但他仍能正常工作，亦无任何不适。当人为用药物升高他的血压至正常值时，反而眩晕不舒，甚至影响日常工作，这说明他已经适应了血压低于正常值的生理环境，只能顺其自然，因势利导，密切观察，相机而为。"治外感如将，治内伤如相"是历代中医人的传统思维。父亲对内科疑难重病，稳守静观，胆大心细，他认为这类疾病大都病程长，时间久，相对病机演变较为缓慢，所以不但要善于遣方，更要善于守方，在守中静观其变，在守中消息方药，为下一步治疗运筹对策。临证常见家父对某些慢性疾病遣一方连用数周者。所以，对慢性疑难病的治疗不赞成朝令夕改，频易方药，否则欲速则不达，要遵循事物由量变到质变的客观规律。

太阳的运行轨迹决定了节气的变化，人体阳气的多寡反映了禀赋的强弱，人之生存应顺乎四时。父亲常说"人身虽小，暗合天地。顺应自然，法于阴阳，把握寒暑变化，不悖生长规律，若能将此道密切结合于临床，对解决疑难病证会大有裨益"。父亲特别留意"四时八正"对重危病人的严重影响，所以这个时段他在处理和用药方面非常谨慎，常结合病人体质和他独特的施治方法进行治疗，从而挽救了不少生命。"春夏养阳，秋冬养阴"是古人一贯遵循的养生法则。譬如，一年当中的最后一个节气——大寒，应当说

是最冷的时候，然而按中医五运六气学说，大寒日交来年初运，预示着阳气蛰动欲发。所以此时用药要顺应阴阳消长规律，顾护阳气，阴阳并调。春天阳气升发，肝木主令，肝病患者在顺应肝气升发条达的同时还应顾及肝体及阴血，以利体用平衡。

（三）立足中医、洋为中用，借助现代诊断技术发挥中医优势

父亲职司中医，但从不排斥西医，主张洋为中用，取长补短。认为西医现代诊断技术，是中医诊断的继续和深层次扩展，是中医望、闻、问、切的延伸。如许多妇科病，虽然中医治疗有优势，但是引起经、带、胎、产病理性的原因是多方面的，仅凭过去简单的望、闻、问、切不可能准确了解病变的实质，这就需要借助先进的妇科检查技术，客观地找出原因。女子不孕症，除了调理月经外，更需探查子宫发育情况、附件有无炎症、输卵管堵塞与否、排卵状态、雌激素以及其他相关信息，由此来做出相应治疗方案。男子不育症，除了阳痿、性功能障碍、早泄、遗精等明显自觉症状之外，前列腺、睾丸发育、精液质量情况等都应当在检查之列。只有这样，才能更好地发挥中医优势，提高治愈率。随着生态环境的不断变化，疾病种类也不断增加，认识和诊断疾病的技术也不断更新，相应治疗疾病的措施也是与时俱进，在不断探索中提高。

数十年来，父亲一直坚持以人为本的原则，把中医视为终身事业，而不仅仅是职业。以服务患者为最大幸事，今虽年逾七旬，仍坚持定期门诊，有时病人日达百人，虽疲惫不堪，但毫无怨言，全神贯注，一丝不苟。诊病之余，常手不释卷，尽补知识之不足；或笔耕不辍，以总结临证之得失。雅兴起时，挥毫于碑帖之间；风和日丽，或散步于渭水之滨。充实的退休生活，让他更有效地发挥余热，服务广大患者。

张正海学术继承人　张群

2015 年冬于北京

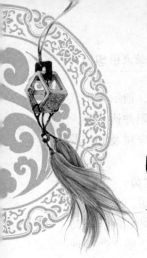

目 录

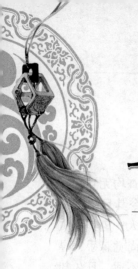

一、医案精选

1. 大笑不止案

何某，女，25岁，农民。1981年7月初诊。

患者禀赋羸弱，是日中午，因家务与公婆反目，勃怒之后，突然大笑不止，几经亲邻规劝，并无暂安时。越半小时许，其夫急邀余前往诊视。至舍，观其倚枕而坐，笑声时作，面红目赤，手足躁扰，口气臭秽，舌红少津尖有朱点，苔黄厚，脉洪数。脉症合参，证属君火偏亢，腑浊上逆，志怒激发，神明被扰。遂疏泻心汤加味：

药用：大黄15g（后下）、黄连6g、黄芩9g、芒硝15g（烊化）、桃仁9g。一剂，水煎温服二次，并嘱置病人于避光静室休息，闲人勿扰。

日晡，其夫来告，药后未几，患者腹痛不已，至圊二次，泻下恶便多量，笑乃止，烦躁亦减，随即酣睡。

翌日复诊，脉静身凉，神志清楚。然火势虽折，余邪未尽，前方既效，宜增损继进：

药用：黄连6g、黄芩9g、大黄6g（后下）、元参21g、莲子12g。二剂，水煎服。并令戒恼怒，远房帏，辅以百合麦粥饮食将息。后访痊愈。

按： 本案以大笑不止为主要见症。笑为心声，《灵枢·本神》："心藏脉，脉舍神，心气虚则悲，实则笑不休。"木形之人，气火偏亢，时值盛夏，君火主令，同气相求，其热益甚。瘦弱之躯，阴血素亏，阳明糟粕，多从燥化，腑浊不泄，循经上扰。今值盛怒，肝气横逆，风激火炽，直逼神明，因发斯证。方用泻心者，泻心火之有余，苦寒直折，急挫燎原之势；佐以芒硝，咸寒软坚，涤阳明积滞，以成釜底抽薪之用；桃仁苦平，归心、肝、大肠经，直入血分，寓通痹润肠之妙。二诊以泻心加元参、莲子者，壮水制火，交通心肾，达坎离既济之势。

2. 见动水遗尿案

潘某，女，16岁，学生。1984年8月初诊。

患者每见流动之水则小便不禁。经西医泌尿系统及化验检查均无异常发现，于1984年8月经介绍前来中医治疗。为验其病情，当即令其目睹杯水泄地之状，果然云已遗尿于裤内，查患者发育正常，似无病之人；望其舌质淡红，苔薄白；诊其脉左寸稍弱，余部皆平。虽属小恙，处方尚觉棘手，寻思良久，复究其因，方知两年前打水时被恶犬惊吓，值时毫无不适，日久却见此疾。姑拟甘麦大枣汤加味，以观消息。

药用：炙甘草15g、淮小麦30g、大枣8枚、桑螵蛸15g、益智仁24g、生牡蛎12g。二剂，水煎服。

越二日，其父来告，药后已不再遗尿。药已中的，勿需易辙，原方迭进三剂，以资巩固。

按：病发于惊恐，为情志所伤。《素问·举痛论》云："余知百病皆生于气也……恐则气下……惊则气乱……"年方二七，肾气初盛，猝逢惊恐，气机下趋，恐能伤肾，开阖失司；肾为牝脏，主运五液，外水之动，亦从其类。又心主神明，职司五神，故恐动于心则肾应之，乃发斯证，治宜养心气以宁心神，固肾气以利开阖，故以甘麦大枣汤加味而收功。

3. 嗜　　睡

王某，女，42岁，营业员。1986年5月12日初诊。

嗜睡近五年。稍坐则不自主入睡，单位开会坐不久便睡意难支，挨批不在少数。平素困乏无力，腰膝酸软，走路如履棉、虚软不踏实，伴带下清稀，夜多小便，舌淡，边有齿痕，苔白微腻，脉沉细无力，右尺尤甚。证属肾阳不充、阴跷脉气盛，精不养神之象。治宜补肾温跷，养精醒神为法。金匮肾气丸加味：

药用：熟地24g、山茱萸20g、怀山药20g、丹皮9g、茯苓9g、泽泻9g、炮附片6g、桂枝6g、石菖蒲12g、磁石45g、益母草15g。三剂，水煎服，一日三次。

二诊（5月16日）：药后困乏似觉好转，腰膝尚无明显改变。余症如故。

药用：熟地24g、山茱萸15g、怀山药12g、丹皮9g、茯苓9g、泽泻9g、桂枝6g、鹿角胶12g（烊化）、阿胶9g（烊化）、升麻6g、石菖蒲12g、磁石

45g、益母草15g。五剂，水煎服，一日三次。

三诊（5月20日）：白天嗜睡次数明显减少，精神好转，步履有力，既效，拟二诊方合资生健脾丸加减，制大其剂，共末缓服，以竟全功。

药用：熟地24g、山茱萸15g、怀山药12g、丹皮9g、茯苓9g、泽泻9g、桂枝6g、鹿角胶12g（烊化）、阿胶9g（烊化）、升麻6g、石菖蒲12g、桑螵蛸24g、益母草15g、白术12g、党参12g、陈皮6g、神曲15g、鸡内金15g、扁豆12g、莲子15g、芡实子24g、白果5枚、乌贼骨24g。七剂，共碾细末过筛，每服9g，早晚空腹淡盐汤调服，感冒及经期勿服。

随访痊愈。

按："阴跷气盛则目闭欲睡"。阴盛缘于阳衰，阳衰自肾气疲惫而然，肾气疲惫则跷脉不健，跷脉不健则精不养神、多寐而不醒。方用仲景《金匮》肾气丸方为主，伍入磁石、鹿角胶补命门益真火，俟离照当空，阴霾四散，跷脉矫健则寤寐协调而不病也。佐石菖蒲醒神开窍，益母草活血除湿，资生健脾丸扶土而升发清阳，乌贼骨、白果、桑螵蛸缩泉固带，诸品合用扶阳抑阴、燮理跷脉，仅三诊而告愈。

4. 不　　寐

汝某，女，38岁，公务员。2009年夏，初诊。

间断性失眠近三年。刻诊：以失眠为苦，面容憔悴，疲乏无力，心烦意乱，头昏眼花，神倦健忘，五心烦热，便闭腹时胀痛，月经后期量少色紫，舌质黯红，舌下脉络瘀紫，舌苔黄厚，脉滑数。证属瘀热上扰，腑浊不泻。治宜清热逐瘀，通腑泻浊为法。予仲景桃核承气汤加味：

药用：桃仁9g、生大黄12g（后下）、桂枝6g、芒硝6g（烊化）、炙甘草6g、枳实12g、山栀10g。三剂，水煎服。

二诊：上方服后似有睡意然总是不踏实，烦热未去，大便去过一次，但量少如羊矢。窃以为虽为瘀热上扰，腑浊不泻，但阴虚肝郁亦为明显。拟上方加四逆散继进，以观动静：

药用：桃仁9g、生大黄12g（后下）、桂枝6g、芒硝12g（烊化）、蜂蜜50g（烊化）、枳实12g、山栀10g、柴胡15g、白芍12g、杏仁6g、威灵仙15g。三剂，服如前法。

三诊：服至第二剂，腹痛不已，如厕排出大量先干后稀粪便，当即脘腹舒坦，胸膺清爽，未至中午就有困意，不等饭熟即和衣睡去，此一觉直到晚饭被人唤醒。自言好久没有睡过这么香的觉了。

既效，嘱以大黄䗪虫丸、知柏地黄丸、逍遥丸各一盒，按早、午、晚分服。不及一旬月经来潮。

其后询问睡眠一直很好。

按：《黄帝内经》云："心为君主之官，神明出焉""心主神志"。该例本为肝肾阴虚之体，营血不足，肝气久郁，复加脐浊不泻，瘀热上扰，使心君蒙昧，神不归舍，故长期不能安睡。治疗上急则治标，先以仲景桃核承气汤逐瘀荡热，继以四逆散宣郁达邪，使病邪夺谷道而弃，邪去神安，睡眠立至；后以中成药逐本求末缓服彻愈。桃核承气汤为什么能治不寐？考桃核承气汤本是仲景为太阳病膀胱蓄血证而设。《伤寒论》112条："太阳病不解，热结膀胱，其人如狂，血自下，下者愈。其外不解者，尚未可攻，当先解其外。外解已，但少腹急结者，乃可攻之，宜桃核承气汤。"仲景本意是以此方用于治疗邪热内入与瘀血相结于少腹，瘀热不解，导致少腹急结，其人如狂为见症者。这是一种神志病变，而这种神志病变是"其人如狂"，它与"太阳随经，瘀热在里"之抵当汤证的"其人发狂"有着程度的区别，但是瘀热入里的病机不变。先贤有"瘀在下为狂，瘀在中善忘"之说，瘀热是"其人如狂（或发狂）"的基础，是神志病变的病机之一，而本例不寐的病机正好是瘀热搏结。所以这就是笔者用桃核承气汤治疗不寐的理念。其实在临床上使用桃核承气汤的空间非常大，痛经、闭经、焦虑症、更年期综合征、头痛、肠痈、脑梗等只要有瘀热搏结之病因，投用此方无不灵验。

5. 梦　游

金某，男，26岁，未婚，无业。1986年春，初诊。

病史简介：日无所事，生活无规律。一次夜归很晚，备受父母指责，当夜便出现梦游现象，家人以为受斥心里不痛快而在院子散步，待第二天问其，却什么都不知道，更否认半夜在院子散步之事，至此家人开始留意其夜晚的行为。接连两晚相安无事，到第三天夜间复见睡眠中的他又走到院子里，一会儿来回走动，一会儿挪腾什物，约半小时许又回床上睡去。候次日询问依然不知。以后竟至剧则一周四五次，轻则一周一两次，曾求医治疗，效果不甚理想。刻诊：神志正常，思维清晰，自觉心烦焦虑，时有遗泄滑精，容易疲乏，偶尔自言自语，二便如常，舌体瘦、舌质红、苔花剥、脉细数。证属心肾阴虚，神不归舍之证。治用仲景防己地黄汤加味。

药用：防己15g、桂枝9g、防风6g、甘草3g、生地60g、百合30g。三剂，先用冷水6碗，加黄酒1碗将药浸泡6个小时，然后慢火煎煮，剩2碗时，滤滓清出，分3次热服。一日一剂。

二诊：服药3天，此期间只梦游一次，上方加龙齿20g、黄连6g、阿胶

9g，黄酒减半量，继服 5 剂，煎服同前法。

三诊：梦游未作，精关暂固，再未见其自言自语。既效，按二诊方取七剂，煎服同前法，以资巩固。先后以防己地黄汤进退 20 余剂斯证未作，近期治愈。

按：本例梦游、自言自语明显是意识障碍。仲景《金匮要略·中风历节病脉证并治》防己地黄汤条下云："治病如狂状，妄行，独语不休，无寒热，其脉浮。防己一分 桂枝三分 防风三分 甘草一分。右四味，以酒一杯，浸之一宿，绞取汁；生地黄二斤，咬咀，蒸之如斗米饭久，以铜器盛其汁；更绞地黄汁，和，分再服。"从文中描述的"病如狂状，妄行，独语不休"等见症，均是些难以自控的意识障碍性疾病。而本例以梦游为主症、自言自语为伴见症，吾以为，梦游应与妄行相似，自言自语与独语不休相关，再联想到防己地黄汤的适应证，故大胆投以防己地黄汤加味以观消息，果然有效。

防己地黄汤为何能治疗此类疾病呢？方中生地黄独重，达二斤之多，且绞汁使用；而防己、桂枝、防风、甘草四药量微而仅以分计，可见生地在方中的重要地位；但是孰为君药？依仲景方剂命名惯例，大多为以何药为方名者则此药便为君药，如麻黄汤、小柴胡汤、炙甘草汤等等，所以，本方既以防己地黄汤名之，那么防己作为本方的君药是无可厚非的了。防己一药现代药理研究认为，防己中含有多种生物碱，其中汉防己甲素有消炎、抗过敏、解热镇痛、扩张血管和明显的降压作用，其可对血管运动中枢和交感神经中枢起抑制作用。《本经》谓防己："味大苦、辛，寒。主风寒温疟热气，诸痫，除邪，利大小便。"《本草从新》云其"能行十二经，通腠理，利九窍，泻下焦血分湿热。主治膀胱火邪，热气诸痫。"文中均提到主"诸痫"二字，显然"痫"是一个神志障碍的疾病。从古今资料显示，防己具有镇静、安神、除邪、疗痫的功能。可是在防己地黄汤中防己药量最小仅一分，这样的剂量能起作用吗？仲景倒是另有一番安排，其将防己、桂枝、防风、甘草四药以酒一杯，浸之一宿，绞取汁，此举在于使 4 药中的有效成分充分溶解出来，因为从现代观点分析酒是一种良好的有机溶剂，再经一宿的浸泡则溶解更为充分。同时，酒为五谷之精华，香醇疾悍，走而不守，通行十二经，既可领诸药直达病所，又可制生地黄之腻。考生地黄为鲜地黄的干品，多汁多液，有清热、凉血、生津之功；《本经》称生地为地髓，其逐血痹、填骨髓、长肌肉，久服轻身不老；《珍珠囊》谓补肾水真阴，是防己有效的辅君之臣。

另外仲景防己地黄汤是一首养血祛风的方剂，从防己地黄汤所述神志变化来看，仲景把这些恍惚不定的行为与风性善行数变的状态相联系，故将这类疾病收在中风历节篇中来讨论，就不难理解仲景的用意了。

6. 百 合 病

乔某，女，36 岁，农民。2009 年初，初诊。

患精神恍惚二年余。现症：喜独处，常自言自语，自觉身热但触之肤凉，不欲饮食，强食则呕恶不已，入夜常梦见故去的亲人，不能下地劳作，动则气短乏力。舌红少津，苔薄白，脉细无力。曾延医无数，服药不少，往往第一剂小效，以后则恶心而难以下咽，再拒绝服药；或偶有疗效但多有反复。详询原因，病始于有一次下地干活时，中途去庄稼地里小解，徒然疑心有一陌生男人在不远处窥视她，惊恐中系裤离去。从此心中怵怵，煞有介事，好长时间脑子里萦绕不断，常于梦中惊醒，醒后冷汗一身，此后恐惧而再无睡意。因事出蹊跷，又羞于启齿，故未将实情告知家人，而家里人见此情景，以为鬼神作祟，沿袭农村旧俗用迷信方式禳解多次，然症情依旧。病机分析：病始于劳后惊恐，劳则阳气张，溲则肾气泄，惊恐则肾伤而气机逆乱。舌红少津乃心肺之阴亏耗之象，脉细无力乃血少气馁明征。关键是精神恍惚，喜独处，常自言自语，自觉身热但触之肤凉，不欲饮食，强食则呕恶不已，且诸药不能治，这些恍惚不定的症状与百合病有些相似之处。《金匮要略·百合狐惑阴阳毒病脉证治》云："意欲食复不能食，常默然，欲卧不能卧，欲行不能行，饮食或有美时，或有不用闻食臭时，如寒无寒，如热无热，口苦，小便赤，诸药不能治，得药则剧吐利，如有神灵者，身形如和，其脉微数。"再回头来看本例患者诸项症状，多与神志有关，再根据舌脉，当属心、肺、肾阴不足，志火上扰心神之证。治宜滋养心、肺、肾三脏阴精，导志火潜藏，神魄归舍。予百合地黄汤加味：

药用：百合 30g、生地 15g、滑石 15g、炒枣仁 10g、淮小麦 30g。三剂，水煎两遍合匀共 500 毫升置保温杯中，不拘时想喝就喝几口，一天内饮完。一日一剂。

二诊：三剂药如法顺利服下，药后未呕吐，病人还算接受。既效，原方再进 5 剂，服如前法。

三诊：其爱人云：这两天本人不说身上发热了，晚上睡眠也踏实了许多，今天早上起床后想喝浆水拌汤（本地的一种家常饮食）。说明药已中病，继以百合地黄汤消息之。

药用：百合 30g、生地 15g、炒枣仁 10g、荷叶 10g、淮小麦 30g。五剂，服如前法。

四诊：知饥且食量稍增，能在院子里晒太阳散步，心里较宽快。从目前看，食而知味，卧能安席，纳寐尚可。但久病怯弱，胃气未充，不宜重药戕伐，应糜粥缓图。

药用：百合30g、生地15g、荷叶10g、淮小麦30g、生麦芽10g、莲子心7g、陈皮5g、鸡子黄一枚、饴糖15g、粳米50g。

制法：将生地、荷叶、生麦芽、莲子心、陈皮五药先煎，滤汁，继以其汁中加入百合、淮小麦、粳米文火缓煮，待麦、米烂熟，再入鸡子黄、饴糖，候饴糖化尽，搅拌均匀趁热吃粥。每天早晨服一小碗。

如此糜粥调养，坚持月余，近期疗效满意。

按：《金匮要略》百合病，是由于心肺阴虚而影响神明的一种神志病变，其以神志恍惚不定、语言、行为等感觉出现失调现象为主要见症。方中百合、生地甘寒养阴，以清心肺之热；因自觉身热，故以滑石清里热而使热从溲便排出；炒枣仁养血纳魂、服之令人多寐，淮小麦，书谓心谷，功擅养阴和营、清心除烦。三诊因寐佳而去枣仁加荷叶以升发胆中清阳。四诊药粥的长期服用，我认为是本病转归之关键，用药上，首先在养阴的基础上突出培中土、扶胃气的理念，如陈皮、饴糖、粳米等；其次滋阴降火不忘少火阳气的升发，如荷叶、生麦芽等；第三重视水火既济、心肾相交，如鸡子黄、莲子心等；服法上，坚持久病怯弱，胃气未充，不宜重药戕伐，应糜粥缓图的观点；区区十味，药谷交融，甘爽适口，阴津得充，胃气臻旺，斯恙渐平。

百合病一名首出仲景，后世多有阐述，然多遵《金匮》之义，唯清代温病学家对斯病有不同见解，治疗上更有发挥。如薛生白《湿热病篇》34条："湿热证，七八日，口不渴，声不出，与饮食亦不却，默默不语，神志昏迷，进辛开凉泄，芳香逐秽，俱不效，此邪入厥阴，主客浑受，且仿吴又可三甲散，醉地鳖虫、醋炒鳖甲、土炒穿山甲、生僵蚕、柴胡、桃仁泥等味。"高校四版教材引用许益斋对本条的注释："此条即伤寒门百合篇之类，赵以德、张路玉、陶厚堂以为心病，徐忠可以为肺病。本论又出厥阴治法，良以百脉一宗，悉致其病。元气不补，邪气淹留，乃祖仲景法，用异类灵动之物，鳖甲入厥阴，用柴胡引之，俾阴中之邪尽达于表；䗪虫入血，用桃仁引之，俾血分之邪尽泄于下；山甲入络，用僵蚕引之，俾络中之邪亦经风化而散。缘病久气钝血滞，非拘拘于恒法所能愈也。"可见百合病旨从百脉一宗，百脉不止心肺，厥阴未尝不可？薛氏所言"口不渴，声不出，与饮食亦不却，默默不语，神识昏迷"与仲景"意欲食复不能食，常默默，欲卧不能卧，欲行不能行，饮食或有美时，或有不用闻食臭时，如有神灵者"何其相似乃尔。薛氏立意病在厥阴湿热影响神志，用三甲散而愈；仲景立意病在心肺阴虚影响神志，以百合剂均瘥。虽途殊但归同，神志异常则一也。可见薛氏因证治宜、另辟蹊径，属百合病异治之法耳。

7. 多动症

陈某,男,11岁,2008年7月15日初诊。

生性聪明,但平素好动,上课时思想不集中,学习成绩差,作业常不能按时完成,办事虎头蛇尾,丢三落四,小动作多,精神好,不轻言疲乏,一天难得安静。来年要升初中,为此家长与代教老师费心不少,但收效甚微。刻诊:纳寐俱佳,二便如常,舌边尖红,苔薄黄,脉滑数。心、脑电图检查均无异常。证属心肺阴虚,肝用太过,痰热上扰,神魂不宁之象。治宜滋养心肺之阴,柔肝豁痰宁神。拟用百合地黄汤合甘麦大枣汤加味:

药用:百合30g、生地15g、炙甘草6g、淮小麦30g、炒枣仁15g、龟甲15g、天竺黄12g、生龙齿15g、盐黄柏6g、陈皮6g。3剂,水煎服。

二诊:据家长反映,药后似有小效但不明显。上方调整继进。

药用:百合30g、生地15g、炙甘草6g、淮小麦30g、炒枣仁15g、龟甲15g、天竺黄12g、生龙齿15g、石菖蒲6g、远志6g、黄连6g、陈皮6g。5剂,水煎服。

三诊:行为稍有收敛,上课能坚持静听半堂课,受到老师表扬和鼓励,自己也能配合控制自己。上方加鸡子黄一枚,继服7剂,水煎服。

四诊:上课能安心听讲,小动作减少,中午能小睡一会儿,知道疲乏,作业能主动完成。疗效显现,心理上对近期所表现的进步给予肯定和鼓励。治疗上以三诊方继续巩固。

前后共服中药30余剂,多动基本消失,能安静专心听讲,作业按时完成,学习成绩提高,能约束自己的行为。

按: 小儿多动症,又称儿童多动综合征。近年临床常有所见,该病对儿童的心理行为、生活学习影响甚大。本例是以心肺阴虚,肝用太过,痰热上扰,神魂不宁而论治,收到了预期效果。方用百合地黄汤涵养心肺之阴;甘麦大枣汤养心宁神润五脏之燥;炒枣仁酸能入肝以补肝木之体;龟甲滋阴潜阳,龙齿平肝宁神;盐黄柏苦寒能补肾坚阴,天竺黄涤痰泻热可清心利窍。在尔后的加味中伍石菖蒲、远志,配龟甲、龙齿取孔圣枕中丹之义以益肾平肝、定志安神;佐鸡子黄配黄连,师黄连阿胶汤之法以育阴清热、交通心肾。

除了药物的合理治疗之外,还要重视心理治疗。对治疗后取得的微小进步要及时鼓励表扬,使患者增强自信,增强自我约束能力。另外,儿童多动是一种病态,患儿身不由己,作为家长不能体罚训斥,这样不利于疾病的治疗与恢复。

经多年临床观察，悉患过疳积的儿童，罹患多动症的几率相对要高。可能与长期营养不良，血虚肝燥有关。

8. 抽动-秽语综合征

秦某，男，10岁，学生。2008年3月初诊。

患儿自去年8月起突然出现颈部阵发抽动，不自主歪嘴、揉眉挖鼻、挤眉弄眼，心烦易怒，有时出言不逊。经西安某部队医院诊断为抽动-秽语综合征。曾服氟哌啶醇、泰必利、安坦等药物，服药后短时期内抽动明显好转，但复发后症状较服药前加重。今年春节过后因感冒而病情加重。

刻诊：患儿颈部及右颊部频繁抽搐，歪嘴挤眼，好动，伴鼻塞不通，纳差，大便干燥，已3日未行，心烦，舌质红，苔腻微黄，脉滑有力。问及患儿心里有什么不舒服，答曰心里难受的很。嘱头颅CT扫描未见异常。脉证合参，属肾水不足，心火亢扰，腑浊壅滞，肝热风燥之证。治宜滋水济火，通腑泻浊，养血柔肝，宁神息风。方用自拟清疳饮：

药用：银柴胡6g、胡黄连6g、当归9g、生地12g、白芍15g、川芎3g、生大黄6g（后下）、芒硝5g（烊化）、炙甘草6g、炒枣仁12g、肉桂2g（后下）。3剂，水煎服。

二诊：上药后，大便通畅，心烦好转，余症无明显改变。拟上方调整继进。

药用：银柴胡6g、胡黄连6g、当归9g、生地12g、白芍15g、川芎3g、炒枣仁12g、肉桂2g（后下）、百合20g、水牛角15g（先煎）、僵蚕6g、生龙齿15g（先煎）。5剂，水煎服。

三诊：抽搐次数减少，歪嘴挤眼亦有所好转，上方加淮小麦30g、鸡内金10g。继服5剂。

四诊：诸症明显减轻，若心情愉快基本不抽搐，能安静独处片刻。虑其病程较长，不愿久服中药，拟配散剂缓服。

药用：百合20g、生地12g、炙甘草12g、淮小麦30g、大枣10枚、银柴胡6g、胡黄连6g、珍珠3粒、莲子心6g、白芍15g、桑椹子20g、炒枣仁12g、柏子仁15g、合欢花15g、焦山楂12g、莪术5g、鸡内金10g、僵蚕10g、女贞子15g、旱莲草15g、郁金9g、白薇15g、枳实12g、厚朴9g、栀子9g、生龙齿15g。5剂，共为细末，每服5g，早、午、晚各一服。

上药服近3月，初服曾小抽搐过数次，此后未见发作，近期治愈。

按：抽动-秽语综合征是西医的病名，也是现代儿科常见病，西药虽能控制症状，但停药后复发率甚高，而且容易出现副作用，中药治疗有着明显优势。

西医认为抽动-秽语综合征是一种慢性神经精神障碍性疾病。其发病与遗传因素、神经递质失衡、心理因素、环境因素等诸多方面有关，围生期异常、免疫病理损害、精神因素均可导致本病发生。

《素问·至真要大论》谓"诸风掉眩，皆属于肝"。根据其症状应属中医"痉风""抽搐""振掉"等范畴；也与小儿"疳积"的某些证型相似。小儿"稚阳未充，稚阴未长，脏腑娇嫩，神气怯弱。"每因外因过激，内环境不能承应，五脏骤失协调，则现病理见症。本例乃情志所伤，积郁过久，失于疏导而发病。五志皆能化火，志郁火更耗阴，阴伤筋脉失养，津少水不涵木故风动而抽搐不已。水不制火，心火独亢则心烦急躁。言为心声，火扰心神则秽语浊言。腑浊不泄，中失斡旋，则脑府失聪。治宜滋水济火，通腑泄浊，养血柔肝，宁神息风。方选自拟清疳饮，方中银柴胡、胡黄连清肝凉血，除虚烦，降痨热；四物汤养血柔肝，濡润筋脉；调胃承气通腑降浊，泻热醒脑；炒枣仁补肝养心安神；"木得桂则枯"，佐少量肉桂以制肝气之过亢。二诊加水牛角以增清肝之效，伍百合养心肺之阴，偕僵蚕息风定惊，增生龙齿重镇安神，谨二诊病去六七。后以百合地黄汤、甘麦大枣汤、栀子厚朴汤、清心莲子饮、二至丸等方和合缓服，取得了明显效果。

本病临床多见情志所伤为病因者，治疗上应始终注重情志，用药的同时配合心理安抚对病情改善非常重要。

但亦有一个不容忽视的原因就是母孕期情绪不良或患某些疾病可导致本病的发生。此与《素问·奇病论》"帝曰：人生而有病巅疾者，病名曰何？安所得之？岐伯曰：病名为胎病，此得之在母腹中时，其母有所大惊，气上而不下，精气并居，故令子发为巅疾也。"有相通之处，这为我们临床治疗提供了思考空间。另外早产、过期产、出生时窒息等均可引起颅脑发育障碍，也是导致本病发生的因素之一，所以问清育产史对了解病因尤为重要。

9. 脊项强痛

陈某，男，25岁，高校就读研究生。2006年10月5日初诊。

脊项强痛，转动不灵三月。始于颈部外伤，复被空调风袭。颈椎拍片示：颈椎生理曲度如常，各椎体未见异常改变。刻诊：颈项强直，转侧不利，伴头后疼痛，时自汗出，舌淡苔白薄，脉弦缓。证属：颈部外伤，督脉受损，复被风邪，经气不利。宜疏风解肌，温运督脉。予桂枝加葛根汤：

药用：桂枝9g、白芍9g、生姜9g、炙甘草6g、大枣四枚、葛根12g、鹿角霜9g。三剂，水煎服。嘱药后啜热粥一小碗，并温覆小卧，缓取微汗，并避风勿受凉。

二诊（10月8日）：药后颈项顿觉舒缓，能自如活动，自汗亦减少，头已不痛，既效，予原方继进三剂。

桂枝9g、白芍9g、生姜9g、炙甘草6g、大枣四枚、葛根12g、鹿角霜9g、片姜黄12g。三剂，水煎服，服如前法。药后痊愈返校。

按：《素问·空骨论》云："督脉为病，脊强反折。"颈项外伤，督脉受损，诸阳失于贯布，故颈项强直，转侧不利；久享空调，被受风邪，营卫凝滞，经气为之不利，乃发斯证。营卫不和则自汗出，督损邪郁故头后痛。然脊项强直，转侧不利，病在督脉；风袭营郁，经气不利，病在太阳。治当温养督脉，疏解太阳。《伤寒论》15条："太阳病，项背强几几，反汗出恶风者，桂枝加葛根汤主之。"方用桂枝加葛根汤加味，方中桂枝解肌，调和营卫；葛根舒筋，升津解痉；鹿角霜血肉有情，温通督脉，使阳气充沛，柔则养筋，脊项自如。药后啜粥，温覆微汗，乃使谷气充养，借正汗以祛邪汗。诸药合用，药到病除。

10.痹　　证

（1）尹某，女，16岁，中学生。1998年8月初诊。

发热、四肢关节红肿灼痛5天，伴咽痛恶寒两天。自述5天前午睡起来感觉身重不舒，到校第二节课时出现身痛，左足踝红肿疼痛，行走不便。当即请假回家，继则右足踝及两手腕亦红肿疼痛，入夜疼痛更剧，不能安睡，痛处手不可近，曾服西药（名量不详），然刚服后痛减，药性过后更痛。刻诊：肢节肿痛，腕踝尤甚，恶寒怕风，无汗，扁桃体充血肿大，咽红、咽喉肿痛，不思饮食，大便溏、溺黄，舌胖苔黄腻，脉濡数。血常规检查：白细胞$10.9×10^9/L$，中性78%，淋巴20%；血沉110mm/h；抗"O"2500IU/ml。

辨证：暑必夹湿，况多日阴雨绵绵，湿郁化热，热恋气分故发热；湿热不攘，经气不利则肢节红肿灼痛。复被风寒，热为寒郁，故咽喉疼痛、恶寒怕风、无汗而踝腕肢节疼痛更剧。素体湿重而阳气不足故舌胖；湿热阻滞，热郁气分故舌苔黄腻，脉濡数。不思饮食，大便溏、溺黄均为脾虚不运，湿热弥漫之明征。治宜解表清里，除湿通痹。拟《金匮》麻杏薏甘汤加味：

药用：炙麻黄6g、炒杏仁6g、薏苡仁30g、炙甘草6g、知母6g、生石膏45g（包煎）、忍冬藤15g、桑枝15g、制川乌6g、牛蒡子15g、葱白3茎。三剂，水煎服。嘱服药后盖被缓取微汗。

二诊：上药后微汗出，恶寒已，热势大减，咽痛缓，身轻，但足踝红肿疼痛如故，拟桂枝芍药知母汤加减：

药用：桂枝9g、白芍15g、知母6g、炙麻黄6g、防风6g、白术9g、炮附片12g（先煎半小时）、生姜9g、炙甘草6g、全蝎3g（冲服）、忍冬藤15g、桑枝15g、海桐皮15g、滑石15g。五剂，水煎服。嘱所剩药渣置布袋内热敷两踝。

三诊：足踝肿消，疼痛大瘥。拟上方增损继进：

药用：桂枝9g、白芍15g、知母6g、炙麻黄6g、桑寄生15g、白术9g、炮附片12g（先煎半小时）、片姜黄12g、海桐皮15g、全蝎3g（冲服）、忍冬藤15g、黄芪30g、防己15g。五剂，水煎服。服敷如前法。

四诊：知饥能食，诸症若失，近期痊愈，可停药观察。

按：《素问·痹论》云："风寒湿三气杂至，合而为痹也"。本例虽届二八，但先天禀赋不足，后天失养，涉及脾肾虚弱，阳气亏羸。阳虚而内湿不化，又逢夏暑阴雨外湿，两湿相感，湿郁化热，湿热流注经络关节，气机阻滞血运不畅则为热为肿为痛；食已和衣露卧，复感风寒，遂成外寒内热，热被寒郁之象，寒则经气不利，湿热则经脉拘软，故恶寒怕风无汗，咽喉肿痛，身重身痛肢节烦痛。先以《金匮》麻杏薏甘汤加味轻清宣化，解表祛湿，清热通痹。当表解里和则诸症缓解。唯足踝红肿疼痛尚突出，按尪痹论治，予桂枝芍药知母汤，方证相符，药到病除。虽临床症状消失，但诸虚并未调理，故补肾健脾、益气养血、扶正固本，当在日常调理之中为所重视，方可防患于未然。

（2）吴某，女，38岁。患肢节疼五年。

刻诊：恶寒发热，肢节灼痛，皮肤发红肿胀，僵硬，晨僵明显，手指关节多数增粗变形，化验类风湿因子阳性。舌质红紫，苔薄黄，脉弦细紧。证属肾虚湿热内蕴，血瘀络道痹阻。治宜清热利湿，益肾消瘀通络。桂枝芍药知母汤加减：

药用：桂枝9g、白芍24g、知母12g、炙麻黄3g、苍术12g、制川乌9g（用蜂蜜一勺先煎）、炙甘草6g、全蝎3g（冲服）、薏苡仁30g、乳香4.5g。七剂，水煎服。

二诊：药后寒热已，肢节灼痛及皮肤发红肿胀均减轻，余症如故。上方增损继进：

药用：桂枝9g、白芍24g、知母12g、熟地24g、苍术12g、制川乌9g（用蜂蜜一勺先煎）、炙甘草6g、全蝎3g（冲服）、乌梢蛇9g、薏苡仁30g、乳香6g、透骨草15g。七剂，水煎服。

三诊：关节僵硬好转，疼痛亦大瘥，拟二诊方加减：

药用：桂枝9g、白芍24g、知母12g、熟地24g、制川乌9g（用蜂蜜一勺先煎）、炙甘草 6g、全蝎 3g（冲服）、乌梢蛇 9g、薏苡仁 30g、鹿角胶 10g（烊化）、金毛狗脊 30g、炒杜仲 30g。七剂，水煎服。

四诊：上方前后共服三十余剂，除关节变形依旧，红肿热痛均消失。化验类风湿因子弱阳性。予配丸药缓服：

药用：桂枝 9g、白芍 24g、知母 12g、熟地 24g、龟板胶 20g、阿胶 20g、鹿角胶 30g、西洋参 15g、黄芪 60g、苍术 12g、地鳖虫 6g、炒杜仲 24g、金银花 30g、旱莲草 30g、地龙 12g、鸡内金 12g、陈皮 6g、制川乌 6g、炙甘草 6g、全蝎 6g、蜈蚣 2 条、乌梢蛇 9g、薏苡仁 30g、乳香 4.5g、没药 4.5g、透骨草 30g、伸筋草 30g、生麦芽 12g、肉苁蓉 30g。六剂，共碾细末、过筛，炼蜜为丸梧子大，每以淡盐汤送服 15 丸，一日两次。

五诊：药服过半，自觉肢节轻灵矫劲，化验类风湿因子阴性。嘱丸药继服巩固。

按： 本例历节，得于肝肾精血不足，虚复感受风、寒、湿邪。诸邪流注筋骨关节，著而不去。邪留则肝肾益虚，寒滞则邪从热化，湿热蕴则瘀阻络道，经隧阻而久痛入络；热胜则灼，湿胜则肿，瘀胜则痛，邪痹久留则关节肿大变形。治疗用仲景桂枝芍药知母汤加减，方中桂枝、麻黄温散肌表之风寒；芍药、知母和营止痛；炙甘草和胃调中，白术健脾燥湿，附子温经散寒，薏苡仁除湿通痹，全蝎、乳香活血定痛而补肾宣通伸筋；此后总以本方加减化裁而收功。另外，方中大量使用鹿胶、龟胶、阿胶、全蝎、蜈蚣、乌梢蛇、地鳖虫、地龙等血肉有情之品，不仅以精补精扶助身之元真，而且通络止痛搜剔经隧苛邪，这为治疗本病提供了根本保障。

（3）丁某，男，42 岁。2009 年 8 月初诊。

周身肢节间断疼痛 3 年，近来膝、髁关节、右大趾灼痛肿大加重十余天，伴两膝关节红肿热痛。始于酒后受风，素嗜食啤酒海鲜，查血尿酸（523mol/L）。舌质红、苔薄黄滑，脉弦数。西医诊断：痛风。曾服秋水仙碱、雷公藤片等疗效不著，欲配合中药治疗。中医按历节病论治。一诊先投以仲景桂枝芍药知母汤加减，患者疼痛丝毫未减，余寻思两膝关节红肿热痛尤甚，故二诊以《验方新编》四神煎投之以观疗效。

药用：生黄芪 240g、川牛膝 90g、远志肉 90、金石斛 120g、金银花 30g。

用法：先用 10 碗水煎前四味药，煎至两碗水，再加入金银花，煎至 1 碗，顿服。服药后覆被静卧，必全身出汗，任其自止，然后以干毛巾擦干，要注意汗后忌风。

三诊：患者独自来门诊，云昨天服药后，覆被静卧，自觉汗出不止，此后不意间熟睡，待今晨醒后自觉膝、髁及周身肢节疼痛若失，非常高兴，要求继续治疗。念其汗泄之后，遂以桂枝汤加味：

药用：桂枝9g、白芍9g、生姜9g、炙甘草6g、大枣5枚、黄芪30g、浮小麦30g、桑寄生15g、木瓜15g。三剂，水煎服。

四诊：疼痛未作，当属缓解期，予自拟益肾蠲痹汤：

药用：炙甘草12g、白芍30g、炮附片15g（和蜂蜜一勺，开水先煎30分钟）、金石斛30g、萆薢20g、金毛狗脊24g、苍术12g、乳香6g、黄芪30g、肉苁蓉15g、蜈蚣2条（冲服）。六剂，水煎服。

其后以此方进退，服30余剂，并戒食高嘌呤食品，适当体育锻炼。经化验数值均有不同下降，但疼痛一直未发作。据丁某云：此后偶有发作，患者自己用四神煎投之，仍然有效。

按：本案以《验方新编》四神煎治疗而收功。笔者用四神煎治疗痛风此为第一例，只是试探性治疗，没想到竟有如此神效。四神煎原是清人鲍相敖为治疗鹤膝风"两膝疼痛，膝肿粗大，大腿细，形似鹤膝，步履艰难"而设。其症见关节肿大变形、疼痛而步履艰难，与历节病大有相似之处。故当桂枝芍药知母汤加减治疗无效时，便投此方一试，止痛如此之速，却未曾料到。此后对类风湿关节炎或痛风，只要方证合拍，每恒投之，必获效验。考四神煎共五味药组成，黄芪功在益气固表、祛风托毒，除湿利尿；其用量独重，寓匡扶正气以领诸药直达病所，蠲痹除湿而能鼓邪外出。金石斛味甘微寒，滋阴而清热生津，除痹而补虚劳羸瘦。牛膝酸平入肝肾，益阴壮阳，通利关节，祛瘀止疼，"主寒湿痹痛，四肢拘挛，膝痛不可屈伸"（《本经》语）。远志味辛苦温，祛痰利窍，安神益智，能补益心肾，以绝邪气内传之路，《本草正义》谓远志"颐恒用于寒凝气滞，湿痰入络，发为痈肿等证，其效最捷"。金银花，甘寒清热解毒，凉血消痈止痛，"清络中风火湿热，解温疫秽恶浊邪"（《重庆堂随笔》语）。综上所述，四神煎具有扶正养阴，清热解毒，活血止痛，通利关节的功能。另外，本方发挥作用的还有两个重要因素：一、除金银花外余四药久煎，使药物有效成分充分溶解；二、药后温覆取汗。盖痹证之来路为风、寒、湿邪由表入里，所以祛邪外出还要由里出表，汗法是祛邪外出的首选路径，通过发汗可以开启玄府，转动枢机，通利诸窍，托邪外出。所以，借黄芪扶正以托邪达表；石斛多汁多液，能益阴而滋汗源；远志祛痰利窍，逐络中寒气痰湿；牛膝通利关节，祛瘀止疼。但是笔者在此后的使用过程中发现，本方止痛效显，但生化指标恢复较慢，关节增生粗大变形尚难改变。

11. 足痿不用

杜某，男，36岁。2001年11月23日初诊。

一月前患燥咳，咳无痰，胸掣疼，便干溺赤，入暮发热。经数医而咳愈。不尔右足突感软弱无力，不胜任地，伴咽干口燥，烦热便闭，舌红无苔，脉细数。病属痿证，乃肺燥伤阴，筋脉失濡之故。治宜养肺阴清阳明，引带脉润宗筋。仿仲景《金匮》麦门冬汤加味：

药用：麦门冬21g、西洋参9g、清半夏3g、甘草6g、粳米30g、桑叶15g、黑芝麻30g、元明粉9g（烊化）、桑寄生15g、木瓜12g。三剂，水煎服。

二诊（11月27日）：药后下干粪球多枚，患足感觉有所好转。拟上方进退继服：

药用：麦门冬21g、西洋参9g、清半夏3g、甘草6g、粳米30g、桑叶15g、黑芝麻30g、金石斛24g、怀牛膝9g、桑寄生15g、木瓜12g、蜂蜜50g（兑服）。五剂，水煎服。

三诊（12月3日）：右足可自如抬举，步履较有力。效不更方，嘱二诊方迭进五剂。

四诊（12月9日）：步履轻劲，前证大瘥。虽症状改善，但痿躄并非轻证，病因彻底消除尚待时日，拟一鼓作气，做膏缓图。

药用：麦门冬21g、清半夏3g、甘草6g、粳米30g、桑叶15g、黑芝麻30g、金石斛24g、怀牛膝9g、桑寄生15g、木瓜12g、肉苁蓉15g、生地30g、木防己15g、川贝母9g、络石藤9g、扁豆12g、玉竹12g、天花粉12g、鸡内金15g、陈皮6g、麦芽15g、神曲15g、龟胶30g、西洋参10g（碾细面）、三七6g（碾细面）、冰糖250g、蜂蜜500g。五倍量。

制法：先将诸药（龟胶、西洋参、三七、冰糖、蜂蜜除外）置于大砂锅中，用冷水浸泡24小时后，置火上煎熬，武火煮开后用文火慢熬30分钟，滤滓，将清出药液另置待用。然后再在药滓中注入冷水继续熬二煎，法同前。待文火慢熬50分钟后，滤滓，将清出药液兑入头煎药液中另置待用。如此般续熬第三煎1小时，滤出药汁（弃滓不用），将三次药液混合置于净砂锅中，加入龟胶、西洋参、三七、冰糖、蜂蜜等品，文火缓慢煎熬，并不时搅动。俟药液浓缩到滴水中不散时，方可收膏储于瓷瓶中。

服法：每次一汤勺，空腹开水化服，一日两次。感冒勿用。

后偶逢于市，言服药未及一半，病已痊愈云云。

按：《素问·痿论》："故肺热叶焦……则生痿躄也。"本例始于燥邪犯肺，燥热伤阴，虚火灼金。继而阳明经脉气血不足，宗筋弛纵，带脉不能收引。终为筋脉少濡，机关不利，足痿不用。治疗谨遵"治痿独取阳明"之训，养肺阴清阳明，引带脉润宗筋。方药主以《金匮》麦门冬汤。麦门冬汤，乃仲景为虚热肺痿而设，考麦门冬甘寒濡润，养阴润燥。而阳明喜润，

15

太阴畏燥，阳明燥则经脉气血不足，宗筋弛纵，带脉不能收引。太阴燥则虚火灼金，肺热叶焦，筋脉少濡，机关不利，足痿不用。本例下病上治，养肺阴清阳明，引带脉润宗筋，阳壮阴布，关节得利。主以《金匮》麦门冬汤，实为不二之法。

12. 脉痹（血栓闭塞性脉管炎）

（1）邓某，男，37岁，农民。1988年10月23日初诊。

右下肢麻木冰冷三年，伴右髁以下足背皮肤青紫疼痛一年。曾在兰州某大医院被诊断为血栓闭塞性脉管炎。经中西医治疗时好时坏，然症状不断加重。刻诊：右膝关节以下肌肤冰凉，右髁以下足背皮肤青紫干燥，且疼痛不已，活动受限（平时扶杖而行），趺阳脉重按微弱，饮食如故，二便正常。舌质淡黯、苔白微腻，舌下脉络瘀紫怒张，脉沉涩。证属脉痹，乃血虚寒凝，脉络痹阻使然。治宜养血温经，散寒通脉。拟仲景当归四逆汤加味：

药用：当归9g、桂枝9g、赤芍9g、细辛3g、炙甘草6g、通草6g、大枣6枚、降香6g（后下）、怀牛膝12g、黄芪30g、杜仲15g。六剂。先用冷水、白酒各半，将中药浸泡15分钟后煎药，头二煎混匀，分三次空腹服下。并嘱以服后药渣再煎热浸患肢。一日一剂。

11月1日（二诊）：上药服后，证情依旧。余寻思此病重药轻之故，按《伤寒论》"……若其人内有久寒者，当归四逆吴茱萸生姜汤主之"之意：

药用：当归9g、桂枝9g、赤芍9g、细辛3g、炙甘草6g、通草6g、大枣6枚、生姜12g、吴茱萸6g、降香6g（后下）、怀牛膝12g、黄芪30g、炒杜仲15g。六剂，服如前法，并以服后药渣再煎热浸患肢。

11月8日（三诊）：患肢微有温感，痛亦稍减，余如故。既有小效，宜穷追继进。嘱以二诊方去炒杜仲、降香，加鹿角霜9g、水蛭4.5g（冲服）。连进10剂，服、浸均如前法。

11月20日（四诊）：弃杖而来诊，云药后疼痛大减，凉感明显好转。效不更方，拟三诊方加鸡血藤15g、白芥子3g。连进10剂，服、浸均如前法。

12月5日（五诊）：见皮肤青紫色呈不规则消退状，有个别部位肤色恢复正常。趺阳脉举指可寻，触患肢温热，肌肤较前柔润，但仍不敢受凉，疼痛基本消失。因患者惧怕连续服汤剂，故以四诊方合《外科全生集》阳和汤加减，制大其服，共末缓图，以竟全功。

药用：当归9g、桂枝9g、赤芍9g、细辛3g、炙甘草6g、通草6g、大枣十二枚、生姜15g、吴茱萸6g、怀牛膝12g、黄芪30g、炒杜仲30g、鹿角胶

15g、阿胶 10g、水蛭 4.5g、地龙 12g、全蝎 6g、麻黄 2g、鸡血藤 15g、透骨草 15g、白芥子 3g、肉苁蓉 15g、神曲 15g、鸡内金 15g、白人参 15g、白术 12g、紫河车 9g、薏苡仁 30g、熟地 24g、石斛 24g。六剂，共为细末，每服 6g，黄酒空腹送服，一日二次。忌生冷、辛辣刺激及局部保暖，感冒勿服。

后访近期治愈。

按： 本例由于病程相对短暂，属脉痹之轻者，所以仅治数月则愈。其病机主要在于血虚寒凝，脉络痹阻。随着寒邪的加重，阳气荣血更虚，则脉络瘀阻亦趋甚，病情亦逐渐加重，若治不及时，可最终导致肌肤紫黑坏死进而发展成为"脱疽"。

（2）杜某，女，42 岁，农民。2008 年 8 月 13 日初诊。

十几年前因耕地在河彼岸，长期汗出涉水劳作，致双下肢关节肌肤红肿痛热不可忍，当地卫生院按风湿治疗，疼痛多能缓解，此后近四五年除关节疼痛变形外，双下肢肌肉明显萎缩。左下肢及足趾皮肤瘀紫、发凉、局部皮肤变薄且干燥，左踇趾肿胀热痛有溃损面，分泌物味秽难闻。子女陪赴外地医院检查，诊断：①血栓闭塞性脉管炎。②类风湿关节炎。

刻诊：由其夫背来诊室，平素搭拐跛行，步履维艰，双膝、踝关节肿大灼痛，左下肢及足趾皮肤瘀紫、发凉，局部皮肤变薄且干燥，左踇趾肿胀热痛有溃损处，分泌物味秽难闻，左踇趾甲增厚。伴脘腹撑胀，大便秘结，心烦不寐，月经先期，量少色紫。舌体瘦小，舌质黯，舌苔黄腻。寸口脉数细涩，趺阳脉微弱。中医诊断：脱疽。属瘀热内蕴，络道痹阻，腑浊不泄，心神失养。本着急则治其标，缓则治其本的原则，先宜清热逐瘀，通腑泄浊且为缓急之策。拟仲景桃仁承气汤加味：

药用：桃仁 9g、大黄 9g（后下）、芒硝 12g（烊化）、桂枝 9g、炙甘草 6g、忍冬藤 12g、透骨草 15g、鸡血藤 15g、水蛭 3g（研末冲服）、通草 6g、怀牛膝 9g。三剂，一日一剂。水煎服，分三次服用。

二诊：药后大便通畅，腹胀消失，睡眠好转。继而拟养血祛瘀，清热通痹之法利关节，通脉痹以图长期治疗。拟《验方新编》四妙勇安汤合张寿甫活络效灵丹加味：

药用：金银花 30g、玄参 30g、当归 9g、甘草 12g、丹参 15g、生明乳香 6g、生明没药 6g、川牛膝 9g、神曲 15g、生黄芪 30g。七剂，一日一剂。水煎服，分三次服用。同时对左大踇趾溃烂处安排门诊换药室进行清创换药处理。并嘱睡觉时将左脚稍垫高一些，以利血液循环。

三诊：上药服后，左大踇趾溃疡面稍有好转，腐肉被剪除，分泌物减少，灼痛亦稍轻，但膝、踝关节肿大灼痛未见减轻。守原方之意再加生薏苡仁 30g。继进七剂以观消息。

药用：金银花 30g、玄参 30g、当归 9g、甘草 12g、丹参 15g、生明乳香 6g、生明没药 6g、川牛膝 9g、生黄芪 30g、佛手 9g、生薏苡仁 30g。七剂，水煎服，分三次服用，一日一剂。创面继续换药外治。

四诊：左下肢皮肤有蚁行感，自觉患肢皮肤小面积温度较以前稍温，趺阳脉似有起色，左姆趾肿胀热痛明显减轻。左趾分泌物再未流出，溃烂处有新鲜组织长出，创面有收敛趋势，恢复甚好，继续局部换药，并拟三诊方加减：

药用：金银花 30g、玄参 30g、当归 9g、甘草 12g、丹参 15g、生明乳香 6g、生明没药 6g、川牛膝 9g、桂枝 9g、生黄芪 30g、鸡内金 12g、生薏苡仁 30g、萆薢 15g、石斛 30g。七剂，服如前法，创面继续换药外治。

五诊：皮肤温度较前转温，双膝关节疼痛大有好转，左脚可以完全踏地，但步履仍有困难。溃疡面愈合较好。嘱以四诊方七剂，两天一剂，服如前法，创面继续换药外治。

六诊：诸症明显减轻，溃疡面完全愈合，左下肢及足趾皮肤瘀紫有小部分消退，且皮肤约现散在的小红斑。全身情况基本良好。拟四诊方加味，制大其服为散剂缓图。

药用：金银花 30g、玄参 30g、当归 9g、甘草 12g、丹参 15g、生明乳香 6g、生明没药 6g、川牛膝 9g、桂枝 9g、生黄芪 30g、生薏苡仁 30g、萆薢 15g、石斛 30g、阿胶 15g、龟胶 15g、鹿角胶 9g、西洋参 15g、山药 15g、三七 6g、忍冬藤 15g、蜈蚣 2 条、全蝎 6g、水蛭 3g、地龙 12g、胆南星 6g、肉苁蓉 24g、桑枝 15g、威灵仙 15g、木通 6g、白芍 24g、苍术 12g、鸡内金 12g、佛手 9g、陈皮 6g、神曲 30g、桑寄生 15g、炒杜仲 15g。五剂，共为细末，每服 9g，一日二次，温开水送下。感冒勿服。

七诊：上方进退共服三料，约五月余。除双膝、髁关节变形如旧外，左下肢及足趾皮肤温热，色泽红润，原破溃处愈合完好，局部瘢痕处皮肤微发紫。两下肢膝、髁关节再未作痛，已能弃杖缓步行走，纳寐俱佳，二便正常，基本治愈，遂令停药。

按：长年下田劳作，每历汗出涉水，寒湿浸及肌肤，久致寒凝湿滞，脉络痹阻。然寒湿久郁化热，渐而蕴蓄成毒。证见初始为寒凝脉道，血管痹阻，是为脉痹；继则为湿热内酿，阴火燔灼，足趾溃烂，趾节坏死而成脱疽。治疗上始因瘀热搏结，腑浊不泄。先用仲景桃仁承气汤加味，以缓其急。待腑通热泻瘀行之后，再用《验方新编》四妙勇安汤合张寿甫活络效灵丹加味缓图脱疽。考四妙勇安汤出自《验方新编》卷二，方由金银花、玄参各三两、当归二两、甘草一两组成，水煎服，功能清热解毒，活血止痛。方中金银花清热解毒为君；玄参滋阴清热，泻火解毒为臣；当归活血和营；生甘草甘缓解毒，佐金银花使清热解毒之效更宏。《中国医学百科全书·方剂学》称"本方具有如下作用：能疏通及促进血循环，使未闭塞的动脉及侧支循环变粗、增多，从而减轻症状及避免坏疽继续发展。同时本方具有抗菌消炎，镇痛镇静，消肿退热，促进溃疡愈合等作用。根据动脉造影证明部分病例已闭塞的血管又恢复疏通。"所以近年对热毒较盛而有阴血耗伤之脱疽每多用之。至于配合活络效灵丹，因为此方系张锡纯先生在其《医学衷中参西录·医方·治气血郁滞肢体疼痛方》中所载，由当归五钱、丹参五钱、生明乳香五钱、生明没药五钱。上药四味作汤服，亦可为散、温酒送下。治气血凝滞，疚癖癥瘕，心腹疼痛，腿疼臂疼，内外疮疡，一切脏腑积聚，经络湮瘀。腿疼加牛膝；疮红肿属阳者，加金银花、知母、连翘；白硬属阴者，加肉桂、鹿角霜；疮破后生肌不速者，加生黄芪、知母、甘草。对脉痹、脱疽属瘀热毒邪引发者，我每以此二方套用，疗效不菲，但必须持之以恒，并时时关顾胃气的状况，因为"苦寒败胃"，寒凉用久必伤胃阳，方中宜佐醒脾和胃之品为是。

（3）唐某，男，65岁。1988年12月5日初诊。

20世纪60年代应征入伍，军戍甘南，后就地转业。居处近30年，因地处寒冷潮湿之牧区，日久渐觉下肢发凉疼痛，因治疗及时而很快痊愈。某年冬，因工务而于雪地冻坏双足，致旧疾复发。不仅两下肢发凉疼痛，而且足趾周围皮肤冰冷发紫，部分皮肤紫黑。经当地中西医治疗无多大起色，即回故里欲继续治疗。刻诊：行动迟缓，畏寒乏力，纳谷不馨，大便稀薄，双下肢冰冷疼痛，肤色青紫，趺阳脉未触及。舌淡胖，质有瘀斑，舌苔白滑，根黄腻。脉微细，沉迟无力。证属肾阳虚衰，脾阳不振，寒凝血脉，络道痹阻。治宜温肾壮阳，补火燠土，活血逐瘀，通脉疏络。方拟阳和汤加味：

药用：熟地30g、白芥子3g、鹿角胶12g（烊化）、桂枝9g、炙麻黄1.5g、炮姜6g、白术12g、全蝎3g（冲服）、水蛭3g（冲服）、白人参10g、补骨脂30g、通草6g。六剂，水煎服。

外用方：土蜂窠大者三个，研细末，用陈醋调搽患部（此方出自清·赵学敏《串雅内编》，主治脱疽，此症发于脚趾，渐上至膝，色黑痛不可忍，逐节脱落而死，亦有发于手上者）。本人以此方多提前用于脉痹，在皮肤未溃烂时与内服药配合使用，每获良效。另外，土蜂窠农村容易寻找，而且价钱低廉，药源广泛。

二诊：药后乏力及便溏好转，余症如故。拟上方继进，并加服大黄䗪虫丸，早、晚各一丸。

三诊：上方加减进退共服二十余剂。畏寒消失，肢体转温，肤色微退，疼痛减轻，知饥纳谷，大便成形。嘱停药休息一周后，拟调整前方，一鼓作气：

药用：黄芪 30g、白人参 10g、白术 12g、茯苓 12g、桂枝 9g、熟地 30g、鹿角胶 12g（烊化）、金银花 30g、炒杜仲 30g、紫河车粉 3g（冲服）、薏苡仁 30g、升麻 5g。六剂，服如前法。

四诊：下肢已不痛，步履较轻松，肤色继续好转，跌阳脉触手可及且搏指稍有力。疗效尚满意，继以上方进退消息，共服三月余，证情稳定，步履如常。

按：本例的治疗除常规温阳通脉外，并突出了"脾主四肢"的治疗理念，因为脾阳健运则能使"清阳实四肢"，所以健脾扶中贯穿治疗的全过程。另外，在用药上始终不离血肉有情之品，坚持虫类药（大黄䗪虫丸）的使用，故见效较快而且疗效稳定。

血栓闭塞性脉管炎临床较多见，习惯上，人们把血栓闭塞性脉管炎笼统的称为"脱疽"，但是仔细研究，称谓并不严格，亦缺乏规范性。在血栓闭塞性脉管炎发病的不同阶段，由于病机与临床见症的各异，其中医命名应该是有所区别的，笔者认为，血栓闭塞性脉管炎的初、中期阶段应属"脉痹"范畴。当发展到后期出现患部溃烂或干黑脱落，此阶段才应称为"脱疽"。

何谓脉痹？根据"全国科学技术名词审定委员会"审定公布：脉痹之定义为，"以寸口或跌阳脉伏，血压不对称，患肢疲乏、麻木或疼痛，下肢可见间歇性跛行等为主要表现肢体痹病类疾病。"其病机：脉痹是以正气不足，六淫杂至，侵袭血脉，致血液凝涩，脉道闭阻而引起的以肢体疼痛，皮肤不仁，皮色黯黑或苍白，脉搏微弱或无脉等为主要特征的一种病。本病主要包括西医的静脉炎、大动脉炎及雷诺氏病，血栓闭塞性动脉粥样硬化、下肢静脉曲张、肢体动脉栓塞等周围血管疾病未发生溃疡或坏疽者。其见症：自觉肢体疼痛、麻木、倦乏、发冷、发热或蚁行感，甚至头晕、头痛、视物模糊、昏厥等；皮肤苍白，或紫红，或潮红，或青紫、肢体肿胀或萎缩；跌阳脉（足背动脉）、太溪脉（胫后动脉）搏动微弱或无脉；寸口脉（桡动脉）涩、微弱或无脉；舌色黯红或紫瘀，或有瘀点、瘀斑。

何谓脱疽？"全国科学技术名词审定委员会"对脱疽的审定定义为：发生于四肢末端，严重时趾节坏疽脱落的一种慢性周围血管病。

仅从上述定义来看，脉痹与脱疽是有严格区别的。根据本人多年观察，本证的发病，先由机体气虚血弱到局部持续受寒，使气血凝泣、寒滞血脉，正如《素问·举痛论》云："寒气入经而稽迟，泣而不行，客于脉外则血少，客于脉中则气不通，故卒然而痛。"此时即可表现肢体发凉、不仁或疼痛，皮肤色泽苍白或瘀紫。按机理，此阶段病变部位在脉管，因寒滞血脉，致使脉道痹阻不通，应属"脉痹"范畴。由中医研究院与广州中医学院共同主编的《简明中医辞典》在脉痹条下云："脉痹，病名。出《素问·痹论》。指以血脉症候为突出表现的痹证。"也就是说在血栓闭塞性脉管炎的初、中期阶段，患肢（足）发凉疼痛或冰麻不仁，皮肤色泽苍白或瘀紫，但肌肤完整而未破溃者，应名为"脉痹"。脉者，血脉也，痹者，闭塞不通之谓。顾名思义，指以血脉闭塞不通为突出症候的一种疾病。《素问·痹论》云："荣卫之气……不与风寒湿气合，故不为痹……痛者，寒气多也，有寒故痛也。其不痛不仁者，病久入深，荣卫之行涩，经络时疏，故不通，皮肤不营，故为不仁。其寒者，阳气少，阴气多，与病相益，故寒也。"由于本证多发于下肢和脚趾，而且有疼痛及肤色改变之见症，故类似于今之血栓闭塞性脉管炎的初、中期阶段，在"脉痹"阶段，只要药证的对，一般均可治愈。如果病情继续发展，出现患部溃烂或干黑脱落，此阶段则称谓"脱疽"，为险恶外证，若不及时而正确的治疗，可继发感染、局部坏死以至截肢。正如《灵枢·痈疽》云："发于足指名脱痈，其状赤黑，死不治。不赤黑，不死，治之不衰，急斩之，不则死矣。"所以，笔者认为，脉痹与脱疽既有内在联系但又有本质上的区别，其概念更不能含糊。

本证的治疗应内外并重，就内服来说，寒凝血滞者：初期当归四逆汤，或当归四逆加生姜吴茱萸汤，进而乌头桂枝汤，甚则阳和汤。寒郁化热，火毒内蕴，血行不畅者：大剂量四妙勇安汤（金银花、玄参、当归、甘草）。热毒蕴结而气阴受损者：四神煎（金银花、金石斛、远志肉、牛膝、黄芪）。瘀阻脉络者：活络效灵丹（当归、丹参、生明乳香、生明没药）加味。

根据"凡气血闻香则行"之说，《医宗金鉴·外科心法》有"五香流气饮"对治疗急性血栓性静脉炎初期疗效亦很不错，其由丁香、木香、沉香、茴香、藿香、二花、连翘、瓜蒌、甘草、羌活、独活、僵蚕等十二种药物组成。另外，《外科真诠》顾步汤治疗脱疽初起，药用：黄芪、石斛、当归、牛膝、红花、紫花地丁各一两、金银花三两、菊花五钱、蒲公英五钱、人参、甘草各三钱。水煎服。因为本方亦含"四神煎"诸品，另有参草益气，地丁、银花、菊花、公英清热解毒，所以对气阴不足、热毒炽盛类型者可以收到良好效果。

多年来，本人均按以上方法灵活辨治使用，多可获效。无论是脉痹还是脱疽，活血化瘀是必不可少的治疗手段，据资料显示，活血化瘀能增加外周血流量，改善微循环，降低血脂及抑制动脉粥样斑块形成，促进组织修复和再生，有抗血栓形成和溶解血栓、抑菌和抗病毒、调节内分泌代谢、解除平滑肌痉挛、镇静、镇痛等作用。所以，根据本人体会，立足"脾主四肢""活血化瘀"，再依照寒热虚实施治，可提高治疗进程。

13. 喝 僻

周某，男，41岁，小陇山林业局某林场护林员。2008年9月初诊。

中风，面瘫3月余，口眼向左侧喝斜，左侧眼裂变小，右眼间或流泪，口角涎流不时，伴乏力气短，心悸眩晕，纳谷不香，腰困尿频，舌淡苔白薄，脉细无力。按气血亏虚，肾虚不固，风中经脉，络道失和论治。拟八珍汤合牵正散加减：

药用：黄芪45g、白术9g、茯苓12g、甘草6g、当归9g、川芎6g、白芍30g、地龙12g、白附子9g、僵蚕9g、全蝎3g（研冲）、桑寄生15g、炒杜仲15g。5剂，水煎服。并嘱用每剂所剩药滓，重煎过滤，用滤液热敷双面颊，敷后以干毛巾擦干，然后用双手搓面，直到发热为止，搓后应避风寒。此法意在协调健患两侧肌张力，力图达到平衡经络气血之作用。

二诊：药后乏力气短好转，步履稍轻快。余症进展不大。拟上方加桑螵蛸15g，继进7剂，服如前法。

三诊：患侧皮肤有蚁行感，右眼流泪及口角流涎减轻，夜尿次数亦减少，口角稍端正。前方调整，一鼓作气：

药用：黄芪60g、白术9g、白芍30g、甘草6g、白附子9g、僵蚕9g、全蝎3g（研冲）、桑寄生15g、炒杜仲15g、桑螵蛸15g、益母草15g、橘络9g、猪蹄一枚。7剂，煎服方法：先将猪蹄清洗干净，清水慢火熬，待猪蹄炖烂熟，捞出猪蹄，再掠去上边浮油，然后用其汤煎服诸药，1、2煎和匀，分3次服下。

四诊：口眼有明显好转，患侧皮肤自觉微热并有疼痛感。疗效尚满意，嘱以三诊方还服7剂，服如前法。

五诊：口角基本端正，全身情况良好。后以三诊方为基础，进退消息十余剂而愈。

按：《金匮要略·中风历节病脉证并治》云："邪气反缓，正气即急，正气引邪，喝僻不遂。"夫足阳明经脉挟口环唇，足太阳经脉起于目内眦；若其人中虚痰滞阳明，偶值风中太阳，或则致阴阳偏颇，经隧不利，轻则肌肤不仁，肢体麻木；重者口眼喝斜，喝僻不遂。该患者西医曾诊断为周围性面瘫，之前采用活血化瘀、祛风除痰和针灸治疗，十多天后症状未见明显改善，遂来我处就医。"邪之所凑，其气必虚"，凭脉证当属气血亏虚、肾虚不固，风中经脉、络道失和。所以气血亏虚、肾虚不固为其本，而风中经脉、络道失和为其标。而治疗上则立足于益气补血、健肾强精辅以祛风化痰、活络通脉。前医祛邪过早而疏于扶正故收效甚微。方用八珍汤合牵正散，方中四君子汤补气，四物汤养血，桑寄生、炒杜仲补肾，牵正散祛风化痰，后佐桑螵蛸固精缩泉，橘络通络化痰，猪蹄血肉有情、通窍疏络。全方突出了扶正固本，以改善全身状态为着眼点，一俟元气恢复，喁僻迎刃而解。

14. 瘿 瘤

赵某，女，47岁，陇南市某县农民。1996年9月7日初诊。

患甲状腺肿瘤6年。于1999年9月5日趁来天水探亲之际，因颈部包块，在市某医院接受B超检查，提示"甲状腺囊性肿块"，大小约5cm×4cm。医生建议住院手术治疗，本人因惧怕手术且住亲戚家不方便，遂来中医门诊就诊。刻诊：颈部肿物大若鸡卵，触之较软，活动好，伴心跳心慌，胸闷咽哽，双目发胀，烦躁易怒，时自汗出。舌质红，苔黄腻，脉滑数。按肝郁气滞，久蕴化热，痰热互结论治。宜疏肝理气，豁痰化热，消瘿散结。方用柴陷汤加味：

药用：柴胡9g、黄芩9g、生姜6g、姜半夏9g、甘草6g、元参15g、瓜蒌24g、黄连6g、浙贝母15g、生牡蛎24g、炒枣仁15g、香附9g、淮小麦30g。5剂，水煎频服。

二诊：药后夜寐暂安，胸闷咽哽及烦躁易怒明显好转，汗出减少。颈部包块未见变化。拟应于消瘿散结为主兼以疏肝理气，豁痰化热。予《外科正宗》海藻玉壶汤加减：

药用：海藻15g、昆布15g、海带15g、陈皮6g、青皮6g、半夏9g、浙贝15g、炒枣仁15g、川芎6g、连翘15g、百合15g、海浮石24g。7剂，水煎服。

三诊：药后颈部包块稍变软，自己触之较前稍小些，心跳较缓，目胀减轻。效不更方，以二诊方加蜈蚣一条（研冲）继进7剂，水煎服。

四诊：药后颈部包块明显减小，余症继续好转。因患者要回老家，遂以三诊方调整缓服：

药用：海藻15g、昆布15g、海带15g、陈皮6g、青皮6g、姜半夏9g、浙贝15g、炒枣仁15g、川芎6g、连翘15g、百合30g、元参15g、蜈蚣2条、水蛭3g、甘草6g、芒硝6g、鹿角霜12g、黄药子12g、穿山甲9g、制胆星9g、路路通9g、龟甲24g、桂枝9g、鸡内金12g、合欢花15g。5剂，共碾细末，每服6g，1日3次，饭后服。

后电话询访，药未服完肿块全消，当地县医院B超复查肿瘤消失。

按：祖居乡下，加之龄届更年，情志怫郁，痰凝气滞，久蕴化热，结于颈前，或瘿或瘤，坚积不散，既碍气血运行，又致经脉不利；心跳心慌，胸闷咽哽，双目发胀，烦躁易怒，时自汗出等见症均与此有关。治疗首选柴陷汤加味，以疏肝理气，豁痰化热为主，而辅以消瘿散结。俟全身症状缓解后则转以消瘿散结为主而辅以疏肝理气，豁痰化热。以《外科正宗》海藻玉壶汤加减，先后治达 3 个月而肿块消除。海藻玉壶汤是治疗瘿瘤的常用方剂，疗效确切，方中海藻、昆布、海带是消瘿散结的 3 大主药，再配合浙贝散结力更强；陈皮、青皮行气开郁；连翘、姜半夏清热化痰；当归、川芎活血；特别是甘草与海藻的相伍，相反相激，功效不菲，打破了十八反的禁区，将药效发挥到极致。

本病从病因上讲，巢元方曾在《诸病源候论》中指出："瘿者由忧恚气结所生，亦由饮沙水，沙随气入脉，搏颈下而成之。"说明居处与忧恚气结是引发瘿瘤的两大原因。其中居住环境与现代病源学将该病纳入地方病是一致的，与水中碘含量低有关。余在多年瘿瘤的治疗观察中，体会到中医对此类疾病很有优势，副作用甚少，软坚散结法再结合体质、兼症等因素，合理用药多获良效，不主张盲目手术。

15. 带状疱疹

（1）方某，男，58 岁，清水县农民。1989 年 8 月 11 日初诊。

左肩胛下方疼痛，5 天之后才见局部皮肤出现米粒样疱疹，色红成索状，有的疱疹已见黄水样黏液向外渗出，灼痛不已，入夜尤甚，衣服磨蹭更痛，数天来只好不穿上衣。伴口苦心烦，脑热昏闷，失眠少寐，大便干结，小溲短赤，舌黯苔黄腻，脉弦数。证属肝经湿热，久蕴成毒，邪无出处，反透肌肤之象。治宜清热利湿，通腑泄浊，宣肺排毒。方拟龙胆泻肝汤合麻杏苡甘汤加减：

药用：龙胆草 12g、焦栀子 9g、黄芩 9g、柴胡 15g、木通 9g、青黛 6g（包煎）、赤芍 9g、炙麻黄 6g、杏仁 6g、薏苡仁 30g、生甘草 9g、芒硝 6g（烊化）。5 剂，水煎服。

二诊：上药服后，疱疹发出更多，有些如脓疱，绿豆粒大小，根基发红，疱液浑浊；有些似红疹，小如麻籽，颗颗相连，触目碍手；先前渗黄水的有部分已结痂，有部分渗出更多脓性分泌物。局部灼痛减轻，大便转稀，入夜能眠。说明蕴毒已有出路，通过肌肤透达于体外，由于毒邪外泄，致使热势骤衰而灼痛减轻，入夜能眠。药中肯綮，效不更方，上方将炙麻黄量减为 3g 继服 5 剂，以除邪务尽。虑肌肤破溃处恐受感染，嘱外购紫药水涂搽患部。

三诊：上药 5 剂后，再无新的疱疹发出，原先发出者黄水及脓性分泌物大减，许多已结痂，灼痛又有所减轻，已经能穿住衣服了。但是部分皮肤出

现痛兼痒的感觉。说明内邪已透,然年老血虚湿滞在所难免,拟仲景当归芍药散加味以养血除湿:

药用:当归 9g、白芍 15g、川芎 6g、土茯苓 20g、泽泻 15g、苍术 9g、薏苡仁 30g、白鲜皮 12g、白蒺藜 15g、红花 9g、地肤子 12g。5 剂,水煎服。凡肌肤破溃处仍用紫药水涂搽。

四诊:除个别几处痂未脱外大部已愈,皮肤平整,诸症消失,痂脱告愈。嘱三诊方加乌梢蛇 6g 继服 5 剂以善其后。

按: 带状疱疹中医称缠腰火丹、蛇丹,当地民间叫缠腰龙。多系肝经湿热,久蕴成毒,结于肌肤而为。好发于嗜酒酽茶、素体湿热之人。本病治疗多注重肝经湿热,以苦寒直折多可向愈。但是肝经湿热却表现在肌肤为患,这说明肝经湿热,久蕴成毒,由于小溲短少,大便秘结,毒邪无处发泄,而外透肌肤以疱疹的形式发出,因为皮肤是联系人体内外的枢机。

另外,本例患者当疱疹出现之前局部就表现出疼痛,当地医生曾按心脏病进行过处理,但均未见效,直到疱疹出现,才想到是带状疱疹。可见斯病疱疹出现与局部灼痛未必同步。还有一种情况是带状疱疹经过治疗痂脱皮疹消退后,局部皮肤却还疼痛不止,这种病例时有所见,可通过活血化瘀,清热凉血,疏络止痛而愈。现代医学认为带状疱疹乃病毒为患,病毒可侵犯人体神经系统,本人 5 年前曾治过一位面神经麻痹患者,常法数次无效,后详询此前面部曾患过带状疱疹,遂以清热除湿、活血化瘀、凉血疏络而面瘫很快得以纠正。

(2)赵某,男,39 岁。2010 年 5 月初诊。

右季肋部疼痛 8 天,皮肤红疹显见 5 天,状若粟米粒,触之灼热疼痛,内衣不能近身,近之则疼剧,入夜尤甚,大便不爽。舌质红、苔黄腻,脉滑数。病史:初起以右季肋部疼痛就诊于社区,当即做彩超:提示肝、胆、脾、胰未见异常,给予对症处理,不料越来越痛,次日觉察到右季肋及右腰部皮肤潮红并出现粟米样丘疹,灼热疼痛。仍去社区求治,按带状疱疹处理数日疼痛不减,遂转诊中医。据脉证,病名缠腰火丹(带状疱疹)。病机:湿热毒邪蕴遏肌肤,营郁血滞经络不畅。治宜清热除湿、镯毒消瘀。方用龙胆泻肝汤加减:

药用:龙胆草 12g、焦栀子 9g、黄芩 9g、柴胡 15g、生地 15g、木通 9g、白蒺藜 15g、赤芍 9g、大青叶 15g、白鲜皮 15g。3 剂,水煎服。

二诊:药后疼痛无明显减轻,但皮肤潮红好转,看来病重药轻,杯水车薪无济于事,需重振旗鼓。

药用:柴胡 20g、白蒺藜 15g、水牛角 30g(先煎)、金银花炭 30g、荆芥 9g、青黛 6g(包煎)、大青叶 15g、忍冬藤 15g、血竭 6g、生地炭 20g、生大黄 9g、滑石 15g、生甘草 9g、肉桂 2g（后下）。5 剂，水煎服。

另外嘱用六神丸 3 支，将药粒倒入杯中，研细粉，用冷茶水调成糊状，用消毒棉签蘸药糊，搽在患部。4 小时一次。

三诊：痛大瘥，白天基本上不痛，丘疹色淡并有些收顶，亦有少许消退。拟上方调整继进：

药用：柴胡 20g、白蒺藜 15g、水牛角 30g（先煎）、金银花炭 30g、生槐角 15g、青黛 6g（包煎）、大青叶 15g、忍冬藤 15g、血竭 6g、生地炭 20g、青葱管 3 茎、滑石 15g、生甘草 9g、神曲 9g。5 剂，水煎服。

外用同上，1 日搽 3 次。

四诊：疹消痛止，皮肤完好，唯时觉局部发痒。拟竺蝎四物汤：

药用：天竺黄 12g、全蝎 3g、当归 9g、川芎 6g、生地 15g、赤芍 9g、忍冬藤 15g、黄精 25g。4 剂，水煎服。用所剩药渣重煎取汁洗患部。

五诊：皮肤无不适，纳寐佳，临床痊愈可以停药。

按：《外科正宗·火丹第八十六》云："火丹者，乃心火妄动，三焦风热乘之，故发于肌肤之表，有干湿红白之异。干者色红，形如云片，上起风粟，作痒发热，此属心肝二经之火，治以凉心泻肝。湿者色多黄白，大小不等，流水作烂，又且多痛，此属脾肺二经，宜清肺泻脾……腰胁生之，肝火妄动，名曰缠腰丹，宜柴胡清肝汤。"本例丹毒，生于腰胁，乃肝经湿热，火毒内蕴，燔及营血，发于肌肤之症，湿热毒邪蕴遏肌肤，营郁血滞经络不畅为其病理特征。故以龙胆泻肝汤加减首治，因效差而改为重剂强攻，内外并治，取得了明显疗效。

再则该患者素体阴虚，又为酒家，阴虚而湿热久蕴可知，然湿热久蕴必酿成毒，而且郁久必发，发于肌肤为疮、为疹，其实此乃蕴邪由里外达之出路也，并非坏事。所以在治疗上既要清热化湿，又要开发腠理以利开门逐盗，若出现湿热火毒燔及营血者，尚需凉营蠲毒消瘀。所以二诊用水牛角、金银花炭、生地炭、青黛、大青叶凉营解毒，挫其燎原之势；滑石、生槐角清热利湿，撼其酿病之源；白蒺藜、忍冬藤、青葱管消风通络；血竭活血消瘀；柴胡清解少阳；荆芥开启玄府；甘草清热解毒；肉桂导火归经；大黄通腑泄浊。外治以六神丸，以其内含麝香、蟾酥、牛黄、珍珠等珍品，功擅痈疖疮毒，研化调敷，外用化疹最捷、止痛尤速。内外合治其效尤捷。

（3）缠腰火丹疼痛后遗症。李某，男，73 岁，某站退休职工。1998 年 3 月初诊。

左胸胁皮肤间断性刺痛 2 年，冬末春初尤著，观皮肤完好，色泽正常，隐见搔痕。告曰：3 年前曾患带状疱疹，随即治愈。数月后因饮酒，局部皮肤不时出现轻微疼痛，初觉尚轻，自己涂抹点正红花油即安。从去年春天开始出现皮肤间断性刺痛，严重时心烦火燎，彻夜无眠，经中西药调治罔效，经人介绍来诊。刻诊：患部皮肤外观如上述，舌质红、苔微黄，舌底静脉瘀紫，脉细涩。证属余毒未尽，滞留经络，气血瘀阻，遗痛肌肤。治宜清热解毒，化瘀止痛。

药用：血竭10g、珍珠3粒、芒硝10g、全蝎20g。共研细末，分15包，每服1包，清茶调服，早晚各1次。

外用梅花针轻轻敲打患部，以局部皮肤发红为度，两日1次。

嘱治疗期间戒酒、忌辛辣及发物。

如上法治疗半月告愈。

按：叶天士《临证指南医案》有"久病必入于络，络中气血，虚实寒热，稍有留邪，皆能致痛。"该患者高龄体弱，阴精不足，膏粱厚味，蕴湿酿热，蓄久成毒，发于肌肤，虽经治愈，然余邪未尽，滞留经络，遗痛不止。养阴活血，剔除余邪，当为治疗大法。

方用血竭，性味甘咸，入心包、肝经，祛瘀行滞能缓解疼痛，祛五脏邪气、治一切疼痛、血气搅刺而止痛尤速；珍珠甘寒，入心、肝经，水精所蕴、最能制火、坠痰拔毒、镇心定惊、生肌除翳；芒硝咸寒，入胃、大肠、三焦经，泄热导滞、破蓄血、除痰癖而推陈致新；全蝎辛平，有毒，入肝经、息风镇痉、解疮肿毒、以毒攻毒，治诸风瘾疹及厥阴风木之病。诸品合用，直达病所，共奏清热解毒、搜邪通络、化瘀止痛之功效。顾伯华曰："皮疹消退，遗有疼痛者可加重镇解痛之品如珍珠母、牡蛎、延胡索等"。方中珍珠重镇，血竭解痛，芒硝釜底抽薪，全蝎搜剔余邪。再结合梅花针患部敲施术，调节腠理，疏通经隧，使2年顽疾半月而愈。

16. 硬 皮 病

某，男，38岁，天津市某企业管理人员。2013年5月初诊。

患者岳母代述：婿某双手冰凉、皮肤发硬近4年，曾多方治疗无效，问我能不能治，吾曰可以试试。经详细询问，患者不但双手冰凉、皮肤发硬，而且手掌粗糙，从不出汗。触摸其手有握粗糙石头的感觉。津京几家医院均诊断为"硬皮病"。因系代叙故脉舌不详（素体尚无他疾，唯烟酒肥甘时用）。根据仅有症状，且按寒邪阻络，枢机不利，肌肤失濡论治，方用当归四逆汤加味：

药用：当归10g、桂枝10g、白芍10g、细辛3g、木通10g、炙甘草6g、大枣10枚、山茱萸15g、木香5g、黄芪30g、生麻黄5g、水蛭3g（冲服）。十剂，水煎服，一日一剂。并嘱用药渣煎水浸泡双手。

二诊：上药后双手皮肤偶现发痒，微有疼痛感，予上方加阿胶以增养血润肤之力，白芥子藉驱皮里膜外之痰。继服十剂，水煎服，一日一剂，余如前法。

药用：当归 10g、桂枝 10g、白芍 10g、细辛 3g、木通 10g、炙甘草 6g、大枣 10 枚、山茱萸 15g、木香 5g、黄芪 30g、生麻黄 5g、水蛭 3g（冲服）、阿胶 15g（烊化）、白芥子 5g。十剂，水煎服，一日一剂。并嘱用药渣煎水浸泡双手。

三诊：双手皮肤发痒疼痛感更明显，说明药达病所，经气微通，乃佳兆也。因至今未见患者，只能效不更方，拟前方以水酒各半煎药，以利温通。一日一剂，余如前法。

药用：当归 10g、桂枝 10g、白芍 10g、细辛 3g、木通 10g、炙甘草 6g、大枣 10 枚、山茱萸 15g、木香 5g、黄芪 30g、生麻黄 5g、水蛭 3g（冲服）、阿胶 15g（烊化）、白芥子 5g。十剂，以水酒各半煎药，温服，一日一剂。并嘱仍用药渣煎水浸泡双手。

四诊：其岳母代叙，手掌、指皮肤转温，局部皮肤较松软，肤色亦散在变红。仍以三诊方，以水酒各半煎药温服，一日一剂。余如前法。并嘱最好让患者亲自来诊一次，我好视其体质及病情调整方药。

五诊：本人亲自来诊，称服药近两月，明显见效，欲求彻愈。刻诊：形丰体魁，双手皮肤硬变及至腕关节以上，未见皮损及溃斑，听本人介绍皮温较前升高，青紫或苍白部分正在缩小，整个皮肤有所软化，观其舌淡胖、边有齿痕，舌下脉络瘀紫，苔白腻，脉沉滑。仍按阳虚血亏，寒凝痰滞，枢机不利，肌肤失养论治。拟阳和汤加味：

药用：麻黄 3g、肉桂 3g、干姜 3g、白芥子 5g、甘草 6g、熟地 30g、鹿角胶 10g（烊化）、羌活 5g、山茱萸 15g、木香 5g。15 剂，水酒各半煎服，一日一剂。仍以药渣煎水浸泡双手。

依此方增损治达 3 月余，手温如常，皮肤较柔软，亦能正常出汗，基本治愈。

按：《素问·咳论》云："皮毛者肺之合也。皮毛先受邪气，邪气以从其合也"。然而，人之皮肤广集气门（汗孔），气门亦是人体皮肤的呼吸之门，内外气体交换之处，所以皮肤堪称人体内外之枢机。而硬皮病多为外邪侵袭，闭塞枢机，枢机不利，络脉瘀滞，进而导致肌肤失养而为之。每当肺气虚弱，偶被风寒，气门郁闭，宣发失司，枢机启闭无力，不能敷布卫气津液于皮毛，不仅可使皮毛憔悴枯槁，而且尚可使肌肤角化形成硬皮病。所以硬皮病除了皮肤硬化粗糙之外其皮肤始终不出汗，这就充分证明了气门闭塞而不能行呼吸。既不能给肌肤提供营养，又不能排出皮肤内的浊邪。鉴于此，故硬皮病治疗较为棘手，非指日可愈。我积多年临床经验，对此类疾病采取如下措施多能获愈：

①开启气门，重转枢机应为切入手段。②宣发肺气，务使精微有效敷布于肌肤。③活血通络，使腠理保持畅通状态。④"其在皮者汗而发之"，合理的患部出汗是治疗皮肤病的关键。但需要说明的是，若皮肤有破损或有疮疡，则非上法所宜，另当别论。因为仲景在《金匮要略·痉湿暍病脉症治》中有"疮家，虽身疼痛，不可发汗，发汗则痉"之戒。

此四法对包括牛皮癣在内许多皮肤病均有指导作用，亦为吾多年治疗皮肤病之临证心悟。治疗上一般方用当归四逆汤、阳和汤、麻黄汤、温经汤、通窍活血汤、大黄䗪虫丸等均有较好疗效。

另外在本病的治疗中至始至终使用了茱萸木香散，此方出自《世医得效方》，书中谓"治疗四肢坚硬如石"。方中山茱萸酸收，木香辛散，两药配伍，一酸一辛，一收一散，相反相成，濡润肌肤，奥妙其中。

17. 慢 惊

杨某，男，3岁，1987年夏。

患儿因食饮不慎，上吐下泻，当地乡医曾按急性肠胃炎打针输液并服中药，证情未减，乃邀余往诊。刻诊：吐泻十余日，手足搐动无力，唇青面色㿠白，喉间时有痰鸣，低热不退，腹胀足冷，昏睡露睛，气微息冷，唇干齿燥，涕泪皆无，口味秽浊，舌淡嫩，苔腐拭之可去，脉沉细微弱。证属慢惊风，乃夏月恣食瓜果冷饮，脾阳受损，中气逆乱，吐泻不止，乡医以夏月脾胃伏热治之，使脾阳益虚，吐泻更甚，遂致脾阳暴脱，津液骤伤，筋脉失濡，内风旋动，因成斯证。治当急进温肾燠脾养肝柔筋之剂，拟加味附子理中汤：

药用：白人参12g（另炖兑服）、白术9g、炮姜6g、炙甘草6g、炮附片6g、山萸肉12g、炒枣仁9g、山药12g、白芍12g、补骨脂9g、伏龙肝200g（煎汤代水熬药）。一剂，共煎两次，将头、二煎混合后，去滓再煎，共300ml许，频频温服，嘱一昼夜服完。

二诊：患儿呕吐止，大便次数减少，精神稍有恢复，手足搐动减轻，腹胀亦好转。既效，说明药证合拍，拟上方继进一剂，服如前法，以候消息。

三诊：大便昼夜3次，小便亦增多，哭之有泪，鼻涕始见，说明津液有来复之象，应属佳兆。患儿清醒，痰鸣消失，热退肢温，欲索食，但见舌尖红。仍以一诊法，但药趋平补，恐矫枉过正，并佐清心之品：

药用：太子参15g、山药12g、莲子12g、芡实18g、补骨脂10g、炒杜仲12g、山萸肉12g、白芍12g、干姜6g、黄连3g、鲜芦根50g（煎汤代水熬药）。二剂，一日一剂，煎服如前法。

饮食只限以小米稀粥，并以煮熟鸡蛋黄一枚，用勺子捣化，掺在小米稀粥内少量多次与服之，勿令食饱，以防食复。

四诊：能在床上短时间玩耍，胃脘常饥，大便一日一行，手足未见搐动，诸症大瘥。唯自汗出，短气乏力。拟三诊方加桂枝6g、陈皮6g。三剂，每剂煎两遍混合，共500ml，分两天服完。

五诊：精神好，自汗止，可在院子与小孩子玩耍，纳寐正常。鉴于证情基本向愈，嘱糜粥自养，停药观察。

按：《景岳全书》："治慢惊之法，旦当速培元气，即有风痰之类，皆非实邪，不得妄行消散，再伤阳气，则必致不救。"本证已脾虚极而火尽，土衰竭而木乘，气立孤危，乃属危证，若不急固元真，恐促命于旦夕。治分两端：在加味附子理中汤未服时，念其吐泻伤津太过，阴不恋阳，则先以：燕根50g、枸杞果30g、玳瑁2g、冰糖少许，用小瓷砂罐加水，文火慢煨，不拘时频频灌服。以防阴液暴脱，更可濡筋而缓肢体搐动。待加味附子理中汤煎成温服，则温肾燠土、养肝柔筋以逆流挽舟。考燕根，吴仪洛称燕窝脚，色红紫，名血燕，为调理虚损劳瘵之圣药；枸杞果，"甘平而润，性滋而补，能补肾润肺，生精益气，所谓精不足者补之以味也"（李时诊语）；玳瑁入心肝经，镇心平肝，张山雷云："玳瑁亦介类，其色深青而紫，故直入肾肝，滋阴益血……凡真阴不摄，虚火升腾，变生诸幻者，以之吸引于下，涵阴潜阳，最为必需之品。"冰糖味甘入脾，醇厚滋液；四味浓煎频服，甘缓柔润，养阴濡筋。关键是加味附子理中汤，熟附片回阳救逆，理中汤温中健脾，二者同施皆尽四逆、参附、术附之能，为全方中之砥柱。山萸肉酸敛耗散之元气而补肝益肾，补骨脂辛温补肾壮阳而燠火生土。山药甘平多汁，滋养脾胃之阴；白芍味酸入肝，柔肝养血和营。炒枣仁补肝宁心，而安神；伏龙肝健脾和胃，以止呕。两剂甫后，吐泻止而津液来复，但复见舌尖红，说明温补稍过，致心火浮动。所以，当前应予平补为宜，故弃术附而用芡实、莲子，伍黄连、芦根清心而养阴。同时以干姜、黄连辛开苦降，启枢机，斡旋中焦之冲和之气，使因吐泄而紊乱的气机恢复升降之常。四诊中，投桂枝以偕白芍，调和营卫而自汗可愈；加陈皮以制壅补，疏通中满而气短即瘥。对于饮食，只限以小米稀粥，并以煮熟鸡蛋黄一枚，用勺子捣化，掺在小米稀粥内少量多次与服之，勿令食饱。此法思路受《医学衷中参西录》张锡纯先生"薯蓣鸡子黄粥"之启发，每以小米稀粥与煮熟鸡蛋黄一枚（用勺子捣化），掺和均匀，少量多次与服之，勿令食饱。考鸡子黄，既富含营养，又固涩大肠。吴鞠通在《温病条辨》中谓鸡子黄"有地球之象，为血肉有情，生生不已，乃莫安中焦之圣品，有甘草之功能，而灵于甘草；其正中有孔，故能上通心气，下达肾气，居中以达两头，有莲子之妙用；其味甘咸，故下补肾……镇定中焦，通上彻下。"所以，在腹泻严重或极度虚弱之患儿，小米鸡子黄粥余恒用之，其效不菲。

斯证临床每有所见，但有几个问题值得反思：

（1）虽曰"惊风"，但万不可因"风"而投以祛风止痉之品。

（2）小儿稚阴稚阳，投药须始终顾及稚嫩之正气，用药有制，以平为期，尽少戕伐生机。

（3）病始于中土之伤，所以消积、导滞、健脾、和胃、升脾、降胃、燥脾、濡胃都应慎重考虑，严谨用药；在坚守中土的同时，有效的顾及肾、肝两脏，使土害有制，土生有源，始终发挥脾胃在五脏六腑中的枢机作用。从而保持脾、肾、肝三者的冲和协调机制。

（4）若能顺其自然，崇尚食疗，更为上策。

18. 婴儿顽固性呕吐

毛某，男，10个月。1993年7月3日初诊。患儿于出生第4天即发生呕吐，内容物为清水稀涎，间有乳凝块，每日数次至十余次不等，进食不久即吐，吐后饥饿欲吮，呈渐进性加重。大便二日一行，较稀，小便不利，少腹拘急，颈转欠灵，形寒怯冷，舌淡滑。检查：体温36.8℃、脉搏130次/分，呼吸32次/分营养不良，神清，消瘦，皮肤弹性差且干燥，上腹软，肝剑下1cm，脾未扪及。脑超声波提示：中线段无移位。肝功化验正常。血常规：血红蛋白：90g/L，白细胞：10.8×10^9/L，淋巴细胞：0.4，中性粒细胞：0.59，单核细胞：0.01。西医诊断：①消化不良；②上消化道不全梗阻；③营养不良Ⅰ度；④佝偻病。经过对症治疗呕吐未止。

中医辨证：四诊合参，证属热陷太阳水腑，膀胱气化失司之水逆证。治宜化气行水，平冲降逆。拟以五苓散加味：

药用：茯苓9g、猪苓6g、桂枝9g、泽泻15g、白术9g、生姜9g。1剂，水煎，头二煎混合共150ml，不拘时少量频频温服，服药期间慎风寒，节饮食。

二诊（7月6日）：服上药后，小便利，少腹软，呕吐明显减轻。药以中的，勿需易辙，拟原方加太子参9g，继进2剂，如前法。

三诊（7月10日）：药进1剂，呕吐即止，二剂后诸症若失。遂疏早服金匮肾气丸1/4丸，晚服参苓白术散1/4包。均以乳汁化服，以善其后。

按：本例患儿出生10个月，呕吐10个月，临床实属罕见。"必伏其所主，而先其所因"。详询病史，患儿生于冬季，初产感寒，外邪未解，内陷太阳水腑，致膀胱气化失司，寒郁于表则经气不利，故恶寒项强；邪陷水府则阴凝州都，气化不及，故少腹拘急，小便不利；水邪内蓄，水气不归正化，势成格拒，故呕吐不止，多为清水稀涎。《伤寒论》75条："中风发热，六七日不解而烦，有表里证，渴欲饮水，水入则吐者，名曰水逆，五苓散主之。"正合此证，故一诊以五苓散加生姜，化气行水，平冲降逆。二诊遵"吐泻之余，定无完气"之说佐以太子参，益气固本，扶正达邪。三诊温肾以从治于太阳之里，健脾以杜水泛之源。仅三诊而告愈。

考五苓散在仲景书中凡八见，《伤寒论》有"太阳病，发汗后，大汗出，胃中干，烦躁不得眠，欲得饮水者，少少与饮之，令胃气和则愈。若脉浮，小便不利，微热，消渴者，五苓散主之。"等六条。在《金匮要略》有"脉浮，小便不利，微热消渴者，宜利小便、发汗，五苓散主之。"等二条。

五苓散方：猪苓十八铢（去皮）、泽泻一两六铢、白术十八铢、茯苓十八铢、桂枝半两（去皮），上五味，捣为散，以白饮和服方寸匕，日三服，多饮暖水，汗出愈，如法将息。

从五苓散制方与服法可以看出，该方主要功能是化气行水，四苓为行水，唯独桂枝温通阳气，亢奋血运，在外可化气蒸汗开玄府，在下可化气利尿通州都。其促进气化可彻内彻外，可见桂枝为本方的关键药物。《中药大辞典》："据药理研究桂枝有显著利尿作用，故认为桂枝是五苓散中主要利尿成分之一。"另外本方按原义为散以白饮和服后，多饮暖水，这也是十分重要的。此处药后多饮暖水，与桂枝汤服后啜热粥有异曲同工之妙，啜热粥可助药力，多饮暖水不仅助药力，而且还可助气化以发腠理，借汗出而愈顽疾。

另外，仲景在《伤寒论》太阳篇中专设此方，颇有精义。足太阳乃膀胱经也，《素问·灵兰秘典论》："膀胱者，州都之官，津液藏焉，气化则能出矣。"这里的"气化出"则是五苓散化气行水功能的体现。足太阳膀胱的"藏津液""出气化"功能可以使人体气机与三焦、腠理、毫毛相应，与手太阳小肠的"受盛""化物"功能形成阴升阳降的气化格局。这一气化格局对于人体水火的既济有着重要影响。因为太阳经包括手太阳和足太阳，而心与手太阳小肠相表里，肾与足太阳膀胱相表里，而手足少阴为同名经，其气感应相通，所以手太阳和足太阳的阴升阳降的气化格局就直接关乎着心（火）、肾（水）的升降交通。而在五苓散方中，取桂枝辛温入心通阳；用泽泻、猪苓苦甘入肾泄浊；唯茯苓甘平入心、脾、肾，宁心健脾泻膀胱；推白术苦甘入脾胃，崇土制水斡旋上下。实为帅军之剂。

另外，五苓散的化气行水作用具有双向调节性，譬如临床上遗尿、多尿、尿意频急，虽见症不同，但均表现出膀胱气化无权的病机特点。老人多尿与小儿遗尿更是如此，每用五苓散对应加味，使膀胱气化功能复常，二病均可速愈。

《中医药研究参考》指出："实验证明，五苓散对于健康人并无利尿作用，单味茯苓更有导致尿量减少的倾向。但是当机体出现水液代谢障碍时，给予五苓散才可利尿，并促进局限性水肿的吸收。"另外，在对五苓散的使用上，按仲景方剂量配制，利尿效果最好，否则利尿效果将大打折扣。

19. 胸　　痹

(1) 枢机不利，营卫不和

王某，男，42岁，职工。2008年因左胸痛收住天水某医院心内科住院治疗，经24小时心电监测，心脏彩超、胸透均未见异常，唯心肌酶稍高，因治疗疗效不理想而出院来诊。刻诊：患者一般情况良好，除左胸前区疼痛外，唯一可寻者是半夜全身微出汗、口苦，二便正常，纳寐均可，舌淡红，苔薄白，脉微弦。

据该患者讲，去年曾在西安某大医院住院治疗，胸痛时作时缓，终究未愈，这次因天水机厂筹建事宜而住天水机厂多日，苦于劳累而发胸痛。

中医辨证：胸阳不展，气机痹阻，因发胸痛。

夜半属子时，乃阴阳相交之分，口苦属邪郁少阳，责于少阳当治枢机，自汗出乃营卫不和，阴阳不相偕，故治当和解少阳，调和营卫，宣通胸阳，疏利痹阻。拟柴胡桂枝汤加味：

药用：柴胡9g、黄芩9g、生姜9g、姜半夏9g、党参9g、炙甘草6g、大枣5枚、桂枝9g、白芍9g、降香6g（后下）、炮附片9g、枳实12g、淮小麦30g。三付，水煎服。

二诊：服上药后，夜半汗明显减少，胸痛未作。药已中的，上方续进五剂。

三诊：诸症若失，唯近日大便干结，休息不便，患者欲索方返回咸阳，遂书：

柴胡9g、枳实12g、白芍15g、炙甘草6g、淮小麦30g、大枣5枚、柏子仁15g、百合24g、肉苁蓉15g、桃仁6g。五剂，水煎服。

四诊：三月后的一天，该患者又来疗诊云：上方服了二十多付一直稳妥，近日因故又有痛感，但均轻于前，特专程前来复诊，予仍以三诊方加炮附片9g、全蝎3g。服如前法。

按：本例左胸痛两年，曾多次住院未愈，曾在当地中医院所服中药多为瓜蒌薤白汤一类方及活血化瘀之剂。我根据汗出时间这个不引人注意的症候进行了辨证，而弃除胸痛这一主证，却收到了显效。弃主证巧愈胸痹，凭次证歪打正着。自汗出乃营卫不和，阴阳不相偕。汗出时间在夜半属子时，乃阴阳相交之分。而口苦当属邪郁少阳，枢机不利。阴阳相交之分而自汗出，不是柴胡桂枝汤证者何？当以和解少阳，调和营卫，宣通胸阳，疏利痹阻为治。方中柴胡桂枝汤和解少阳，调和营卫；炮附片温通胸阳，降香活血通痹，枳实开胸中痰结，淮小麦宁心而和营。药证相符，效若桴鼓。

(2) 饮邪上犯，心阳不展

杜某，男，40岁，教师。2011年9月初诊。

左胸痛一年余，近半年常辗转就诊于兰州西安多所医院，但疗效不稳定，时好时坏，近来病情加重，经人介绍前来就诊。刻诊：颜面轻浮，头重颠眩，胸痛气短，左胸痛甚时上身半转侧不利，口干不思饮，若饮则必热而少量。另据患者讲，每次左胸痛时胃脘和两胁就不舒服，并见呕逆、吐苦水；二便尚可，舌淡胖苔白微腻，脉沉弦。翻阅以前检验报告，心电图：左束支不完全传导阻滞；心脏彩超未见异常；胸部 X 线片：肺纹理增重；B超：慢性胆囊炎，肝、脾、胰、双肾均正常；胃镜检查：慢性浅表性胃炎。中医辨证属饮邪上犯，胸阳痹阻，胆胃不和，升降失司。治宜散寒蠲饮，宣阳通痹，清胆和胃，升清降浊。拟《外台秘要》延年半夏汤：

药用：姜半夏12g、鳖甲12g、党参9g、槟榔6g、桔梗6g、枳壳6g、柴胡9g、吴茱萸6g、生姜6g、桂枝9g、茯苓9g。三剂，水煎服。

二诊：上方服后，胃及左胸痛明显好转，自觉全身有一种前所未有的放松感。既效，拟上方更进五剂。

三诊：胸痛再未发作，肿散脑清，诸恙大瘥。嘱上方加炒枣仁9g，取七剂，两天服一剂，水煎服。

后随访近两月内一直未见胸痛。

按：延年半夏汤出自唐·王焘《外台秘要》的半夏汤。《外台秘要》（癖及痃癖不能食方条）本方主治："腹内左肋，痃癖硬急，气满不能食，胸背痛者。"

日人矢数道明《临床应用汉方处方解说》云：本方"用于慢性之胃病，主诉左季肋下或左乳房下疼痛，左肩背酸痛者。"

根据上述症状，延年半夏汤的适应证颇与本例吻合。另外本例患者有3个表现又一次提供了使用本方的依据：①每次左胸痛时胃脘和两胁就不舒服，而且出现呕逆、吐苦水的见症。②情绪不佳时亦可出现胸、胃脘和两胁疼痛。③有时用手指触压身体某一部分时可见呃逆现象。

可见应用本方除了具备主证之外，还要有饮邪阻滞、胸阳痹阻、肝（胆）胃失和的病机，而且对于有心因性原因的患者疗效会更加明显。

(3) 痰浊壅塞，胸阳痹阻

田某，男，43岁，工人。2008年12月初诊。

胸痛及背，左肩臂麻木，脘腹窒塞，气短无力。自己舌下含硝酸甘油并吞服速效救心丸，十数分钟后胸背痛渐渐缓解，但余症依旧，遂邀余往诊。刻诊：颜面发青，头汗出，畏寒肢冷，说话无力，胸闷憋气，左肩臂麻木，脘腹窒塞，舌淡胖，边有紫斑，苔白腻，脉弦紧。家人拿出前几天心电图检查报告示：心肌梗死（ST段改变）。证属胸痹。病机：心阳虚馁，阴寒上乘，痰浊壅塞，气血瘀阻。治则：温阳通痹，泄满降逆，豁痰开结，理气活血。方拟仲景枳实薤白桂枝汤加味：

药用：枳实15g、厚朴12g、薤白12g、桂枝9g、瓜蒌15g、红参9g、炮附片15g、山茱萸15g。一剂，令开水急煎5分钟后，一边煎一边用小勺频频喂服。

二诊：上药边煎边服，约1小时许，头汗止，肢温身暖，嘱上午本方服完，下午原方加童子便200ml，继服。

三诊：两剂尽，诸症大为缓解，谈笑自如，能喝大半碗稀粥。拟上方增损更进：

药用：白人参15g、炮附片9g、白术9g、干姜6g、瓜蒌15g、薤白9g、枳实12g、厚朴15g、黄连6g、肉苁蓉15g、降香6g。三剂，水煎服。

四诊：无不舒，以三诊方加味，制大其服，共末缓图。

药用：白人参30g、炮附片9g、白术9g、干姜6g、瓜蒌15g、薤白9g、枳实12g、厚朴15g、黄连6g、肉苁蓉15g、山茱萸15g、降香6g、桂枝9g、茯苓15g、红景天15g、黄精15g、鹿角胶15g、鸡内金15g、炒杜仲15g、苦参15g、熟地30g、当归9g、丹参15g、麦冬15g、五味子6g、陈皮6g、生龙齿15g。五剂，共碾细末，每服6g，一日两次。

按：《金匮要略·胸痹心痛短气病脉症治》曰："胸痹心中痞气，气结在胸，胸满，胁下逆抢心，枳实薤白桂枝汤主之。"何谓胸痹？"胸痹之病，喘息咳唾，胸背痛，短气，寸口脉沉而迟，关上小紧数。"本例除胸背痛，胸满，心中痞气，短气等胸痹见证之外，尚有颜面发青，头汗出，畏寒肢冷等阳气衰微的表现，而且发病时间是冬季凌晨。这无疑揭示了胸痹发病的时间特征，即好发于阳气不充的时段，这正好与患者心阳虚馁遥相感应，从而诱发胸痹发作。所以一诊在使用枳实薤白桂枝汤的同时伍以红参、炮附片以回阳救逆，山茱萸防止阳气散失；用开水边煎边服，这是我多年临床总结出的对待危重病人的给药方式，疗效非常可靠。再说枳实薤白桂枝汤，此方是仲景为胸痹出现阴寒内结，痰浊壅滞，气饮上冲、横逆时所设；用通阳开结，泄满降逆之法治疗；方中枳实消痞除满，厚朴宽中下气，桂枝、薤白通阳宣痹，瓜蒌开胸中痰结。二诊方用童子便，咸寒坚阴，活血通脉，并兼制大队温热之弊。待病情稳定后，即集温阳益气、通阳宣痹、活血理气、豁痰蠲饮、平冲降逆、补肾健脾诸品，制大其服而缓图远功。

（4）心胃同病

马某，女，68岁，1997年5月初诊。

主诉： 患胃病20余年，胸脘痞闷，胸骨后下段隐痛，反复发作加重两月。心电图提示：窦性心动过速，窦房传导阻滞，ST段改变。胃镜检查：慢性萎缩性胃炎。刻诊：神倦乏力，胸痛频发，胸脘痞闷，伴嗳气、心悸、胸闷、不寐、纳差，舌质黯红，苔黄微腻，脉滑数，时见结代。病名胸痹。证属心血瘀滞，痰热中阻。病机分析：心气不足，心血瘀滞，胸络痹阻故胸骨后下段隐痛；痰热中阻，枢机不利，斡旋失司则脘痞胸闷；胃不和则不寐，阳明逆则嗳气，气虚则神倦，血不足则心悸，乃心胃同病。治宜清热豁痰，和胃消痞，益气活血，通络宣痹。拟半夏泻心汤加味：

药用：姜半夏9g、干姜6g、黄芩9g、黄连6g、太子参9g、炙甘草6g、大枣5枚、瓜蒌15g、薤白6g、旋覆花9g、茜草15g、青葱管7茎、鸡内金12g。3剂，水煎服。

二诊： 上药服后脘腹舒坦，嗳气消，能入睡，自觉胸痛也有所减轻。既有小效拟上方稍事调整继进。

药用：姜半夏9g、干姜6g、黄芩9g、黄连6g、太子参9g、麦冬15g、五味子6g、炙甘草6g、桂枝9g、降香3g（冲服）、瓜蒌15g、薤白6g、鸡内金12g。6剂，水煎服。

三诊： 胸脘痞闷若失，胸痛未作，脉律整，能料理家务。根据其平时易感冒，结合心胃宿疾，拟配散剂缓服。

药用：熟地50g、黄芪50g、黄精50g、天冬30g、麦冬30g、琥珀10g、芡实30g、茯苓30g、山药30g、西洋参30g、制首乌30g、黑芝麻50g、紫河车20g、珍珠10g、三七20g、鸡内金30g、神曲20g、陈皮6g、桂枝15g、炙甘草9g、合欢皮20g。3剂，共为细末，每服6g，一日两服。并嘱节制饮食，食勿用饱。

随访，自述自从服药面以来，感冒明显减少，胸痛偶犯，但较前轻微许多，瞬息即安。

嗣后常以此方加减缓服，情况甚好。

按： 本例胸痹的特点为心胃同病。治疗上首重中焦，突出了脾胃的斡旋枢机作用。因为脾胃同居中焦，乃上焦（心肺）与下焦（肝肾）气机运行的枢纽，脾胃斡旋有制则上下得通，升降有序，三焦不病。马某罹患胃病20余年，中气虚馁可知，每当水饮食滞，寒热中阻，气机壅塞，遂致中焦痞坚，枢机窒壅，上下不得交泰，如斯则胸阳痹阻，窒塞不通，故胸痛屡作。所以用仲景半夏泻心汤辛开苦降，使中焦"大气一转"，上焦方可"其气乃散"；胃气因和，上焦得通，心胃皆安。

斯人年届古稀，久恙羸弱，素易感冒，稍食即积，属阴阳气血诸不足，心肾脾胃皆失健，往往临床虚实互见，寒热错杂，见证多端，每难入手。这次辨证另辟蹊径，以中焦为突破口，摒弃以往见心治心之惯例，初获小效。当病获转机即以施今墨之"补固神气精血方"扶正固本以增强机体免疫力，再根据个体特点加入消食和胃，温通心阳之品，制大其剂缓服之，果显寸功，若能持之以恒，必臻安途。

考"补固神气精血方"乃北京四大名医施今墨先生早年所制，由熟地、黄芪、黄精、天冬、麦冬、制首乌、紫河车、琥珀、黑芝麻、山药、芡实、茯苓、西洋参、珍珠等药组成，功用健脾益气，调补脏腑，补肾填精，安神定志，养血润肺，扶正匡邪。久服调元固本，轻身延年。有资料云，上世纪以本方制剂"健延龄"胶囊曾荣获"国字一号"保健品。本方在大病之后恢复期缓服，疗效显著。

（5）心脾同病

丁某，男，45岁，营业员。2008年12月5日初诊。

病史摘要：患者心绞痛已五年之久。素胃冷肠鸣多年，纳少便溏，曾被某大医院诊断为①心绞痛；②冠心病；③胃肠道自主神经功能失调。每次心绞痛发作时，总觉胸中怯冷，畏寒肢凉，脘室胸痛，痛不可忍，心下如物堵塞，胁下撑胀，气短无力。好发于冬季寒冷之节，每周约发作1~2次，每发必含硝酸甘油片方可缓解。刻诊：此次发作因急含硝酸甘油及速效救心丸心绞痛已缓解，但手足冰凉、畏寒气短尚未改变，胃脘仍觉窒塞，胁下撑胀。舌质淡、水滑苔，脉沉弦。证属脾肾阳虚、阳气虚馁、痰浊上犯、胸阳痹阻。治宜益气通痹、破阴回阳、豁痰止痛为法。通脉四逆汤合枳实薤白桂枝汤：

药用：炮附片20g（先煎60分钟）、干姜9g、炙甘草6g、红参9g（另煎兑服）、枳实15g、厚朴9g、桂枝9g、薤白9g、瓜蒌15g。2剂，水煎频服。

二诊：药后手足转温，不畏寒，胃脘窒塞大减，气短减轻。舌脉同前。症状虽缓解，然病因未消除，拟上方调整继进。

药用：炮附片10g、干姜9g、白术10g、炙甘草6g、红参9g（另煎兑服）、枳实10g、厚朴9g、桂枝9g、薤白9g、瓜蒌15g、茯苓20g、荜茇5g。3剂，水煎频服。

三诊：胃冷肠鸣轻多，大便微成形，知饥，胸未痛。说明阳气来复，心脾肾元阳稍振。予二诊方加黄精20g。七剂，水煎服。嘱服药期间食勿用饱。

四诊：服药期间心痛未曾发作，气已不短，身暖胃温，情况大有好转。拟三诊方增损。

药用：炮附片10g、干姜9g、白术10g、炙甘草6g、红参9g（另煎兑服）、枳实10g、厚朴9g、桂枝9g、薤白9g、瓜蒌15g、茯苓20g、荜茇5g、黄精20g、合欢皮15g、茯神12g、琥珀3g、鸡内金10g。7剂，水煎频服，两日一剂。

五诊：因生气曾小犯一次，即加服硝酸甘油，但轻微，稍痛即逝。余时均安。拟以四诊方为基本方制大其剂缓图。

药用：炮附片5g、干姜5g、白术10g、炙甘草6g、红参9g、枳实10g、厚朴9g、桂枝5g、薤白9g、瓜蒌15g、茯苓15g、荜茇5g、黄精20g、合欢皮15g、茯神12g、琥珀3g、鸡内金10g、紫河车10g、炒枣仁10g、丹参15g、砂仁3g、白檀香6g、荷叶10g、百合20g、苦参12g。10剂，共杵粗末，分包30包，每日水煎一包，分早晚2次温服。

此后以五诊方为基本方进退，隔日续服半载，心绞痛从未发作，多年的胃肠道自主神经功能失调亦逐渐痊愈。

按：本例心脾同病，心痛下利并见，故主用仲景通脉四逆汤，《伤寒论》317条："少阴病，下利清谷，里寒外热，手足厥逆，脉微欲绝，身反不恶寒，其人面色赤，或腹痛，或干呕，或咽痛，或利止脉不出者，通脉四逆汤主之。"方中附子温肾回阳，干姜温中散寒，甘草和中补虚，实为回阳救逆之要方。本例虽未见里寒外热、面色赤、干呕、咽痛等格阳现象，但胸中怯冷、畏寒肢冷、胸痹心痛、气短无力、胃冷肠鸣、纳少便溏则为主要见症，故用其以温肾回阳、燠中散寒。合枳实薤白桂枝汤者，针对其心下痞气、胃脘窒塞，胁下撑胀使然。因为枳实薤白桂枝汤长于下气消痞散满。根据仲景旨意，胸背痛，心下痞，胁下逆抢心，脉沉弦为使用本方的辨证眼目。

二方合用益气通痹、破阴回阳、豁痰止痛、心脾同治，使几年屡治屡犯的心绞痛得到了有效控制。

我们发现冠心病心绞痛患者中，日常心绞痛发作时，伴有胃肠道症状者临床并不少见。究其原因，临床观察有心胃同病者亦有心脾同病者。这种情况若单纯注重心绞痛则疗效不佳，如果心胃（脾）同治则立竿见影。因为脾胃同居中焦，而中焦乃三焦之枢机，脾胃系五脏之枢纽，中焦（脾胃）输转正常则五脏元真通畅，三焦气机和达；一旦中焦（脾胃）痞塞，则上下二焦气机悖逆，心肺肝肾失之交泰，故胸痹心痛势在难免。除此而外心绞痛中还有心肺同病、心胆同病、心肾同病、心肝同病等见症者，临床不可不辨。

20. 胁痛

(1) 湿热蕴结

童某，女，49岁，餐厅总管。1998年元月初诊。

因年底包宴太多，终日操心劳累，导致右胁突发疼痛，并牵及右肩背胀痛不已，伴口苦心烦，脘痞干呕，腹满便秘，舌质红苔黄厚，脉弦数。B超示胆结石（多发）。证属湿热蕴结，腑浊不泄，胆胃失和，气滞血瘀。治宜清胆和胃，通腑泄浊，清热利湿，活血理气。方用大柴胡汤加味：

药用：柴胡15g、黄芩9g、生姜9g、姜半夏9g、枳实12g、生大黄9g（后下）、白芍15g、鸡内金9g、大腹皮12g、茵陈30g、木香6g。3剂，水煎服。

二诊：药后大便已通，胁痛减轻，脘腹稍舒。考虑多发胆结石，宜伍入排石消石之品。

药用：柴胡15g、黄芩9g、枳壳9g、生大黄5g（后下）、白芍20g、鸡内金9g、木香6g、金钱草30g、海金砂15g、郁金9g、肉桂6g、益母草20g。3剂，水煎服。并嘱注意淘洗粪便。

三诊：药后大便溏稀，日三四次，自服第二剂中药时发现粪便中有砂粒样小石块淘出，余症基本大瘥。其夫亲见此方排石效捷，便索方以治自己的胆结石，吾应允之，且疏一方令为末缓服：

药用：柴胡15g、黄芩9g、白人参15g、炙甘草6g、枳壳9g、火硝15g、枯矾15g、芒硝5g、白芍20g、鸡内金9g、木香6g、金钱草30g、海金砂15g、郁金9g、肉桂6g、益母草20g、青皮6g、陈皮6g、元胡6g、乌药6g、炮姜6g、核桃肉30g。五剂，共碾细末，每服6g，一日3次，开水加米醋一小勺，饭后送服。

按：胁痛是一个自觉症状，可以出现于多种疾病。本例患者因湿热久蕴，腑浊不泄，又复因劳累过度而突发胁痛，根据牵及右肩背胀痛，口苦等兼症，应为胆道病变（后经B超检查为胆结石）。《灵枢·四时气》云："邪在胆，逆在胃"。湿热郁蒸，久熬成石，三焦受阻，胆府不泄，横犯阳土，胆胃俱病，乃发斯证。用仲景大柴胡汤加味清胆和胃，通腑泄浊，清热利湿，活血理气。药后便通腑浊以降，湿去热势得缓；二诊以清胆和胃为主并伍排石消石之品，胆气疏而胃气和，三焦利而石竟消，说明药中肯綮。后来所疏治胆结石之方，乃吾多年习用胆结石通用方，方中以变通大柴胡汤为主，结合了仲景硝石矾石散、清人费伯雄清阳汤（由柴胡、青皮、陈皮、元胡、乌药、炮姜、郁金、木香等药组成，有疏木行气之功用，对肝胆郁结的治疗其效可靠）及四金消石汤等。本方久服可以起到化石排石作用，疗效确切。

（2）气滞血瘀

陆某，男，42岁，某工程局隧道工人。2003年9月初诊。

两胁刺痛十余天，左侧尤甚，伴胸闷短气，上半身转侧不利。曾就近按岔气治疗未效，故来门诊就诊。经胸透、心电图、B超肝胆脾胰、肝功化验未见异常。予以气滞血瘀，络道失和辨证，投仲景旋覆花汤加味：

药用：旋覆花12g（包煎）、茜草15g、青葱管1尺（切）、木香6g、郁金9g、黄酒100ml。3剂，服法：先煎前5味两煎，将两煎和匀纳黄酒100ml，趁热分2次饭后服下，1天1剂。

二诊：药后胸胁刺痛减十之七八，拟上方加全蝎3g，继服3剂以求痊愈，服如前法。

按：本例患者整天工作于隧道之中，潮湿阴冷，强力持重；潮湿阴冷可使经脉凝泣，强力持重尤易损伤阳气。胁为气机升降之通道，胸为阳气聚集之清府，当升降受阻，胸阳不展，即可导致气滞血瘀，络道失和。仲景旋覆花汤原为肝着而设，仲景在《金匮要略·五脏风寒积聚病脉证并治》篇云："肝着，其人常欲蹈其胸上，先未苦时，但欲饮热，旋覆花汤主之"。肝着，其病机是肝脏受邪而疏泄失职，其经脉气滞血瘀，着而不行。然肝脉布胁络胸，当肝脉气滞血瘀，着而不行时必然引起胁痛胸疼，然多见刺痛或胀痛。方用旋覆花汤，以其能行气活血，通阳散结。方中旋覆花，百花皆升唯旋覆花独降，《本经》谓："主结气胁下满"，有消痰行水，降气止噫之功；茜草（有谓新绛）能通经脉，活血行血；青葱管温通阳气，散结通络。本方开启了辛润通络法的先河，后世叶天士等诸多医家以此方为基础，衍生出许多不同类型的旋覆花汤，扩大了主治范围，充分发挥了旋覆花汤的方药价值。本人在方中伍入了木金散和黄酒，强化了理气活血通络作用。后以原方佐全蝎，止痛并搜剔经隧余邪，仅二诊而使之痊愈。

21. 风 痨

吕某，男，39岁，农民。2009年春初诊。

低热、盗汗、咳嗽半年余，素虚羸少气，腠理疏松易感外邪。去年冬至招感，恶寒发热，鼻塞流涕，咳嗽风重，曾服西药及静脉注射一周，又服中药数剂，诸症大减，唯咳嗽呈半声状，声音嘶哑，低热，纳差，自汗出，此症延医数人病情持续好转。但半声咳嗽、低热、盗汗一直未除。翌春又反复感冒几次，但此三症如故。刻诊：形容憔悴，面白颧红，懒意乏力，咳声低哑呈半声状，低热不退，盗汗烦热，纳谷不香，彻夜难寐，舌红苔薄黄，脉细数。胸部拍片：肺纹理增重，未见结核病灶；结核菌素试验阴性，排除肺部结核。证属：虚人感寒，正虚邪恋，气阴亏损，营卫俱伤之风痨证。治宜：扶营助卫，养阴达邪。拟柴前连梅汤：

药用：柴胡9g、胡黄连6g、乌梅15g、前胡9g、韭根白12g、童便一盅、猪胆汁2ml、猪脊髓适量、菟丝子12g、僵蚕9g。三剂，水煎服。

二诊：上药后，自汗峻减，低热已却，唯咳嗽尚未止，于上方加冰糖（核桃大）一块，川贝6g。五剂，水煎服。

三诊：诸症大瘥。予明·龚居中"河车大造丸"加减，做丸缓服，以图根治：

药用：紫河车一具、龟板胶60g、盐黄柏45g、炒杜仲45g、怀牛膝30g、生地75g、砂仁18g、白茯苓30g、天门冬36g、麦门冬36g、白人参36g、五味子15g、炙百合60g、炙款冬花30g、神曲30g、麦芽30g、陈皮9g、三七6g。五剂，共为细末，过筛，炼蜜为丸，9g重，每服一丸，开水童便送服，一日两次。感冒勿服。

药服二月余斯病未复发，应本人要求上方增损续配一料。后访痊愈。

按：柴前连梅汤系《沈氏尊生书》所载，主治风痨或劳风（注）。本例因风邪失治传里，变生内热，耗伤肺阴，风邪郁于肺肝两经，势将成痨。症见骨蒸劳热，纳差不寐，咳嗽吐血，盗汗遗精等临床表现，大多迁延时日，久治不愈，且治多颇为棘手。方中柴胡、前胡解在表之风邪；胡黄连清肌骨之虚热；童便、猪胆汁、猪脊髓苦咸清虚热、降虚火、养精髓；韭白辛通、乌梅酸收，一散一敛、启动枢机；菟丝子、白僵蚕，一补一透、开门逐盗。全方酸、苦、辛、咸共用，收、散、清、养同功。扶正不留邪，祛邪不伤正，实为治疗劳风或风痨的重要方剂。

本方历代医家颇为推崇，元·萨谦斋云："治骨蒸劳……久治不愈及五劳七伤、虚弱并皆治之。"《医方考》说："风劳骨蒸，久治不愈，咳嗽吐血，盗汗遗精，此方主之。"曹仁伯谓"此方治伤风不醒便成痨，比秦艽鳖甲汤又进一层。"因而数十年来，吾尝临证历验不爽，效随药至，功不可没。

注：风痨：为外感演变为虚痨（即伤风不醒便成痨）。劳风：为虚痨兼外感。

22. 汗　　证

方某，女，43岁，工人。2011年12月初诊。

自汗出5个月。是年夏暑之后一直身热汗出，虽入冬仍证不减，伴面红渴饮，汗出后时感微恶风寒，舌淡红苔薄黄，脉数大。证属阳明热盛，气不摄津，阳气损伤，营卫不和。治宜益气摄津，清泻阳明，扶阳培本，调和营卫。方用白虎加人参汤：

药用：白人参9g、太子参15g、知母6g、生石膏45g（先煎）、炙甘草5g、粳米30g、炮附片6g、生牡蛎15g（先煎）、浮小麦30g。3剂，水煎服。

二诊：药后汗出如故，嘱原方继服3剂，以观消息。

三诊：病情无任何进展，再寻思病因症状及病机。《素问·阴阳别论》云："阳加于阴谓之汗"。《伤寒论》54条谓"病常自汗出者，此为荣气和，荣气和者，外不谐，以卫气不共荣气谐和故尔。以荣行脉中，卫行脉外，复发其汗，荣卫和则愈，宜桂枝汤。"遂复询病史，乃缘于暑月汗出当风。夏暑发自阳明，暑令当值，阳明热盛，蒸蒸汗出，腠理开泄，风因而入，又暑必夹湿，湿亦随之，风湿暑热，相搏为患，蕴结既久，脏腑阴阳失调，营卫之气俱伤，脏腑阴阳失调则面红渴饮，汗后微恶风寒；营卫之气俱伤可见身热汗出，迁延不愈。而仲景桂枝汤正是调和营卫之圣剂，其有"外证得之解表和营卫，内证得之化气调阴阳"之美誉，所以用桂枝汤复发其汗：

药用：桂枝9g、白芍9g、生姜9g、炙甘草6g、大枣6枚。2剂，水煎服。

服药方法：上药用水500ml，微火煮取200ml，去滓，趁热顿服。稍后，喝热粥1碗，即令热床暖被，温覆取汗，并要求全身微汗出方可，不可大汗淋漓或过度出汗。汗后静卧勿受风，待汗自止。服药期间禁食辛辣、生冷、酒酪、滑腻之品。

四诊：自述头药服后感觉汗未出透，头及胸背汗多但下肢无汗。遂于下午再服了第二剂，服如前法。服后温覆一时许通身透汗，静卧数小时汗自止。次日汗止而全身清爽，面不红，渴饮亦止，脉静身凉。

按：本证一诊辨证有误，沿袭套路而不效，当详询病史后立即易弦更张。《伤寒论》54条告诫我们对于"病常自汗出者"，"营卫不相谐和"才是本证的病机所在，而"复发其汗"则是治疗手段，桂枝汤应当是首选。

营行脉中而卫行脉外，营卫虽出中焦但根于下焦。倘若营卫之气冲和，相互协调，则藩篱固密、营阴内守而不妄作汗。今夫伤于夏暑，汗出当风，本来汗出当风即可从汗而解，如此则无弊可留，然其时并未妥善处理，致使陷入"愈汗愈虚，愈虚愈汗"的恶性循环之中；复加湿邪凑入，风湿暑热，相搏为患，蕴结既久，脏腑阴阳失调，营卫之气俱伤。脏腑阴阳失调则中焦运化无权，营卫资生不及；营卫之气俱伤则卫气失于固密，营阴不能内守。所以时自汗出就在所难免。

据患者讲，此前有医者曾用过桂枝汤，但未吩咐药后吃热粥及一定要透汗，故服药后汗仍出不止。今见我仍开此方，遂叙其原委。考桂枝汤为仲景群方之冠，功在滋阴和阳，调和营卫，解肌发汗。虽药仅五味，然君臣分明，纲举目张，是后世足堪师法的楷模之方。但"服汤已须臾，啜热稀粥一升"仍是桂枝汤的重要组成部分，同时"温覆令一时许，遍身絷絷，微似有汗出者益佳"是取得疗效的关键，也是仲景汗法的规范。既前医曾用过桂枝汤，说明只用其方而未遵其法故而不效。《伤寒来苏集》云："精义尤在啜热稀粥以助药力。盖谷气内充，外邪勿复入，热粥以助药之后，则余邪勿复留，复方之妙用又如此……今人凡遇发热，不论虚实，悉忌谷味，刊桂枝方者，俱削此法，是岂知仲景之心法乎？"所以，这次给患者用本方时特别强调让病人服桂枝汤啜热稀粥，并重视如法温覆取汗，遂获得成功，可见用古方而舍其法者非其用也，何乃疗效可言哉！

23. 鼻 鼽

张某，女，37岁，某高校教师。2012年5月28日初诊。

患过敏性鼻炎3年。盛夏外出每戴口罩，上街购物无一例外。裸鼻则喷嚏不断，涕泪交加，鼻塞不闻香臭，汗出恶风头痛。抗过敏西药每天必服，若旷服，当天即痛苦不堪。素易感冒，纳差乏力，畏寒喜温，舌淡胖，苔薄白，脉浮大无力。按肺气不足，卫外不固，脾肾阳虚，风邪袭窍之证论治。治宜助阳温肺，疏风利窍。方拟保元汤合过敏煎加味：

药用：生黄芪45g、党参15g、肉桂6g、炙甘草9g、银柴胡10g、乌梅12g、防风10g、北五味9g、炮附片9g。三剂，水煎服。

二诊：上药服后，自觉身体温热舒坦，流涕明显好转，但自汗如故，鼻塞依旧。说明营卫尚不和谐，拟保元汤合桂枝汤加味：

药用：桂枝9g、白芍9g、炙甘草6g、生姜9g、大枣6枚、生黄芪30g、白术9g、防风3g、炮附片12g、山茱萸10g、露蜂房20g。五付，水煎服。

三诊：上药服一剂鼻窍顿通，五剂服完诸症大瘥，如斯速效，患者信心很高，恐再复发，要求配药以利根治。遂以上一、二诊方组合加味：

药用：生黄芪45g、白术12g、防风6g、银柴胡10g、乌梅12g、北五味9g、桂枝9g、白芍9g、炙甘草6g、生姜9g、大枣6枚、白人参15g、炮附片6g、鹿角胶15g、龟板胶10g、山茱萸10g、紫河车15g、桑螵蛸24g、山栀子6g、龙胆草9g、鸡内金12g、佛手9g、生麦芽12g、荷叶9g、石菖蒲12g、辛夷9g、露蜂房20g。六剂，共为细末，过筛，炼蜜为丸，9g重，每服一丸，一日两次。

后随访痊愈。

按：过敏性鼻炎，属中医"鼻渊""鼻鼽"范畴，视鼻涕之清浊而有鼻鼽、鼻渊之分；一般而言鼻鼽多寒而鼻渊多热，多为正虚而贼风外袭，伤于肺窍所致。《灵枢·脉度》："肺气通于鼻，肺和则鼻能知臭香矣。"本例因久流清涕，应为鼻鼽。由于患者阳虚体质，邪多从寒化，故治疗上应以固卫温阳为主导思想，辅以疏风脱敏为策。

本例一诊用保元汤合"过敏煎"以固卫温阳，疏风脱敏。考保元汤出自魏桂岩《博爱心鉴》一书，魏氏云其："治男妇气虚之总方也……以为血脱须补气，阳生则阴长，有起死回生之功，故名之为保元也。"《医宗金鉴》谓："是方用黄芪保在外一切之气，甘草保在中一切之气，人参保上、中、下、内、外一切之气，诸气治而元气足矣。然此汤补后天水谷之气则有余，生先天命门之气则不足，加肉桂以鼓肾间动气。"另外，魏桂岩认为"少佐肉桂，扶阳益气以充达周身，参芪非桂引导，不能独树其功，桂不得甘草和平气血，亦不能绪其条理。"所以用此方为君，固卫保元而匡正达邪，对本症最为切当。今人祝谌予"过敏煎"对多种原因导致的过敏性反应多有效验，故用以为臣，臻疏风脱敏之功。炮附片为辅佐，补肾壮阳而能鼓荡少阴。由于方证合拍，取得了预期效果。二诊自汗如故，说明营卫尚不和谐，用桂枝汤以调和营卫，玉屏风散益气固表，炮附片、山茱萸助阳敛阴，扶阳止汗。三年之疾谨两诊告愈，然而巩固疗效尤为重要，故三诊将前两诊方药结合并伍入补肾健脾、益气养血、清胆泻热、芳香利窍之品，炼蜜为丸缓图，终达根治。另外对于鼻塞不闻香臭者，露蜂房功不可没。考露蜂房甘平，有通鼻开窍，兴阳助性、振奋性功能，补肾固涩、止带缩泉，温阳散结，解毒消肿止痛等诸多功用。朱良春说："露蜂房疗带下清稀、阳痿久咳。""露蜂房不仅有祛风攻毒作用，而且有益肾温阳之功。"鉴于露蜂房有如此优点，所以以鼻塞患者吾恒用之。

斯证临床较为常见，但根治尚难，上法为笔者习用之方略，多应手取效，故录之。

24. 酒 齄 鼻

毛某，女，42岁，炊事员。1998年8月初诊。

患酒齄鼻六七年。初起鼻翼两侧发红油亮，以后逐渐扩大，渐现红斑为质，且之上有红丝，并成簇发出针头大小红色丘疹，甚者还有少许脓疱，伴发痒，有毛细血管扩张，皮肤潮红，皮脂溢出，毛孔扩大。曾于某医院诊为"玫瑰痤疮"，历更数医，久治未瘥，遂来我科求中医治疗。观其体健丰硕，面红灼热，多言健谈，声高息粗，鼻准如上所述。询其素无别恙，唯以红鼻头为苦，平日喜食肥甘辛辣，习惯性便秘。舌质红苔黄腻，脉滑数。证属肺胃积热，熏蒸鼻准，风寒外束，气血瘀滞。治宜清阳明，泄腑浊，宣肺郁，化瘀滞。方用《儒门事亲》玉烛散加味：

药用：生地30g、赤芍10g、川芎10g、当归尾10g、生甘草10g、生大黄6g、芒硝9g、天竺黄10g、白芥子5g、生麻黄5g、紫菀15g。7剂，水煎服。嘱用药滓重煎，取汁热敷患部。服药期间忌食辛辣肥甘。

二诊：药后自觉面部灼热好转，鼻头感觉稍适。效不更方，拟原方继进七剂，服如前法。

三诊：中药治疗半月，红色丘疹及脓疱消失，鼻部皮损复常，面红灼热明显减轻，大便一日两次，通畅质软。因儿子考上大学要陪送去校，欲带中成药外出。

方用：知柏地黄丸，防风通圣丸，大黄䗪虫丸，鲜竹沥。

分早、午、晚饭后口服。

四诊：以上中成药如法连服20天，鼻翼两侧红斑色淡。中药的显著疗效，使其非常满意，声称前几年都走了许多弯路，要求彻底治愈。吾将一方调整，并与中成药间日服用。

药用：生地30g、赤芍10g、川芎10g、当归尾10g、生甘草10g、全蝎3g、皂角刺12g、生大黄6g、白蒺藜15g、白芥子5g、生麻黄5g、百部10g。10剂，水煎服。仍用药滓重煎，取汁热敷患部。服药期间忌宜同前。

以上汤、丸结合隔日间服月余，鼻准色泽呈淡红，毛孔亦缩小，局部毛细血管隐隐可见。后以上法随证配伍，又服2月余基本痊愈。

按：鼻为面王，阳明所主；鼻孔乃肺窍，太阴所司。酒齄鼻乃准头为患，自当阳明域内无疑。阳明为水谷之海，多气多血之府，邪入阳明多从燥化，故以燥热实为其特点。又肺主皮毛，风寒袭表，营郁卫闭，久则血瘀凝滞。然有其内必形之于外，既鼻为面王，阳明所主，那么准头发红、皮脂溢出、毛孔扩大、丘疹簇发、甚者脓疱点点，当于阳明求之。仲景有"阳明居中主土也，万物所归无所复传"之训，燥热实邪窃居阳明，非取道魄门则别无他途。根据患者个体特点，投以《儒门事亲》玉烛散养血清热，润燥通便行釜底抽薪之实；更以天竺黄、白芥子驱皮里膜外之痰；炙麻黄、紫菀、百部宣肺郁、启玄府、开腠理、行皮肤呼吸之能；全蝎、皂角刺、白蒺藜息风止痒而搜剔经隧伏邪。诸药合用使大便畅、面灼减、丘疹隐、脓疱消、皮损复，后继以中成药与汤剂间服而收功。

《素问·生气通天论》曰："汗出见湿乃生痤痱。高粱之变，足生大丁……劳汗当风，寒薄为皶，郁乃痤。"本病现今并不少见，皆因饮食不节，膏粱厚味，酒后当风，蕴热蓄积，先使鼻头发红，或疹或脓；久则入络，由气及血，致血管扩张，皮肤潮红，皮脂溢出，毛孔扩大。然此病的形成由来也渐，治疗则抽丝剥茧非数日可愈。

陈实功认为肺风、粉刺、酒皶鼻，三名同种，皆血热郁滞不散所致，很有见地。

25. 口 咽 干 燥

田某，女，47 岁。2008 年 10 月 11 日初诊。

咽干口燥年余，心烦少寐，舌红渴饮，百药不效，予自拟百合连梅汤数剂，症如故。寻思仲景有"少阴病，下利，咽痛，胸满，心烦，猪肤汤主之"之训，虽患者咽不痛，但咽干口燥，心烦少寐，舌红渴饮之病机无异于猪肤汤证的少阴津亏，虚火上炎之病理。故姑以猪肤汤试之，以观消息：

猪肤 250g（刮净肥肉）、白蜂蜜 60g、白米粉 90g。

制法：先将猪肤剁碎入清水中煮烂，纳白蜂蜜文火搅动，待完全融合，在搅动中徐徐撒入白米粉，候米粉熟后，收瓷瓶中冷储备用。

用法：每服一汤匙，含化，一日三次。

药尽病愈。

按：《奇经八脉考》云："督脉虽行于背，而别络自长强走任脉者，则由少腹直上……入喉。"而《素问·骨空论》又云："督脉为病……女子为不孕、癃、痔、遗溺、嗌干。"本例嗌干就病机而言乃属少阴津亏，虚火上炎之候。夫少阴者肾也，肾阴不足，相火升浮，热扰督脉，津不上承。而"猪乃水畜也，其气先入肾，解少阴客热。"（成无己语）。故借用仲景《伤寒论》第 324 条用治咽痛之猪肤汤，因病机相同，故药尽病除。

26. 失 音

(1) 肾虚肺燥、胞脉不利

冯某，女，26 岁，中学教师。1998 年 10 月初诊。

妊八月，适感寒，咳嗽而寒热，咽痛并声哑，经西医输液抗感染治疗数日，寒热除、咳嗽止、咽痛消失。唯声音嘶哑如故，并徒增腹痛一症，恐祸及胎元遂转诊中医。刻诊：形容消瘦，闻声嘶哑，咽喉红肿，五心烦热，腰脊酸软，大便干结，腹痛隐隐。舌体瘦小质红，苔薄黄，脉细数。妇科检查：胎儿发育正常。证属肾虚肺燥、胞脉不利、精不上承、喉舌少濡。治疗宜滋肾润肺、养胞通脉、升精濡咽。方用百合知母汤加味：

药用：炙百合 24g、知母 6g、沙参 9g、麦冬 15g、僵蚕 9g、蝉蜕 6g、片姜黄 4.5g、阿胶 9g（烊化）、炙枇杷叶 9g、黄芩 6g、生蜂蜜一汤匙（烊化）。三剂。

煎药方法：用新鲜精瘦猪肉 250g，清水文火慢炖两小时，打去浮油，然后以此汤煎药。药煎两次混合共 500ml，纳生蜂蜜搅匀，置保温杯中徐徐当茶饮。

二诊：药后音声能出，较前清亮。大便稀软，腹痛未作。上方稍事调整继进三剂：

药用：炙百合 24g、知母 6g、元参 9g、麦冬 15g、桑椹子 30g、黑芝麻 30g、阿胶 9g（烊化）、制香附 9g、鲜芦根 30g、续断 15g。三剂，仍以瘦猪肉汤熬药频服。

三诊：声清音亮，鉴于身孕，令惜气节言以免耗气劳复，并嘱停药、糜粥调养。予莲子百合粥：

药用：建莲子 30g、炙百合 30g、冰糖 20g、糯米 100g、瘦精猪肉 50g、鲜芦根一握（去节）。以鲜芦根清水煎，待香气大出，弃滓纳上诸品，文火慢熬，俟诸品烂熟，每服一小碗，天天如此连服半月。后足月顺产，母子健康。

按：喑者，失音之谓。子喑，又称"妊娠失音"。指妊娠后期，出现声音嘶哑，甚或不能出声的一种病症。《素问·奇病论》云："人有重身，九月而喑，此为何也？岐伯对曰：胞之络脉绝也。帝曰：何以言之？岐伯曰：胞络者系于肾，少阴之脉，贯肾系舌本，故不能言。帝曰：治之奈何？岐伯曰：无治也，当十月复。"子喑一病，现今方书已多不载，因为一则病微，二则产后自能痊愈。然以说教演唱为职业者，不可小视，不但要治而且要求速愈。本例子喑，乃先始于秋燥，后诱致斯症。所以在治疗上，一诊以仲景百合知母汤养心、肺、肾之阴、除烦而清虚热；沙参、麦冬润肺滋肾以金水相生；僵蚕、蝉蜕、片姜黄乃杨栗山《伤寒瘟疫条辨》升降散之主药，功在升清降浊、消除温燥之余气；炙枇杷叶轻清达肺，寓"上焦如羽非轻不举"之义；黄芩清肺热以安胎，阿胶滋阴养血而宁宫。瘦猪肉咸寒入肾、滋阴生津而散浮火，煎汤熬诸药有滋阴降火，养肾润燥之功。二诊增加补肾升精固胎之品，使胞脉通利，肾精上承，咽舌得养故音亮声扬。

一般而言，此症的发生，当与肺、肾至密，因音出于喉，发于舌本，肾脉循喉咙，系舌本；喉者，肺之门户，肺主声音，复因胎体渐大，阴津不足，肾精不能上承，遂致音喑。所以滋肾清肺益气为治疗大法。但本例却因秋燥引发，自有六淫因素，故治当有异，临证宜随机而变，不可胶柱于古人之说。

先哲蒲辅周云："闻声音之常与变，可知病之常变，音之原发于肾，合并五脏之元气而出于肺。会厌开阖，为声音之门户，藉舌为宛转，故为声音之机也。""闻声必验喉、会厌、舌、齿、唇。喉有宽隘，宽音大而隘音小；会厌有厚薄，厚浊而薄轻；舌有锐钝，锐辨而钝不真；齿有疏密，疏散而密聚；唇有厚薄，厚迟而薄疾。此为生理体形之别而音亦有所异。""在临床上要验其变，必首先要知其常。还要注意患者语言好懒、壮轻、低高等变化。好言者热，懒言者寒；谵语者为实，郑声者为虚；语言低微，多属内伤；鼻塞声重，多属外感……"蒲师之言诚为喑者之治拓宽了思路，提供了鉴别，明晰了机理，指出了治则。实乃学验俱丰，大师的经验之谈。

(2) 骤进寒凉，阳郁不伸

付某，女，31 岁，导游。2010 年 7 月初诊。

喑月余，打针输液百药无效。因职业关系，带病出团，先声嘶哑，竟至声不能出。病发于月前组团旅途南国，大声讲话后骤喝冷饮，回宾馆复冷水冲浴，遂症见咽喉疼痛，声哑不扬。当时忙于工作，自购金嗓子喉宝、草珊瑚含片等临时凑合，待回家后才上医院治疗。刻诊：声喑月余，无寒热，咽部不红肿，素腰痛白带清稀，舌质淡、苔薄白，脉沉缓无力。证属烦劳气张，骤进寒凉，冰伏其邪，阳郁不伸，寒凝舌本之证。治宜温肾散寒，宣发郁阳，通利舌本为法。予麻黄附子细辛汤加味：

药用：炙麻黄 3g、炮附片 6g、细辛 3g、桔梗 9g、葱白二茎，僵蚕 9g、蝉蜕 6g、郁金 6g、炙甘草 9g。三剂，水煎频服。

二诊：上方进二剂音声能出，三剂音不嘶哑。予前法变通继进：

药用：熟地 24g、淡豆豉 9g、蝉蜕 6g、僵蚕 9g、芦根 15g、桔梗 9g、炙甘草 9g。三剂，水煎两遍混合，兑入鸡子白搅匀，频服。

药后音亮声扬，发音如初。

按：本例乃阳热内郁，寒邪外束，阳郁不伸，寒凝舌本之证。先予仲景麻黄附子细辛汤温经散寒，扶正达邪；葱白、蝉蜕、僵蚕、郁金、桔梗化浊开郁，宣发郁阳；桔梗、炙甘草乃仲景主治少阴咽痛的桔梗汤，辛散甘缓，意在开提其邪，清咽而平和阴阳。二诊步前法，侧重补肾可达邪出表，宣散寓"火郁发之"，清热以蠲除宿邪。方中特加鸡子白，此乃师宗叶桂治喑之法，以其有情灵性，有养肺阴、承肾精之功。《灵枢·本输》云："少阴属肾，肾上连肺，故将两脏。"用此深合医理。因药证丝丝相扣，故疗效迅若竿影。另外对于本病的服药方法，乃宗仲景苦酒汤和半夏散及汤"少少含咽之"的服药方法。由于徐徐频饮形同"少少含咽之"，对咽喉之疾可使药物充分与病灶接触，不使药过病所而药不中病。

我国中医耳鼻喉之父干祖望教授对发声机制曾有过这样的阐述："无形之气者，心为声音之主，肺为声音之门，脾为声音之本，肾为声音之根。有形之治者声带属肝，得肺气而能振动，室带属脾，得气血之养而成活跃，会厌披裂属阳明，环杓关节隶于肝肾。评价噪音质量，有音量、音调、音色和音域四个要素。音调属足厥阴，评高低以衡肝之刚怯；音量属手太阴，别大小以权肺之强弱；音色属足少阴，察润枯以测盛衰；音域属足太阴，析宽窄以蠡脾之盈亏。肝刚、肺强、肾盛、脾盈，则丹田之气沛然而金鸣高亢矣。"此论总结干老毕生学术精华，发展了对声音生理、病理、治则、治法的传统理论，立论精湛，为我们提供了宝贵临床理论依据。

讨论： 上述二例喑者，案一为妊娠失音，属肾虚肺燥、胞脉不利、精不上承、喉舌少濡之证。案二为烦劳气张，骤进寒凉，阳郁不伸，寒凝舌本之证。故治疗各求其属而愈。先哲蒲辅周、干祖望二老对此类疾病治验颇丰，仅一个失声，关乎五脏之精的盛衰刚怯；一个声音的域、质、色、量，反映出丹田之气的充盈亏虚。可见寒、热、虚、实、脏腑、丹田均可致声音改变。二老视野之宽广，知识之渊博，实令吾辈钦佩不已。同时不难想象一个从事播音或声乐的专职人员，在声音的修养上所付出的艰辛。

27. 目　疾

(1) 动眼神经损伤，黑睛不能转动案

年某，女，39岁，甘肃陇南市农民。北京市某家政公司保姆。

病史摘要：于2010年9月发现右侧头痛，在北京某大医院检查，诊断为脑海绵状血管瘤。需住院手术治疗。10月8日在某大医院进行手术切除治疗。术后恢复非常好，随后返老家休息。此后不久，自觉右眼黑睛不能转动（左眼黑睛转动灵活自如）。即赴原手术医院复查，复查结果：动眼神经损伤。给予西药治疗未效。2011年5月来吾处寻求中医治疗。

刻诊：右眼黑睛不能转动，口苦，时作寒热，纳寐尚可，腰痛，素易感冒，妇科无异常见症。舌体胖质淡红、苔黄白相兼，脉细微带弦数。

中医辨证：少阴阳虚，热瘀少阳，枢机不利。治宜补肾清胆，和解少阳，疏利枢机。方用小柴胡汤合祝味菊温潜方：

药用：柴胡9g、黄芩9g、生姜9g、制半夏9g、太子参9g、炙甘草6g、茯神9g、生龙齿12g、炒枣仁9g、磁石30g、炮附片9g、细辛3g、荷叶9g。六付，水煎服。

二诊：上药服后，寒热除，右眼黑睛牵强微动。似有小效，宜上方调整继进：

药用：柴胡9g、黄芩9g、生姜9g、制半夏9g、太子参9g、紫丹参15g、茯神9g、生龙齿12g、炒枣仁9g、磁石30g、炮附片9g、山茱萸12g、荷叶

9g。六付，水煎服。

三诊：二诊方共服十二剂，右眼黑睛转动自如，且与左眼无异。自述服药期间再未感冒。嘱以中成药缓服以资巩固：

方用：小柴胡汤丸、当归丸、滋阴补肾丸，按早、午、晚分服。经期及感冒勿服。

后访痊愈。

按：本例笔者临床四十余年仅见此一例。虽为脑瘤术后伤及第三对脑神经（动眼神经），但根据中医辨证，目乃内外之屏界，居表里之间，诚枢机之要职。夫今黑睛不能转动，乃枢机失职之故。究其原因，脑为髓之海，髓根于肾，脑为瘤迫，施术以剔，脑髓难免受戕，脑伤及肾，则少阴更虚。少阴虚，一则可致免疫力低下，易被风寒。二则可使三阴枢机不利（少阴为三阴之枢）。当患者偶感风寒，邪热循经，侵犯风廓，滞留胆府，则影响了少阳枢机的正常运动。而目为肝之窍，肝胆互为表里，又肝肾同源皆属下焦。一旦枢机不利，则影响脏腑精气对目窍的上奉之能，更加阻碍了清窍对天地之气的出纳作用，所以黑睛转动失灵。那么，启动和通利枢机就成了治疗本病的关键。方用仲景"小柴胡汤"以清热利胆，和解少阳枢机；"温潜方"以温肾潜阳，启动少阴枢机。枢机一转内外皆动，枢机通利则开阖变矣，目睛自能灵活转动。考"温潜方"乃已故沪上名医祝味菊先生所创，药以附子、磁石、龙齿合用，意在"下虚而上盛，温以潜之""温以壮其怯，潜以平其逆"。再配合枣仁、茯神以强心安神，调节神经。由于治疗上始终关注少阳、少阴两个枢机，故取得了满意疗效。

按：刘绍武老先生认为："从六经言，太阳太阴主开，少阳少阴主枢，阳明厥阴主阖。少阴为二阴之枢，少阳为二阳之枢，二者同居半表半里。"

这里就关乎一个枢、开、阖的问题。《周易·系辞》中提出："一阖一辟谓之变。"阖，闭也。辟，开也。一阖一辟，指精气出入也（杨力《周易与中医学》）。六经所讲的枢、开、阖，是根据人体阳气分布与气化态势、脏腑属地、经络循行、相应功能为依据的。一般而言，少阴、少阳乃阴阳之枢，二者是调控阴阳表里气机出入的关键。精气能出入，病气亦能出入，所以掌控好枢机是人体健康的重要措施之一。

刘渡舟教授说："少阳外可从太阳之开，内可从阳明之阖，开则为阳，阖则为阴，此即少阳为枢之意。"本例外感为诱因，邪从太阳之开，传于少阳之府。阻碍了枢机的正常运转，因发斯证。方取仲景小柴胡汤以和解少阳，疏利少阳枢机。考小柴胡汤见于《伤寒论》太阳篇96条："伤寒五、六日，中风，往来寒热，胸胁苦满，嘿嘿不欲饮食，心烦喜呕，或胸中烦而不呕，或渴，或腹中痛，或胁下痞硬，或心下悸，小便不利，或不渴、身有微热，或咳者，小柴胡汤主之。"其反映了邪传少阳，病居半表半里，正邪分争的病机和证治。《伤寒论》以"口苦、咽干、目眩"为少阳病提纲，而口、咽、目乃表里之屏界，域在半表半里，突显枢机关键。而黑睛乃目之精明，枢机呆滞则精明失灵，故当用小柴胡汤和解清胆、疏利少阳枢机，以"温潜方"的扶正温肾、启动少阴枢机，和补并举，方可使枢机动而开阖变，枢机利则机窍灵，如斯者黑睛不动奚为？

（2）胞轮振跳案

邱某，男，16 岁，中学生。2010 年 8 月上旬初诊。

右上眼睑不自主跳动半月。两目睛外观无红肿痒眵，眼裂等大，视力正常，唯右上眼睑不自主跳动，伴头重眩晕，身困无力，纳差恶心，口干不欲饮，心悸，舌淡，白滑苔，脉沉迟。询查病史，乃于月前周末练跆拳道，出汗后恣饮冰镇矿泉水，当夜腹痛不已，曾腹泻一次，旋即腹痛缓和。次日复现眼睑浮肿，腹痛时隐时作，经社区卫生所西医治疗，睑肿消腹痛止，但三天后出现左上眼睑不自主跳动。观其脉证，属水气所为：素本脾肾阳虚，复汗出恣食冷饮，寒伤脾肾之阳则水湿不化而成饮；寒滞胃肠之间致经脉绌急故腹痛；水气上犯则心悸眩晕；渍于眼睑瞤动不已。当以仲景真武汤温肾制水之主，健脾杜水之源，以涤渍于眼睑之水气。

药用：茯苓皮 12g、白芍 9g、生姜 12g、白术 9g、炮附片 9g、黄芪 30g、鸡内金 12g、佛手 6g、防己 12g。三剂，水煎服，一日三次。

二诊：药后身热小便增多，右上眼睑跳动消失但尚有紧绷感，拟上方继服五剂，服如前法。

药后右上眼睑活动自如，复原如初。唯觉脘腹偶尔作胀。嘱每天用砂仁一粒，以针穿其孔中，在火上烤焦黄，取下以纸包裹碾碎，去纸嚼服。如此五天，腹胀未作。

按：本例胞轮振跳，实为水气浸渍胞轮（眼睑肌肤）使然，《河间六书》有"眼通五脏，气贯五轮"之说，依五轮理论，胞睑（肉轮）当属脾所主，轮之有病，多与相关脏气失调有关。所以当阳虚水泛，水气浸渍胞睑（眼睑肌肤），则可见胞轮振跳之证。仲景《伤寒论》82 条曰："太阳病发汗，汗出不解，其人仍发热，心下悸，头眩，身瞤动，振振欲擗地者，真武汤主之。"经文中的瞤动，即是阳气虚馁不能温煦筋脉肌肉，反使筋脉肌肉受水气浸渍，故筋肉跳动，甚则全身振动不可自持的表现。《素问·生气通天论》："阳气者精则养神，柔则养筋。"本例患者素体脾肾阳虚为本，汗出恣食冷饮为诱因，胞轮振跳只是水气浸渍眼睑肌肤的一个外症而已。所以用真武汤助阳蠲饮，温经制水。方中炮附片温补下焦之阳，使命火煦照筋脉得养，水气尽散；茯苓健脾渗湿而宁心除悸，用皮者，取"以皮走皮"之意；

白术温中土而砥柱水湿，以杜饮邪之泛滥；白芍益阴和营，能柔筋可制阳热之刚；生姜辛通温散，功在和胃蠲饮；加味黄芪益气固表而利水；防己祛风利水消肿，性味苦寒为诸热之兼制；鸡内金、佛手乃金佛散，对脾胃虚寒而不欲食者"更为健补脾胃之妙品"（张锡纯语）。由于药证的对，仅二诊而告愈。其后，胞轮振跳虽愈，又见腹胀偶作，系脾阳不升之故，即以北京名医萧龙友之砂仁除胀之法与之，候脾醒胃暖，清升浊降则腹胀自除。

（3）目连劄案

佟某，男，9 岁。2008 年 9 月 5 日初诊。

胞（眼）睑不自主频频眨动二月余。伴两目干涩发痒，急躁易怒，注意力不集中，多话且好动，纳差口苦，大便干结。舌质红少苔，脉细数。曾经眼科按"眼睑痉挛"治疗乏效。证属肝阴不足，血虚风动，胆胃积热之小儿目劄。治宜滋水柔肝，养血息风，清胆和胃。予《医宗己任编》滋水清肝饮加减：

药用：柴胡 9g、白芍 15g、当归 9g、炒枣仁 9g、生地 15g、山萸肉 12g、丹皮 9g、泽泻 9g、芒硝 9g（烊化）、僵蚕 9g、钩藤 12g、生麦芽 12g。三剂，水煎服。嘱每一剂药熬两煎兑匀，分四次服用（即服一天半）。另将所剩药滓重煎过滤，用药液热敷双眼胞，以舒为度。

二诊：药后两眼眨动明显减轻，干涩发痒消失，便稀知饥。既效，拟上方增损继服：

药用：柴胡 9g、白芍 15g、当归 9g、炒枣仁 9g、生地 15g、山萸肉 12g、丹皮 9g、荷叶 9g、淮小麦 30g、僵蚕 9g、钩藤 12g、生麦芽 12g。三剂，水煎服，服如前法。

三诊：胞睑眨动消失。烦躁亦见稍安，诸症均有不同程度好转。家长要求继续治疗多动。故疏方缓服：

药用：百合 24g、生地 15g、淮小麦 30g、炙甘草 9g、大枣 6 枚、炒枣仁 9g、荷叶 9g、生麦芽 12g、僵蚕 9g、蝉蜕 6g、片姜黄 9g、酒大黄 6g。七剂，水煎服，两天一剂。

此方进退二月，多动大瘥。

按： 目连劄，亦谓小儿劄目，病名始出钱乙。指两眼不时眨动的一种病症。好发于儿童。《张氏医通》云："肝有风则目连劄"。近年来，本证发生率较高，从临床表现来看，有单独为患者，亦有见于小儿多动症、口眼秽语综合征、小儿疳积等疾病的一个突出症状者。究其辨证，中医多以风动而论，血虚生风为基本病机。以其肝为藏血之脏，目为肝之窍故尔。治以养血柔肝、清热息风为大法。

方用滋水清肝饮加减，以滋阴养血，清热息风。方中柴胡疏肝解郁，山栀清热降火，白芍、当归、生地养血柔肝，炒枣仁、山萸肉补肝宁神，丹皮、泽泻清肝火而泄浊，僵蚕、钩藤平肝阳以息风，生麦芽息息生发而条达厥阴之性，芒硝咸寒软坚能荡涤釜底之热。如此则木得水滋，肝受血养，风平而睑静。后以仲景“百合地黄汤”合“甘麦大枣汤”清心肺之热，养阴以和营，再伍杨粟山“升降散”以调达气血，燮理阴阳，诸品合用而心静神归，动不复作矣。

(4) 疳积上目，云翳遮睛案

任某，男，2岁零3个月。1976年5月初诊。

患疳症5月，云翳遮睛十余日。其父恐日后失明，故急邀余往诊。刻诊：患儿左目有一片状白色云翳由风轮侵及水轮，并遮盖瞳神，视物不能。伴形容憔悴，毛发枯槁，肌肤无华，两眼羞明，搐鼻弄耳，嗜食异物，潮热烦渴，腹胀便秘，观舌红，苔黄津少，察指纹色白中见紫、沉滞，且贯气透命。证属疳积上目，云翳遮睛。

因为当时此病儿一直由西医按重度营养不良治疗，所以予仅作辅助治疗以敲边鼓。先予外治以消云翳：

药用：麝香1厘（若无麝香，上好冰片亦可替代）、白芷3g、细辛1g。先研后二药为极细面，后入麝香，再共研混匀，收瓷瓶勿令泄气。然后取药棉一团，有小拇指头大小，裹入上药面少许，纳患儿右鼻孔（左目塞右，右目塞左）。当时嘱静心观察患目变化，约一分钟许，只见云翳由散在而向中间收拢，且逐渐聚集为针尖大小一白点，并移出瞳神而着在风轮偏内，立时患儿左目能任意视物。并急令取出鼻孔所塞之物。云翳既出，皆大欢喜，其父恳求开方治其疳积，碍于情面勉疏一方：

药用：核桃肉250g、玄明粉50g。

制法：先将玄明粉溶化，弃其杂质，将玄明粉溶液入砂锅内纳核桃肉文火煎煮，等水被核桃肉吸尽，撤火待核桃肉烘干后，置屋顶经夜敞露一宿，然后再置砂锅内焙干炒香，收装备用。

服法：不拘时食用核桃仁。

后访服食一周后，大便先后排出较多污秽物，腹胀好转，知饥索食，潮热减轻。基本情况尚好，嘱继续服食。另外，根据钱乙《小儿药证直诀》：“诸疳皆依本脏补其母”之旨，拟进一步处以扶脾养胃、消疳磨积之自拟消疳醒脾和胃糕缓服：

药用：鲜羊肝120g（洗净置新瓦上焙干）、鲜鸡肫一具（洗净烘干）、苍术12g、胡黄连6g、生麦芽12g、太子参15g、怀山药15g、扁豆30g、炙百合24g、白茯苓9g、淮小麦100g、糯米粉50g、使君子肉9g（炒香）、香橘皮3g、荷叶9g、莪术6g。

上诸药共碾为极细末，佐红糖少许，以鸭涎水调和药面，蒸饼如小棋子大，每次服食 1~2 枚，一日夜服 5 次，直至痊愈（外感勿服）。鸭涎水治疳积，乃甘肃省中医院已故名老中医席梁丞先生常用之法，其认为"鸭乃水禽，其涎水能消疳"，故吾师其法，每则用治小儿疳积，多有效验。此即以鸭涎水调和药面之意。鸭涎水的获取方法：凉水一大碗，置大米一撮于碗中，令鸭将碗中大米食尽，当鸭食碗中大米时，自有鸭涎流于碗中，待碗中大米食尽，碗中余水便为鸭涎水。

按： 本例疳证三月，云翳遮睛十余日。此病当属眼疳，在患疳证小儿中并不少见。古有"麻、痘、惊、疳"等小儿四大难证之说。疳证乃居其一，系幼儿要证，对小儿身体危害不可小视。考疳证多由脾胃所伤而成，《幼科释谜》云："惟小儿脏腑娇脆，饱固易伤，饥亦为害，热则薰蒸，冷则凝滞，故疳之来，必有伊始，或幼阙乳，耗伤形气，此疳之根，积渐生蒂，或两三岁，乳食无制，此疳由脾，过饱反瘁，或喜生冷，甘肥粘腻，此疳由积。"

"饮食自倍，肠胃乃伤"。伤中久而未复，轻则消化不良，重则为积为疳。先贤有谓"积是疳之母，所以有积不治，乃成疳候。"疳之既成，余脏皆受其患，而成五疳之疾。本例肝疳，亦名风疳、眼疳。其云翳遮睛为主要见症。由于云翳较薄嫩，且形成时间不长，所以采用偏方外治，瞬时中的。接着用经验方芒硝核桃肉和自拟消疳醒脾和胃糕，以小儿易于接受的食疗方法，循序渐进，徐缓收功。此疾形成也渐，治之更不可操之过急，因为"大实有羸状，至虚有盛候"，病已至此，虚实互见，寒热错杂，病机盘结，非只日能愈，欲速只能偾事。当患儿腹胀减轻、肠内秽气部分排出、稍有食欲时，即可增食自拟消疳醒脾和胃糕。此糕若能坚持服用，可使疳消而脾胃功能早日恢复，临床每用历验不爽。

另外，本证的治疗突出了食疗这一特色，对小儿来说具有不抵触、喜服食、易接受的优点，从而保证了正常而有序的治疗。

（5）雀盲

马某，男，26 岁，教师。1998 年 4 月初诊。

腹泻后突发雀盲一月。双眼外观如常，白天视物晴明，入暮视不能睹。舌淡苔白薄，脉缓。病机分析："五脏六腑之精气皆上注于目，故能视。"病始于慢性腹泻之后，"吐泻之余，定无完气"，盖患者泻后中气不足，生化之源未复，无以奉精以贯瞳濡目。而昼为阳，天明以阳用事，中土得阳气温养而孔窍精明故能视；夜为阴，入暮阴血主时，脾虚阳弱阴气不能温煦眼目则无睹。张璐玉曰："木生于亥，旺于卯而绝于申，至酉戌之时，木气衰甚，故不能睹，至日出于卯之时，木气稍盛，故复明。"目乃肝之窍，张氏此说揭示了木之气在人体昼夜运行的盛衰规律，但无论怎么样讲，中土脾胃则承担着诸气的滋生和载体的功能，所以每当脾胃虚弱，中气匮乏时，势必影响到五脏之气在人体昼夜运行的盛衰规律，本例即属此理。治疗宜益气建中，舒肝明目。方用归芪建中汤加味：

药用：黄芪30g、当归9g、桂枝9g、白芍18g、生姜9g、炙甘草6g、大枣5枚、饴糖15g（烊化）、苍术6g、防风3g。七剂，水煎服。

并予《证治准绳》决明夜灵散加味：

药用：夜明砂100g、石决明100g、苍术60g、谷精草30g、鲜雄猪肝250g（洗净置新瓦上焙干）。

用法：共为细末，每次6g，饭前开水冲服，一日三次。与煎剂配合服用。

上法煎剂加减共服旬余，自述夜已能视。

按：雀盲，俗称鸡盲眼。此前曾服维生素AD胶丸，中药石斛夜光丸等效果不明显。本例雀盲患者自述其患慢性结肠炎日久，可以说腹泻是导致其雀盲的主要原因，因为素本脾虚，泻之更虚，虚则无精上奉，瞳睛失养则目视不明，更值肝之运气衰减之时其症尤著，故昼明夜盲。所以补气养血，建立中土为入手之策。方以归芪建中汤加味主之，方中当归黄芪乃东垣当归补血汤，义在益气养血；仲景小建中汤甘温益脾，阴阳并补。加防风者，《本经》：防风主"目盲无所见"。陈念祖云："防风入肝以治风，尤妙在甘以入脾，培土以和木气，其用独神……大病必顾脾胃，土木无忤则复，故病转必和肝脾，防风驱风之中，大有回生之力云云。"用以鼓荡太阴，调和肝脾，复生晴明之力。

在所伍散剂决明夜灵散中，本方出自王肯堂之手，君药夜明砂散血明目，为治目盲障翳之圣药，《本草纲目》云："夜明砂及蝙蝠，皆厥阴肝经血分药也。能活血消积，故所治目翳盲障疟魅疳惊淋带瘰疬痈肿，皆厥阴之病也。"猪，水畜也。用其肝者乃以脏治脏之法，其血肉有情，培补肝之本脏，与夜明砂相伍治疗雀盲其效确切。石决明为孕育珍珠的鲍鱼贝壳，咸寒明目，《别录》谓其"主目障翳痛，青盲"。苍术运湿健脾，富含苍术挥发油、胡萝卜素、维生素B_1等物质，其对雀盲及抑制血糖有明显作用。汤散合用，既治愈新病夜盲，亦医好了旧疾慢性肠炎，可谓一箭双雕。

28. 久　嗽

陈某，女，42岁，工人。1998年8月初诊。

咳嗽近半载。缘于经行感冒治疗不彻，渐至久咳不愈。现症：咳声不扬，入暮为甚，痰量少且色黏黄，咽喉干痒，胸痛隐隐，神疲乏力，两颧潮红，月经两月未行，受风加重，舌体瘦小、质红，苔薄黄，脉细滑数。胸部拍片示：两肺纹理增重。证属痨嗽。系阴血不足，伏风夹痰，木火刑金，清肃无权之象。治宜养阴肃肺，平肝泻热，疏风化痰，活血通络。仿曹仁伯黄昏嗽法：

药用：当归9g、生地12g、赤芍9g、桑白皮9g、地骨皮9g、知母6g、川贝6g、杷叶9g、甘草6g、青黛6g（包煎）、蛤壳12g、冰糖一块。三剂，水煎服。

二诊：药后咳稍减，痰稍易咳出，余症同前。仍以上方更进三剂，以观消息。

三诊：效若前，无大进展，虽迭进，犹隔靴搔痒。非重典难以速效，拟改弦更张：

药用：礞石滚痰丸、大黄䗪虫丸、西洋参9g、雪梨汁半杯。服法：将西洋参煎汤与雪梨汁合匀，冲服礞石滚痰丸、大黄䗪虫丸各1丸，一日两次，早晚饭后服。限服5天。

四诊：药服期间相继咳出大量黏痰，胸膺顿觉轻爽，胸痛消失；咳嗽亦大减，而且咳声响亮。已见显效，然体虚重典莫可过用，拟王道缓行：

药用：西洋参9g、三七粉3g（冲服）、百合25g、知母6g、旋覆花9g、茜草12g、麦冬15g、五味子3g、冬瓜仁15g、桔梗9g、大黄炭6g（后下）、童子便50ml。五剂，水煎服。煎服方法：西洋参另煎，再将诸药（三七、童子便除外）置砂锅中，冷水煎煮，头二煎滤液混合，分别兑入西洋参煎煮液和童子便，共500ml，分早、午、晚三次温服，并每次冲服三七粉1g。

五诊：咳已止，经乃行，精神大为轻爽，两颧潮红隐退，纳寐可，二便调。嘱四诊方稍事化裁续进五剂，两天一剂以善其后。

按：年初月经既行，偶受春温袭扰，寒轻热重，咳嗽胸痛，痰中带血，朝轻暮重。经输液等治疗一周，诸症大瘥，唯咳嗽未愈。因单位催促上班而疏于续治，故时好时坏、咳终未停，然并不碍事。直至月经不调，才引起重视。本证的治疗，初仿清人曹仁伯黄昏嗽法，理虽至然效不及，故变换思路用礞石滚痰丸直捣痰白，以大黄䗪虫丸尽逐干血，西洋参补虚以扶正，雪梨汁甘凉以润肺，四品合用，攻邪不伤正，补虚不留邪。课以重典，使病情发生了转折性的改变。此后以仁政之法缓图而收功。本例根据病程冗长，久治不愈，虚实夹杂等证情，抓了"痰""瘀"二字，《素问·咳论》云："五脏六腑皆令人咳，非独肺也。"外感可致咳，内伤亦可致咳；内伤致咳者五脏六腑也，外感致咳者肺也。先月经既行，次即感春温，血、肺次第为病乃明征；先热入血室，后经汛两月不至，瘀也；初病咳嗽胸痛，渐至久咳痰色黏黄不出，痰也。既痰瘀为患，且时迁半载，与其隔靴搔痒莫如直指二竖，故遣礞石滚痰丸、大黄䗪虫丸二痰瘀圣剂，只一候而克敌制胜，扭转战局。先贤有谓：治外感如将，治内伤如相。然病无定局，法无定法，瞅准战机，速战速决亦不失为一种有效方法。

29. 肺 痨

靳某，男，44岁，教师。1989年5月10日初诊。

病史：患肺结核三年，胸痛咯血，潮热盗汗，羸弱不堪，长期用抗结核药治疗，效果不著。故来门诊治疗。

罹患肺病三年，午后潮热，咳嗽痰稠，右胸隐痛，肝区作胀，颧红神疲，形瘦色萎，不思纳谷，大便干结。舌质淡胖，尖有红刺，脉细。此乃肺脏气阴不足，肝经气火有余，脾虚土不生金，胃弱纳运失常。肺气阴不足则易感痨虫而"本脏自病"，肝火有余则乘虚反侮而"木火刑金"，中焦失健化源不足则"土不生金"。已成隔一隔三之势，治宜健脾胃，益肺气，清肝火为起手三法。用异功散加味：

药用：太子参15g、生白术20g、甘草6g、陈皮6g、杏仁6g、百部9g、肥知母6g、鳖甲12g（先煎）、盐黄柏9g、桂枝9g、白芍9g、鸡内金9g。7剂，水煎服，1日1剂。

二诊：服上药后，渐有食欲，胸胁稍舒，潮热盗汗亦减轻。既效，拟上方继服7剂，服如前法。

三诊：病情大有起色，诸症好于此前，嘱上方加炙百合15g、合欢花15g、玫瑰花15g、荷叶9g、生麦芽9g、怀山药15g、三七2g（分冲）、冰糖6g。10剂，一剂煎两次，共600ml，兑匀，每服100ml，日3服，分两天服完。

四诊：二诊方增损共服30剂，达两个月。纳寐俱佳，体重增加，咳嗽大瘥，潮热愈、盗汗止，拟荷叶参胶丸以求根治。

药用：荷叶50g、川厚朴9g、砂仁9g、川军炭9g、西洋参9g、阿胶珠21g、百合24g、三七9g、当归炭30g、老川芎15g、生地炭30g、杭芍30g、黄芩9g、黄连6g、元参15g、栀子12g。1剂。

将上药碾细末，炼蜜为丸，9g重，每服1丸，一日两次，白水送服。

禁忌：服药期间忌食清油及莴笋。

五诊：此药连服2剂，诸恙皆失，胸片示结核钙化灶。

按：本例西医诊为肺结核，中医辨证属"肺痨"范畴。本例治疗的一个明显特征是自始至终突出了"培土生金"的治疗理念。初诊时有咳嗽、潮热、胸痛、形瘦纳少等证。首以健运脾胃为主，辅以益气清肺，兼以清肝泻火。当食知味，胃可纳，脾能运，便自排，方晓中土始健。此时伍入升胆中清阳之荷叶、生麦芽，解郁舒心之合欢花、玫瑰花，滋养肺脾之百合、山药、冰糖，活血止血之三七，采取少量多次缓服的方法，旨在久病宜缓，多行王道，可有效调动机体的自我疗能，唤醒罹病脏腑的应答机制，使药效发挥极致，沉疴早日康复。

"荷叶参胶丸"是甘肃已故刘星垣教授治疗肺结核之效方，其组方独特，别具手眼，以"培土生金"为宗旨，屡试不爽，故用此收关，使之痊愈。

30. 肺 痿

（1）杨某，男，38岁，教师。2009年10月初诊。

患肺痿二年，西医诊断为肺不张，久治不效。患者来诊时手端一纸杯，内盛痰涎沫多半杯，随唾随盛，并言近年天天如此，伴口干，咳嗽，少气。舌质红、苔黄白相间、微腻，脉滑数。按虚热肺痿论治，投以麦门冬汤合千金苇茎汤加减：

药用：麦门冬21g、西洋参10g（另炖兑服）、姜半夏3g、甘草6g、粳米30g、大枣5枚、芦根30g、冬瓜仁12g、薏苡仁30g、山茱萸12g、炮附片6g。5剂，水煎两遍，兑匀合童便100ml，分三次，饭后一小时服下。一日一剂。

二诊：服药后唾痰涎沫显著减少，效不更方，依原方继服7剂，服如前法。

三诊：唾甚微，已弃杯不用。以一诊方加味以米粥调服：

药用：麦门冬21g、西洋参10g、人参须10g、太子参30g、姜半夏3g、甘草6g、粳米30g、大枣5枚、芦根30g、冬瓜仁12g、薏苡仁30g、山茱萸12g、炮附片6g、三七6g、桑螵蛸15g、百合24g、生地15g、山药15g、芡实24g、鸡内金12g、桔梗6g、枳壳6g、怀山药20g、扁豆20g、生麦芽15g。五剂，共为细末，每服6g，大米粥调服。一日二次。

后访，上法治疗月余而愈。

（2）韩某，女，54岁，家庭主妇。2011年9月初诊。

口干短气，频吐涎沫，干咳声嘶，胸部隐痛，舌红无苔、脉象细数，罹患及旬。时值中秋，先医以燥咳论治不效。予虑其咳而频吐涎沫，按肺痿予麦门冬汤加味：

药用：麦门冬21g、太子参10g、姜半夏3g、甘草6g、粳米30g、大枣5枚、旋覆花12g、茜草9g、青葱管6寸。4剂，水煎服。

二诊：药后短气胸痛消失，涎沫明显减少，唯干咳声嘶尚著，拟上方加味继进：

药用：麦门冬21g、太子参10g、姜半夏3g、甘草6g、粳米30g、大枣5枚、旋覆花9g、五味子5g、干姜5g、蝉蜕6g、冰糖20g。5剂，水煎服。

三诊：药后诸症若失。嘱粳米、百合、冰糖熬粥自养。

（3）杜某，男，43岁。1993年7月初诊。

因大汗出后骤饮冰镇绿、红茶三瓶，当晚即觉胃如裹冰，次日晨起头晕目眩，口唾涎沫。该父即令将食盐炒热，冲开水一杯，趁热饮下。服后脘中稍舒，余症如故。此后又服香砂养胃丸数天，眩晕好转，口唾涎沫一证非但未减，又见小便次数增多。血糖及尿液检查均正常。刻诊：体胖形丰，多汗乏力，头重如裹，脘腹甚凉，口干不思饮，时时吐浊唾涎沫，小便频数。舌淡边有齿痕、水滑苔，脉沉无力。四诊合参，属虚寒肺痿，按肺胃阳虚论治，方用甘草干姜汤加味。

药用：炙甘草12g、炮干姜9g、红参10g。三剂，水煎服，一日一剂。

二诊：药后脘中温和，唾涎沫及小便次数均明显减少，乏力好转。拟原方更进三剂而瘥。

按： 以上三例肺痿，杨某案、韩某案为虚热肺痿，杜某案为虚寒肺痿。杨某案以麦门冬汤为主，伍千金苇茎汤者，因其尚有肺中痰热阻滞一病理表现。韩某案为虚热肺痿伴胸络不和，故予麦门冬汤原方加太子参、冰糖、五味子、旋覆花、茜草、青葱管。而杜某案较单纯，尽显虚寒肺痿征象，故以甘草干姜汤治疗。但是三例肺痿，不论虚热虚寒，肺气虚是共同特点，《难经·十四难》云："损其肺者益其气"。所以对益气药的使用是成败的关键。杨某案虚热肺痿，以麦门冬汤为主加入西洋参。韩某案虚热肺痿，以麦门冬汤为主加入太子参。杜某案属虚寒肺痿，以甘草干姜汤加红参。究其理由：吐浊唾涎沫，是肺气虚馁，而肺气虚则使气不摄津、津失布化。所以，在辨清寒热的基础上，佐入益气之品是非常重要的。

肺痿一病出自《金匮要略·肺痿肺痈咳嗽上气病脉证治》篇中。肺为呼吸之橐籥，至高至清，禀清肃之体，性主乎降；其乃娇脏，不耐寒热，不论风、湿、热、燥、寒，肺皆不可受，受之则病。仲景示人若肺气萎弱不振，更因上焦有热，迫肺气上逆而为咳，久之"因咳为肺痿"。虚热肺痿的治疗，麦门冬汤为其代表方剂，方中以麦门冬为君，润肺养胃并清虚火，以生津液。佐以人参、甘草、大枣、粳米养胃益气，以"培土生金"为臣。四药合用可使胃气得养，则精得以化，俟津液充沛则虚火自敛，上逆之气自平。用半夏者，下气化痰，以化其肺不布津而所生之痰浊，是为佐药。六药同用，共奏清养肺胃，止逆下气之功。综观全方："麦冬：半夏＝7∶1"，可见半夏用量极轻，这样配伍，则半夏不显其燥烈之弊，麦冬养阴而无留邪之虞，实为刚柔相济、制方之轨范。

对于虚寒肺痿，"吐涎沫或多涎唾而不咳，不渴，遗尿或小便频数，头眩"为主要证候。其病机为上焦阳虚寒甚，致肺气虚冷而萎弱不振，则既不能布津亦不能摄津。津液不化，蓄积肺中，故频吐涎沫或多唾。《经》云："上焦有寒，其口多涎"。因于寒而其唾亦为稀薄清冷，正如《素问·至真要大论》所谓"诸病水液，澄彻清冷，皆属于寒"。其不咳为上焦阳气虚衰，肺气上逆的机能反应性减弱所致，故其咳嗽反较虚热肺痿轻微，甚至可不出现咳嗽。因病性为虚寒，津液未伤，故口不渴。上虚不能制下，肺气虚冷治节不行故遗尿或小便频。清阳不升，头目失于温煦故头眩。仲景以温复肺气、振奋肺脾之阳为治则，用甘草干姜汤为代表方。方中炙甘草甘温补虚而扶中土，甘守津还，治其多唾；炮干姜辛温散寒以暖肺胃，温寒守中，治其肺冷。二味合用辛甘化阳可温复肺气，重振中阳，使治节有权，气化功能正常而诸症愈。

甘草干姜汤在《伤寒论》30 条中亦展现过。在伤寒论中本方主治"表里同病，本应以四逆汤先温其里，而后以桂枝汤乃攻其表，但医者却先以桂枝汤发其表"的误治之证。而本条中又为治疗虚寒性肺痿的主方，方中干姜炮制，则性味由辛温变苦温，更利于脾土的培复，肺气的温煦。柯琴在《伤寒来苏集》中谓："甘草干姜汤得理中之半，取其守中，不须其补中。"总之此法仍为培土生金之法。

临证虚热肺痿和虚寒肺痿不难鉴别，辨证准确当治甚效。

31. 肺　　痈

（1）吴某，男，36 岁，2009 年 4 月初诊。

患咳嗽，恶寒发热四天。伴咳吐腥味黄痰，咳即胸中隐隐作痛，喘息汗出，口干咽痛，舌淡红、苔白黄相间，脉浮滑数。肺部 X 线片提示：大叶性肺炎。血常规检查白细胞明显增高。证属风热相因，痰热壅肺，瘀热相搏，痈脓将成。宜疏风清热，豁痰泻肺，阻断痈脓形成。予麻杏甘石汤合千金苇茎汤：

药用：炙麻黄 6g、炒杏仁 6g、生石膏 60g（先煎）、甘草 6g、芦根 30g、冬瓜仁 24g、薏苡仁 30g、桃仁 4.5g、葶苈子 15g、桔梗 6g、枳壳 6g、鱼腥草 24g（后下）。四剂，水煎服，一日三次。

二诊：药后热退咳减，咳痰易出且色兼黄白，胸痛减轻。依上方加减继进：

药用：芦根 30g、冬瓜仁 18g、薏苡仁 30g、桃仁 4.5g、葶苈子 12g、桔梗 6g、枳壳 6g、鱼腥草 24g（后下）、旋覆花 9g（包煎）、茜草 15g、款冬花12g。五剂，水煎服，一日三次。

三诊：诸症大瘥，唯疲乏无力，纳谷不香。虑热伤气阴，宜竹叶石膏汤加味：

药用：竹叶 6g、生石膏 45g（先煎）、法半夏 6g、麦门冬 12g、太子参9g、甘草 6g、粳米 30g、芦根 30g、鸡内金 12g、陈皮 6g、荷叶 9g。三剂，鲤鱼一尾煎汤，以鱼汤代水煎药，一日三次分服。以鲤鱼汤代水煎药者，取其鲤鱼有止逆气、洁净府、清肺源、益不足之义。

按：《外科正宗》云："夫肺痈者，金受火刑之症也。"本例乃肺痈轻证，根据发热恶寒、咳嗽胸痛、咳痰色黄味腥、喘息汗出等临床见证，属肺痈酿脓期（风舍于肺）阶段无疑。治宜以阻断热毒酿脓为机要，由于此病始于风热相因，继而痰热壅肺，病机上形成邪热鸱张，痰瘀壅滞局面，此时痰、热、瘀三者即将蕴酿成脓，故先以麻杏甘石汤宣肺泄热合千金苇茎汤清肺化痰，活血排脓。当一诊方服后，肺气得到宣发，肺热随之清泄，痰浊豁通除涤，有效阻止了邪热内蕴、痰瘀酿脓这一病机链。所以二诊方弃麻杏甘石汤而突出千金苇茎汤清热排脓，旋覆花汤辛润通络，使胸腔廓清，胸络通和。壮火食气，热盛伤阴，故三诊方以竹叶石膏汤清气分余热，恐灰中有火；益气养阴，以扶正托邪。仅三诊而大瘥。

（2）覃某，女，57 岁。1998 年 2 月 23 日初诊。

病史摘要：患肺痈十余天，伴寒热胸痛，咳吐臭浊米粥样痰。曾肌内注射青霉素、链霉素，静脉注射抗感染治疗，中药服千金苇茎汤、银翘散十余剂，虽热势缓解，胸痛亦减轻，但痰渐渐由浊米粥样变清稀，色如黑豆面水，其味亦由臭变腥，并见乏力气短，神疲肢冷。遂邀余往诊。刻诊：面色㿠白，困倦无力，形寒畏冷，不思饮食，不渴，小便数，右胸隐隐痛，咳痰腥稀如黑豆面水，舌淡黯苔白微腻，脉沉细。中医辨证：年高体弱，阳气本衰，过用寒凉，损伤脾肾之阳，阴盛则寒，矛盾转化，阳证转阴。脉证均现阳气损伤征象。治宜温阳散寒，补虚托邪。方用《外科全生集》阳和汤加味。

药用：熟地 24g、白芥子 3g、鹿角霜 9g、肉桂 3g、炮姜 6g、炙麻黄2.1g、生甘草 3g、桔梗 6g、炒薏米 30g、三七 3g（冲服）、白术 9g。三剂，水煎温服。

二诊（2 月 26 日）：上药服后，精神好转，周身温和，咳吐物减少，已知饥。药已中的，无须更方，拟上方继服三剂，服如前法。

三诊（3 月 2 日）：诸症明显好转，胸痛消失，咳痰略稠带泡沫。宜益肾健脾、豁痰升阳为法，拟金水六君煎加味。

药用：当归9g、熟地24g、陈皮6g、姜半夏9g、茯苓12g、甘草6g、太子参12g、荷叶9g、扁豆12g、芡实子24g、三七3g（冲服）、鸡内金12g、补骨脂15g。五剂，水煎服。一剂煎两遍，兑匀，纳童便100ml，搅匀，分三次温服。

四诊（3月10日）：药后基本大瘥，尚无不适，家属虑患者年事已高，要求配药以善其后。拟以三诊方加减制大其服，为末缓服。

药用：当归9g、熟地24g、陈皮6g、姜半夏9g、茯苓12g、甘草6g、太子参12g、白糖参15g、鹿角胶15g、龟板胶15g、百合24g、三七6g、炒杜仲15g、炒枣仁9g、荷叶9g、白术9g、肉苁蓉15g、神曲15g、薏苡仁30g、扁豆12g、芡实24g、鸡内金12g、补骨脂15g。五剂，共碾细末，每服9g，一日二次，饭后温水服下。感冒勿服。

按：本例高龄肺痈患者，病初治疗并非不对，然处方用药忽视了苦寒伤阳这个特点，故使肺痈这一热病由于长时间过用寒凉，导致病性发生质的改变，由阳证转化为阴证，严格讲这是治疗上的失误。阳和汤的使用逆流挽舟，犹如阳光高照，阴霾尽散。使阳气得以恢复，病机出现转机。此后又以补肾健脾、升阳托邪之剂以善其后而终见全功。诚然，临床肺痈阴证虽不多见，但提醒医者临证务必明查病机转化趋向，灵活应对，千万不可胶柱鼓瑟，教条用事。

另外对肺痈的治疗上，若瘀热明显者，我常以《千金》苇茎汤合五味瘀热汤加减治疗，每获良效。由清代名医曹仁伯所创制的五味瘀热汤，对热蕴血瘀，腐沸内酿而成肺痈者其效更捷。此方原载于《存心医案》中，由旋覆花、降香、芦根、枇杷叶、青葱管五药组成。

小儿肺痈的治疗，北京儿童医院王鹏飞老先生认为"肺痈乃热之所过，血为之凝滞，蓄结痈脓。此处也正是热盛气滞血瘀之病证。"创立以活血化瘀为主，佐以清热解毒排脓消肿的脓疡散，该方以青黛3g、紫草9g、寒水石9g、乳香9g、牙皂6g、天竺黄9g为基本方。其加减规律为：高热持续不退加地骨皮9g，或加竹沥汁30g，兑入汤剂中分服；咳甚或胸痛加瓜蒌9g、银杏9g、枳壳3g；咳脓血痰多加白及9g、白芷6g；若体温渐复正常，痰量减少或消失，但精神疲惫、食欲差者，可改用调养气血、扶正祛邪方：青黛3g、银杏9g、黄精9g、焦山楂9g、草豆蔻6g、孩儿茶3g；体虚者加百合9g、木瓜9g。与此同时，王老还有以仙方活命饮加减治疗肺痈的许多成功案例。王鹏飞老先生从事中医儿科临床五十余年，医术祖传三代，遣方用药不循常法，独具风格，药简而效宏，被尊称为"小儿王"，笔者专此援其治疗肺痈之经验以示共赏。

讨论：以上列举所治肺痈两例，一阳一阴，截然不同。《素问·生气通天论》："阳气者，若天与日，失其所则折寿而不彰，故天运当以日光明"。"热者寒之"此乃不易之法，但"顾护阳气"更是医者遵循的规矩。对老年患者，体质差，易转化，用药自有其特点，不应与年轻人等同。同为热病，体衰患者要把握好分寸，正确处理扶正与祛邪的关系。人之大宝只此一息真阳，阳气不能泄，真阳不可伤，泄则遗患无穷，伤则生命可危。虽曰阴阳相对，但终归"阳主阴从"。阳气的主导作用是机体功能活动的原动力，扶阳助阳医者应足够重视。

另外，《素问·评热病论》云："邪之所凑，其气必虚"。通过以上对肺痿与肺痈二种病的分析，临证所见，有一些肺痈是由肺痿误治或失治转化而来，而肺痈治疗不彻亦可转化为肺痿。然几乎所有肺痿与肺痈均由外感风热或风寒而引发。所以正确的治疗，可使外邪迅速消除而病愈，治疗失当可致表邪内陷与肺热相搏而为咳为上气或为肺痿为肺痈。总而言之，把好表证关，阻断邪热传导链；视体质强弱，权衡扶正与祛邪之孰轻孰重；审证求因，明查病机转化趋向。如斯者则可掌握肺痿、肺痈治疗之主动权。

32. 哮 证

安某，女，12岁，学生。2010年12月初诊。

患支气管哮喘8年。近日喘甚，伴喉中痰哮，进屋即闻哮鸣声，胸憋喘息，咳嗽，痰多白沫，清稀而凉，鼻塞喉痒，恶寒背冷，纳差食少，食后脘胀，大便不实，舌淡苔白，脉浮微紧。证属脾肾阳虚、寒饮郁肺、痰阻气道、肺失宣肃。治宜宣肺散寒、豁痰利气、止哮平喘。拟《金匮》射干麻黄汤加减：

药用：射干9g、炙麻黄6g、生姜9g、细辛3g、紫菀9g、炙冬花12g、五味子3g、姜半夏12g、葶苈子6g、炮附片6g、磁石20g（先煎）、大枣3枚。3剂，水煎服。

二诊：药后随着微汗出，恶寒、哮鸣、咳喘、胸闷憋气均有好转，虑其年幼加宿疾，且发作无常，遂以射干麻黄汤合阳和汤加减：

药用：射干9g、炙麻黄6g、生姜9g、细辛3g、紫菀9g、炙冬花12g、五味子3g、姜半夏12g、熟地25g、白芥子6g、鹿角霜15g、肉桂3g、细茶1撮。3剂，水煎服。

三诊：药后通体温热，周身适坦，哮鸣消失，喘息暂安。病已回转，拟二诊调整再服。

药用：射干9g、炙麻黄6g、杏仁6g、细辛3g、紫菀9g、炙冬花12g、五味子 3g、厚朴 9g、熟地 25g、核桃肉 3 枚、鹿角霜 15g、肉桂 3g、细茶 1 撮。3 剂，水煎服。

四诊：诸症大瘥，为杜其复发，令货药自制。

药用：健康公乌鸡 1 只、新鲜胎盘 1 具、精硫黄 10g。

制法：将活公乌鸡置笼中饥饿 1 昼夜（只能喂水，不能喂食），目的是让其将体内粪便排除干净。然后把新鲜胎盘剁成小碎块，再将精硫黄碾细与剁碎的鲜胎盘小碎块混合均匀，并置盆子中喂饲饥饿的乌鸡，令其食完。然后笼养 48 小时（此期间还是只能喂水，不能喂食），待其将所食之物充分消化吸收之后，将乌鸡宰杀，剔除内脏，入川贝 30g、冰糖 50g、陈皮 6g、枸杞子 30g 于鸡腹内，再用丝线缝合，置砂锅中清水文火慢慢炖煮，当肉烂熟，令患儿吃肉喝汤，分 5-7 天食完。刚开始 1 月食 2~3 只，当病情得到基本巩固后可 1 月食 1 只，直至痊愈。自从服食乌鸡，哮喘始发轻微，之后再未发作，而且食欲大增，容光焕发。

按：自幼体弱，每多外感，脾虚肺寒，寒搏宿痰，壅塞气道，升降受阻，呀呷有声，或哮或喘。常服氨茶碱以求缓解，多次住院但不能根除，为了赴外地治疗曾休学一学期。本病属哮证中之"冷哮"，吾在接诊时正处发作期，故以《金匮》射干麻黄汤加减取得初步疗效，而后以标本兼治的方法伍入《外科正宗》阳和汤使病情在短期内得以控制，《外科正宗》阳和汤本为阴疽而设，但冷哮宿痰阴凝胶结，非离火煦照不能熔其痰白，制方突出温补与开启腠理以行消寒凝之毒，绝妙的药物配伍发挥了神奇之效。"温补而不开腠理，则寒凝之毒从何觅路行消？方用熟地、姜、桂、鹿角霜以为温补；用麻黄开腠理，用白芥子消皮里膜外之痰；《全生集》又云熟地得麻黄，则不腻膈；麻黄得熟地，则不发表；神用在斯，其言良是。"引自《徐评外科正宗校注》。其后用血肉有情之品扶正补精以气能摄纳于丹田，硫、糖、川贝、陈皮能化宿痰以剔顽根。依法平时缓服而愈。

哮证亦称哮吼、齁喘，类似于西医的支气管哮喘。古人有哮必兼喘，而喘未必兼哮之说，《医学正传》用"喘以气息言，哮以声响言"给哮与喘作了区别，虞抟还说："喘促喉中如水鸡声响者，谓之哮；气促而连续不能以息者，谓之喘。"可谓要言不烦。临证治疗"哮分寒热，喘辨虚实"为基本大法，然二病颇为棘手，多反复发作经年不愈，应发作时重治其标，缓解期图治其本，余的体会是，要作好平时的预防治疗措施，注重肺脾肾三脏功能的恢复与协调，同时还注重生活作息，尽量减少发作次数，避免正气的耗伤。

33. 支 饮

蒲某，女，62 岁。1995 年 12 月 6 日初诊。

患哮喘 30 余年，逢冬必犯，每以感寒而作，发则咳逆倚息不得卧，背寒如负冰，胸憋若充囊，呼多吸少，动则喘甚，口唇发绀，全身浮肿，痰涎壅盛，脘腹痞满。舌质紫黯，舌淡胖水滑苔，舌根厚腻；脉浮大，重按无力。证属支饮，此乃宿喘加新感使然。肺、脾、肾三脏俱损，气、血、水交互为患。阴寒内盛，真阳虚衰。阴寒内盛，水液不布则停痰积饮，饮邪逆于肺为咳为喘，溢于肌肤则为水为肿，留于中焦为痞为满，渍于肠道为利为泻。真阳虚衰，肾阳虚则摄纳无权，气失镇摄；内不涵养脏腑经络，外不温煦肌肤分肉。脾阳虚馁，健运失职，中土不化精微而反滋生痰湿，坤失厚德后天不健难司生化之源。肺虚外不御邪，内失宣降，无治节则或肿或咳，失清肃则或喘或逆。久病必瘀，瘀必阻气，气瘀滞水。心肾阳虚，饮蔽心俞则背寒；心血瘀阻，经隧不利则舌紫；升降无序，斡旋失司则喘满。舌淡、脉虚大均为阳微之明征。治宜温阳解表，纳气归肾。拟麻黄附子细辛汤合补火归魂散化裁：

药用：炙麻黄 3g、熟附片 6g、细辛 3g、当归 9g、熟地 24g、茯苓 12g、油桂 3g、灵磁石 60g（先煎）、厚朴 12g。二剂，水煎频服。并嘱服药后仿桂枝汤法令微发其汗。

二诊（12 月 8 日）：上药服后，喘渐平，肿大消，胸闷减，能平卧，唯觉口稍苦。既效，上方进退继服。

药用：熟附片 6g、炙甘草 6g、当归 9g、熟地 24g、茯苓 9g、油桂 3g、灵磁石 60g（先煎）、厚朴 9g、黄芩 4.5g。三剂，水煎频服。

三诊（12 月 11 日）：诸症大瘥，拟二诊方加减以善其后：

药用：甘枸杞 15g、熟附片 6g、炙甘草 6g、当归 9g、熟地 24g、茯苓 9g、油桂 3g、灵磁石 60g（先煎）、厚朴 9g、黄芩 4.5g、上沉香 3g（冲服）、神曲 12g。五剂，水煎频服。

四诊（12 月 20 日）：近期治愈，喘止，能食，寐安，若无外感、不劳作则宛如平人。嘱仍用三诊方加热童子便 150ml 兑服。六剂，隔日一剂。

按： 本例支饮重症，因感寒而发。先予仲景少阴篇麻黄附子细辛汤助阳解表，赵荆山之补火归魂散纳气归肾、从阳引阴，加灵磁石补肾而摄纳真气，增厚朴辛温宽中而行滞气，气行则痰去，痰消则喘平。二诊因表解而弃麻黄不用，但因稍现热象故少佐黄芩清胆肺浮热为兼制。三诊入上沉香降上逆之气，神曲利食滞之隔。四诊兑童子便者，童便乃身之活津所化，其趁热入药有活血益正，咸寒坚阴之能。《金匮要略·痰饮咳嗽病脉证并治》云："病痰饮者当以温药和之。"本方集辛温、甘温、苦温，功在和饮、补肾、活血。治则上突出了温肾助阳，从阳引阴。强调了纳气归肾，引火归原。补肾不忘实脾，健中兼顾理肺，培土能生金，金水互相生，这是本案理法方药之特点。至于一诊方中赵荆山之补火归魂散，乃吾邑大小水火法之代表方，其有纳气归肾、从阳引阴之功，对伤寒危重症多有奇效。对此笔者有《大小水火法钩玄》一书专论，有雅兴者可参阅。

34. 悬　　饮

武某，女，42岁，农民。2009年7月15日初诊。

因渗出性胸膜炎而住院治疗已七天。刻诊：胸胁胀痛，气短，呼吸不利，时有发热，B超提示胸腔仍有大量积液，纳差腹胀，尿少，舌白滑，脉沉弦。证属悬饮。饮停胁下，升降受阻，肝络失和。治宜逐饮通络。拟桔枳二陈汤加味：

药用：桔梗9g、枳壳9g、陈皮6g、姜半夏9g、茯苓12g、甘草6g、杏仁6g、白芥子9g、猪牙皂6g、旋覆花9g、茜草12g、青葱管六寸（切）。三剂，水煎服，一日一剂，食后服。

二诊：药后疗效不明显，诸症依旧，视其体质尚好，宗仲景"病悬饮者，十枣汤主之"之训，遂改用十枣汤以峻逐饮邪。

药用：大戟3g、芫花3g、甘遂3g、大枣（肥者）十枚。

炮制方法：将前三味醋炒研末，分3包备用；再将大枣去核后煎煮。

服药方法：早上5点多钟，用上药末一包纳于温热大枣水中，顿服。

疗效观察：服药后不久，自觉腹痛欲便，即可泻下大量稀便，随即吃热粥一碗即可。若未泻，次晨如法再服，以泻为度。

据患者自述服药一次即泻下大量稀便。令糜粥自养一日，翌日再议。

三诊：昨日服十枣汤一次，今觉胸胁胀痛明显好转，呼吸亦较顺畅，腹胀消失，知饥。说明饮邪去之大半，穷寇勿追，改用陈夏六君汤培土制饮。

药用：党参9g、白术9g、茯苓12g、甘草6g、陈皮6g、姜半夏6g、熟地20g、桔梗9g、枳壳9g、旋覆花9g、茜草12g、青葱管六寸（切）。五剂，水煎服，一日一剂，食后服。

四诊：胸胁偶感刺痛，B超示胸腔仍有少量积液，纳寐尚可。拟血府逐瘀汤合葶苈大枣泻肺汤：

药用：柴胡9g、枳壳9g、川牛膝9g、桔梗9g、当归9g、川芎6g、赤芍9g、生地12g、桃仁9g、红花9g、甘草6g、葶苈子15g、大枣5枚。五剂，水煎服，一日一剂。

五诊：胸胁已无刺痛感。B超示：胸腔积液消失；轻度胸膜粘连。拟培土生金，益肾蠲饮，活血疏络以善其后。

药用：党参9g、白术9g、茯苓12g、甘草6g、熟地20g、山茱萸15g、山药15g、丹皮9g、泽泻9g、炮附片6g、桂枝9g、桔梗9g、枳壳9g、陈皮6g、当归9g、瓜蒌15g、杏仁6g、旋覆花9g、茜草12g、丝瓜络9g、全蝎6g、橘络9g、芡实15g、扁豆15g、薏苡仁15g、鸡内金9g。5剂，共为细末，每服6g，用开水入黄酒一汤匙送服，一日三次，感冒勿服。

一月后随访痊愈。

按：《金匮要略·痰饮咳嗽病脉证并治》云："饮后水流在胁下，咳唾引痛，谓之悬饮。"这里仲景简明扼要的点出了悬饮的病因、病位及临床症状。本例悬饮初按常法投以桔枳二陈汤合旋覆花汤不效，显然病重药轻、杯水车薪。二诊遂改投悬饮主方十枣汤取得显著疗效。考十枣汤由甘遂、大戟、芫花、大枣四药组成，甘遂、大戟、芫花味苦峻下、直捣饮白，破积逐水；而大枣甘温安中、调和诸药，使下不伤正。现代药理认为甘遂、大戟有毒且不溶于水，所以醋炒可减低毒性，为末冲服利于药效发挥，这与仲景的服药方法不谋而合。另外对悬饮的治疗应以肝肺为肯綮，以脾肾为根本；所以当症情一旦缓解，温脾补肾应紧随其后，因为仲景有"夫短气有微饮，当从小便去之，苓桂术甘汤主之，肾气丸亦主之"之旨。另外当胸水吸收以后出现胸膜增厚或粘连，这种情况的治疗应加强活血化瘀、行气通络等药物的使用，缓以为功，以修复受伤的胸膜，恢复胸膜的功能，促使疾病彻底向愈。

35. 痰　核

包某，男，33岁，农民工。2009年9月初诊。

常年做粉刷工，1年前发现身上有几处皮下肿块大如杏子核，曾咨询过外科大夫，说是皮下脂肪瘤，需要手术治疗。不料一月后全身多处出现皮下肿块，大小不等，不红不热，不痛不痒，推之稍移。刻诊：全身皮下包块以颈项四肢为多，躯干次之，大若杏子核，小似黄豆粒，无溃破，触之凉而无痛觉，亦不增大，伴口干少饮，胸脘胀闷，纳食可，二便如常，舌质淡苔白微腻，脉沉滑。病名痰核，证属脾虚不运，痰湿流注，滞于肌肤。治宜健脾升阳燥湿，豁痰利气散结。方用六君子汤加味：

药用：党参15g、白术9g、茯苓12g、甘草6g、半夏9g、陈皮6g、杏仁6g、白芥子9g、桔梗9g、枳壳9g、生姜3g、大枣3枚。5剂，水煎服。

二诊：药后胸脘胀闷大减，但痰核依故。上方加减继服：

药用：党参 15g、白术 9g、茯苓 12g、甘草 6g、半夏 9g、陈皮 6g、杏仁 6g、白芥子 9g、桔梗 9g、枳壳 9g、全蝎 3g（研冲）、木香 6g。5 剂，水煎服。

三诊：痰核皮肤发痒，个别已变软或变小。上方加鹿角霜 9g，继服 5 剂，水煎服。

四诊：药后皮下包块部分消失。上方调整迭进：

药用：茯苓 12g、半夏 9g、陈皮 6g、杏仁 6g、白芥子 9g、全蝎 3g（研冲）、穿山甲 6g、乌梅 25g、僵蚕 15g、桂枝 6g、鹿角霜 9g、芒硝 6g（烊化）、水蛭 3g（研冲）。7 剂，水煎服。

五诊：皮下包块全部消失。全身肌肤平坦光滑。后以四诊方加熟地 30g。7 剂，隔日一剂，水煎服。

按： 全身皮下包块，有谓皮下结节，中医谓之痰核。乃脾虚不运，痰湿流注，滞于肌肤而为。临床时有所见，治疗得法一般均可治愈。本例发病较单纯，未见化热迹象，故仅治及月而愈。临床亦有久郁化热，顽痰纠结，治颇棘手。顽痰生怪症，痰与饮异名同类，当肾失蒸化，脾失健运，再若肺失宣肃，三焦决渎无权，极易导致津布失常，停痰积饮。而痰饮往往择虚处凝聚，既可停留于脏腑经络间，亦可滞溢于肌腠筋骨上；本例痰核正是痰湿流注，滞于肌腠皮里膜外之证，所以对于痰核的治疗不仅重于祛痰蠲饮，行气通阳更尤紧要，因为"气行则水行、气滞则饮停"，行气能运导水湿，行气能驱散饮白；又"饮为阴邪非温不化"，通阳可激奋阴凝，通阳可温煦经脉；故健脾除湿，祛痰蠲饮，行气通阳三者不可偏废，乃常法也。

36. 偏 头 痛

刘某，女，44 岁，农民工。2008 年 9 月初诊。

偏头痛 10 年，凉则右半侧痛，热则左半侧痛，痛时目不欲睁。素经行量少，经行后头痛甚，伴口苦。舌质淡边有齿痕，苔薄、黄白相间，脉弦数。证属邪郁少阳，虚实互见，血虚失荣，瘀滞脑络。治宜和解少阳，养血通络，化瘀止痛。

药用：柴胡 15g、黄芩 9g、炒枣仁 15g、炙甘草 6g、当归 9g、白芍 20g、生地炭 15g、川芎 6g、丹皮 9g、大黄 9g（后下）、制川乌 5g。5 剂，水煎服。一天一剂。

二诊：药后头痛无明显变化，拟上方加通络之品继进：

药用：柴胡 15g、黄芩 9g、炒枣仁 15g、甘草 6g、当归 9g、白芍 20g、生地炭 15g、川芎 9g、蔓荆子 15g、蜈蚣 1 条（冲服）、地龙 12g、制川乌 5g、乳香 6g。5 剂，水煎服。一天一剂。

三诊：疼痛较前减轻，既效，二诊方加减继服。

药用：柴胡 15g、黄芩 9g、生姜 9g、甘草 6g、灵磁石 30g（先煎）、熟地 30g、白芍 20g、川芎 9g、蔓荆子 15g、蜈蚣 2 条（冲服）、地龙 12g、制川乌 9g（蜂蜜水先煎 15 分钟）、乳香 6g。5 剂，水煎服。一天一剂。

四诊：头已基本不痛，嘱以三诊方，每值经行服 3 剂。另外平时用小柴胡汤丸、大黄䗪虫丸、滋阴补肾丸，按早、午、晚分服 10 天。

如此服药两个月经周期，罹患 10 年的偏头痛竟获痊愈。

按： 本证表现独特，偏头痛定位在少阳；凉则右半侧痛，热则左半侧痛，类似少阳病的寒热往来，所以仅守小柴胡汤为基本方；痛时目不欲睁，目为火户，火郁少阳则闭目以谐阴，目开则阳热内攻而不欲睁，故用黄芩、丹皮、大黄泻热以清少阳郁火；经后头痛甚，乃血虚之明征，伍当归、白芍、生地炭、川芎以养血补血；头痛 10 年，提示久痛入络，用蜈蚣、地龙搜剔脉络之邪；舌质淡边有齿痕，说明阳气虚馁、沉寒痼冷凝滞诸阳之会，遣川乌温通阴霾而离照当空；寒主收引，久寒血泣必留瘀，佐川芎、乳香化瘀止痛；肾主藏精，脑为髓海，重用磁石、熟地补肾充髓以壮根基。本证寒热错杂，虚实互见，究其原因不外经期感寒使然，围迁延日久竟至盘结，非抽丝剥茧而莫可瘳矣！

37. 眩　晕

张某，女，45 岁，某事业单位工程师。1988 年 5 月初诊。

眩晕一周，天旋地转，如坐舟车，温温欲吐，心悸短气，面肢浮肿，脘胁痞满，口干不思饮，大便数日不行，行则溏稀不爽颇费时间，血压 170/120mmHg。舌淡苔白滑，脉沉迟。证属脾肾阳虚，饮邪阻滞，清阳不升。治宜温脾燠肾，蠲饮升阳。拟《近效方》术附汤加味：

药用：炒白术 9g、炮附片 9g、炙甘草 6g、生姜 9g、姜半夏 9g、茯苓 20g、石菖蒲 15g、连翘 12g、枳壳 6g、桔梗 6g。3 剂，水煎频服。

二诊：药后顿觉头昏减轻，肿、满、呕、悸皆有不同程度缓解。既效，上方加减继服：

药用：炒白术 9g、炮附片 9g、生姜 9g、姜半夏 9g、茯苓 20g、石菖蒲 15g、党参 15g、磁石 30g（先煎）、熟地 25g、肉桂 6g（后下）、金钱草 15g、钩藤 9g。3 剂，水煎频服。

三诊：头已不晕，诸症大瘥，血压已恢复正常（130/85mmHg）。因患者略知医，亲身体会到本方药治疗均比此前单纯用西药见效快，而且降压迅速，同时与其他中医处方截然不同。所以欲索方备用。遂书三诊原方加玉米须30g，做汤间或服之。

随访，此后眩晕每有发作，备方服数剂即能缓解。

按：患高血压十余年。本次眩晕发作于凌晨，当即用便携式血压计测得血压为170/120mmHg，曾服降压药未效，延医治疗眩晕如故，遂由其家人搀扶门诊就医。根据四诊合参，证属脾肾阳虚，饮邪阻滞，清阳不升，其实质仍属痰饮范畴。仲景痰饮学说有"喘、呕、眩、肿、悸、满、利、痛"等饮邪八证之论，夫本例之眩冒正是饮邪为患，《金匮要略·痰饮咳嗽病脉证并治》云："病痰饮者，当以温药和之"，所以温脾燠肾，蠲饮升阳则为主要治法。方用《近效方》术附汤，方中白术温脾蠲饮，炮附片燠肾化饮；生姜、姜半夏、茯苓三味乃《金匮要略》小半夏加茯苓汤，主"卒呕吐，心下痞，膈间有水，眩悸者"；石菖蒲醒脑开窍，芳香和中；枳壳、桔梗利升降，导三焦，行气达饮；连翘散诸经血凝气滞，利水通经，并抑热药之燥为兼制。由于药证的对，药后效若桴鼓。后伍党参、磁石、熟地、肉桂、金钱草、钩藤、玉米须诸品加强益气、温肾、补精、清肝、除湿作用，以之常服而更少发病。

38. 神　昏

（1）薄厥神昏

胡某，男，59岁，1995年4月18日初诊。患高血压十余年，前日因与他人争执而突发。证见神昏不语，躁扰不宁，面赤气粗，口眼㖞斜，右侧肢体瘫软不用，大便五日未行，因口噤而舌未察，但齿干味秽，脉弦滑数。证属中风（中脏腑、阳闭型），乃肝阳暴张、血随气逆、痰热内闭、上蒙清窍之象。宜平肝潜阳、豁痰泄热、通腑降浊、开窍醒神为法。

先予至宝丹一粒温水化开，一次胃管鼻饲（因无货而改投安宫牛黄丸）。继以张锡纯镇肝熄风汤化裁：

药用：生赭石45g、生龙牡各15g、生龟甲30g、石决明30g（以上四药先煎）、怀牛膝30g、生元参15g、杭白芍15g、大黄9g（后下）、芒硝9g（烊化）、天竺黄15g、青蒿15g。水煎二次，混合500ml，并兑入鲜竹沥汁5支，频频饲管进服。嘱服二剂，以观消息。

二诊（4月20日）：药后大便了一次，神志稍清、呼之能应、但口不能言，打针亦知痛，肢体依旧，并时作太息，舌红苔黄微腻，脉象较前柔和。病有转机，应一鼓作气，拟上方加减继服：

药用：生龟甲 30g、石决明 30g（以上二药先煎）、怀牛膝 30g、生元参 15g、杭白芍 15g、大黄 9g（后下）、芒硝 9g（烊化）、天竺黄 15g、青蒿 15g、百合 30g、忍冬藤 30g、郁金 9g、鲜竹沥汁 5 支。三剂，服如前法。

三诊（4 月 24 日）：大便又泻两次，神志清醒，唯语言謇涩，口眼㖞僻不遂如故。应以疏通络道，恢复肢体功能为治：

药用：生龟甲 30g、石决明 30g（以上二药先煎）、怀牛膝 30g、生元参 15g、杭白芍 15g、全蝎 3g（冲服）、胆星 6g、桑枝 15g、天竺黄 15g、黄芪 30g、百合 30g、忍冬藤 30g、郁金 9g、鲜竹沥汁 5 支。三剂，服如前法。

此后随证进退，中西合璧，并配以针刺，治疗两月余，可扶杖而行。

按：《素问·生气通天论》云："阳气者，大怒则形气绝，而血菀于上，使人薄厥。"本例则怒而血郁，血之与气并走于上而致神志昏迷者。属中风（中脏腑、阳闭型），用平肝潜阳、豁痰泄热、通腑降浊、开窍醒神为治。先投三宝清心、凉营、解热以开心包之闭，继以镇肝熄风汤加硝黄突出了降逆通腑之用，通过排泄大便以釜底抽薪、降低颅压，迅速达到开窍醒神的作用。

本例为危症，神昏时间愈长预后愈不良，所以要突出一个"急"字，不论脑血管出血与否，只要有神昏便闭属阳闭者，即可采用下法。下法，是用通便、泄热、逐水的方药以治疗便结、实热及水饮的方法。急症中神昏闭证运用此法，可以迅速祛逐邪热、排出毒素、降低颅压、改善大脑血液循环，从而减少对中枢神经系统的不良影响、减轻神经系统症状，其宣通气机、透热转气、釜底抽薪、醒神开窍作用远远超过了通泻大便、荡涤肠胃积滞的意义。

我国著名中西医结合学家裴正学教授在其《医学经验集》中指出"硝黄的使用使肠腔为之荡涤，使细菌及其毒素得以迅速排出体外，从而减少了全身毛细血管中毒症状，同时硝黄的泻下作用，使脑组织的水肿得以缓解，脑症状可随之减轻"。裴正学教授还指出，除神志病变外，通腑法对各种急症的治疗是确有疗效的，但此法治疗急症的重要指征当是"实热内结"。"实热内结"既可形成阳盛格阴（休克），又可出现热盛动风（抽风），还可合并迫血妄行（出血），热入心包（昏迷）等。凡此种种险症，都是以热结为病机基础的，这就给通腑法治疗提供了最佳选择空间。

（2）春温神昏

刘某，女，37 岁，农民。1997 年 2 月 20 日以流脑入院。证见神志昏迷、面赤身热、四肢抽搐、颈项强直、呕吐频作，经吸氧、抗感染、降颅压等综合抢救三天，抽搐及呕吐明显减轻，但高热昏迷如故。于 23 日下午邀余会诊，刻诊：高热神昏，呼之不语，颜面潮红，涕汗全无，四肢厥冷，腹部硬满，触之皱眉，大便七日未行，口鼻气秽，舌绛无津，舌根部苔黄厚腻，脉细滑数。病患春温，证属邪热入营、气营两燔、腑浊冲激、心神被扰之象。治宜凉营清气、通腑醒神，仿鞠通清营、增液承气之法：

药用：生地15g、玄参15g、麦冬15g、大黄9g（后下）、芒硝9g（烊化）、丹参15g、金银花15g、连翘15g、莲子心6g、桃仁9g、石菖蒲9g、瓜蒌15g。水煎两次混合共500ml，兑入热童子便100ml，频频胃管鼻饲，嘱24小时内服完。

二诊（25日下午）：家属云服上方二剂，已大便两次，第一次干结坚硬，第二次色黑胶黏。观其热退神清，四肢温和，肌肤似有微汗，舌绛苔转薄黄。药后已见腑通神清，阳气伸达，津液来复之佳兆。

药用：生地15g、玄参15g、麦冬15g、大黄9g（后下）、紫草9g、丹参15g、金银花15g、连翘15g、莲子心6g、桃仁9g、荷叶9g、瓜蒌15g。三剂，水煎频服。以养阴凉营、透热转气、继清炉烟之火。

如此调理二十余日，痊愈出院。

按：本例春温神昏，属邪热入营、气营两燔、腑浊冲激、心神被扰之证。治用凉营清气、通腑醒神，仿鞠通清营、增液承气之法而达醒神开窍之效。

考温病的神昏，不外邪扰营血，心神蒙蔽；邪恋气分，热盛神昧；湿热弥漫，浊邪害清；正气欲脱，神昏欲寐等四种情形。从各型见证来看，温病神昏实多虚少。在实证当中尤要注重无形邪热与有形糟粕如痰浊、燥屎、瘀血的搏结情况，应遵循"温病下不厌早""温病早投攻下，不为大害"之原则，适时施下，使糟粕去而邪热孤，俟神清而余症易解矣。

对于温病神昏的下法，亦应严格遵循温病下法各项规则，但其通下为手段，醒神为目的。验之临床不外四途：①通腑泄热法：如大小（调胃）承气汤。②通腑逐瘀法：如桃仁承气汤。③通腑导滞法：如枳实导滞汤。④增液通腑法：如增液承气汤。温病神昏的下法还要注意："存得一分津液，便有一分生机。"存阴液乃护正之举。逐热秽为祛邪之策。急下能存阴醒神，逐秽则邪去热孤，神昏不忘通腑，通腑尤须护津。

温病施用下法应注意与伤寒下法之区别：叶天士说："三焦不得从外解，必致里结，里结于何，在阳明胃与肠也。亦须用下法，不可以气血之分，就不可下也。但伤寒邪热在里，劫烁津液，下之宜猛，此多湿邪内搏，下之宜轻。伤寒大便溏为邪已尽，不可再下；湿温病大便溏为邪未尽，必大便硬，慎不可再攻也，以粪燥为无湿矣。"（自《外感温热篇》）。叶氏此说凿凿有理，句句中的，无须作解赘述。

39. 食 厥

陶某，76岁，男，2008年6月初诊。

突然晕厥，不省人事，手足逆冷，两目上视。当时家人摇动并呼叫患者，且准备送医院时，忽见患者呕出大量食物残渣，酸臭不已，吐后当即苏醒（此后每有发作，特别在饱食后胃脘不适的几天当中必发无疑）。随即来院就诊。刻诊：形容消瘦，平素行思灵动，精神好，尚健谈，经年劳作，似无所苦，唯胃病多年，食量较少，但平时很少服药。舌淡红，苔白腻，脉滑缓。嘱查心电图示：S-T波改变。脑电图检查示：轻度异常（排除癫痫）。证属食厥。乃食滞中脘、气机壅塞，阳气不能通达使然。宜消积导滞，疏达气机。予保和丸加味：

药用：神曲12g、焦山楂15g、陈皮6g、姜半夏9g、茯苓9g、炒莱菔子12g、生姜9g、连翘12g、槟榔6克、葱白二茎。二剂，水煎服。

二诊：药后自述胃脘舒坦，但甚感四肢困乏无力，宜补气宣阳为法，五味异功散加味：

药用：太子参15g、白术9g、茯苓9g、甘草6g、陈皮6g、法半夏9g、鸡内金12g、扁豆12g、生麦芽12g、荷叶9g、山茱萸12g、肉苁蓉15g。三剂，水煎服。

三诊：纳运如常，精力恢复，拒绝再服药。吾叮嘱家属，家中应常备保和丸、山楂丸之类成药，以备再若遇饮食过量，可即服保和丸1~2粒，消积导滞以防厥变。

随访，自遵上法，诸恙未作。

按："厥者，阴阳之气不相顺接之谓也。"本例食厥，因于食饮过饱，中脘壅滞，气机窒塞，阳气不得通达于四肢（《素问·阴阳应象大论》云：清阳实四肢），乃突发四肢逆冷。突然晕厥，不省人事，两目上视均为中焦窒塞，枢机骤废，升降无权，气机逆乱之象。"若伏其所主，必先其所因"，食滞无疑是本证之因，但由于发病之际，家人的摇动与患者身体的被动搬移，致使胃中食物自动吐出，方解胃室之危，令其气机得转，阳气得伸，机窍得开，厥变得复。"脾胃者，仓廪之官，五味出焉"。水谷入口，胃实而肠虚，但实而不能满。夫今古稀之人，受纳、腐熟之能俱衰，偶以食饱，持满壅滞，气窒不伸，阳气难达，机窍顿塞，昏瞀厥逆在所难免。先予保和丸消积导滞以缓其急，次以异功散补中健脾以培其气，俟脾健胃强，中气充足，若食饮有节，自无食厥之忧。

40. 气 厥

杜某,女,42 岁,农民。1980 年 4 月初诊。

因与女儿吵嘴怄气,移时便出现四肢冰凉,全身抽搐,双拳固握,闭目塞听,涕泪俱自出,咽哽不能言等见症。其夫急促催诊,见其症如上,舌质淡红,苔白薄,诊其脉伏不出。然生命体征却都在正常范围。依发病原因及见症,证属气厥。治宜疏肝解郁,行气通阳。当即针刺人中、合谷穴,留针约 5 分钟,随着频频哈欠而诸症渐次消失。遂疏方四逆散合甘麦大枣汤加味:

药用:柴胡 9g、白芍 15g、枳实 6g、炙甘草 6g、淮小麦 3g0、大枣 6 枚、合欢皮 15g、炒枣仁 15g。三剂,水煎服。

二诊:服药后除心情稍舒外余无明显变化。予逍遥散加味继服:

药用:当归 9g、白芍 15g、柴胡 9g、茯苓 12g、白术 9g、薄荷 9g、炙甘草 6g、陈皮 6g、香附 9g、炒枣仁 15g、百合 25g、生地 15g。五剂,水煎服。

按:一部《伤寒论》,是在外感热病中记载厥证较为全面的著作,书中论述了包括寒厥、热厥、气厥、血厥、蛔厥、水厥、脏厥、痰厥、膀胱关元厥等多种厥证的症状、治法、方药及预后。气厥便是其中之一,《伤寒论》332 条云:"少阴病四逆,其人或咳、或悸、或小便不利、或腹中痛、或泄利下重者,四逆散主之。"四逆散就是阳气郁遏致厥的正治之方,方中柴胡疏肝解郁,枳实行气散结,白芍养肝和营,甘草缓急和中。仲景虽将其列入少阴病篇论述,然四逆散对由于外界精神刺激,致使肝气郁结不疏,少阴阳气被郁而不达于四末,而出现四肢厥逆,以及对气厥、癔病、抑郁症等精神为患诸疾的治疗,对后世有着深远影响。《伤寒论》351 条云:"凡厥者,阴阳之气不相顺接,便为厥。厥者,手足逆冷是也。"《黄帝内经》云:"四肢者,诸阳之本也""清阳实四肢",但是清阳因气郁而格阻不达于四末,故出现手足逆冷,这就是气厥的本质。治疗上在用四逆散的同时,加甘麦大枣汤以润五脏之躁;合欢皮安五脏,和心志,令人欢乐无忧;炒枣仁补肝体,定魂魄,功在安神宁心。二诊用《局方》逍遥散加味,逍遥散疏肝健脾,寓"见肝之病,知肝传脾,当先实脾"之义;加炒枣仁、百合、生地,涵"素善肝郁者,应补肝柔肝为先务,待肝体充养,则其用自调,郁者自达"之机;香附乃气分圣药,陈皮亦调中良将。诸药合用可臻疏肝解郁,宣郁通阳,调和肝脾,养血柔肝,濡润五脏,安神定志之功。

41.真心痛

董某，男，58岁，退休工人。1998年元月11日凌晨5时初诊。

冠心病史5年。两天前因感冒而怕冷，左胸疼痛，当即口服单硝酸异山梨酯胶囊及冠心苏合丸，证情缓解。此后又服用治疗感冒的西药。感冒虽有减轻，但胸痛时有发作。刻诊：心前区疼痛，憋闷，气短，额头冷汗出，胃脘部堵塞，形寒畏冷，手足发凉，指梢青紫，疲乏无力，舌淡苔薄白，脉浮迟缓。脉证合参，证属心阳虚衰，寒瘀痹阻，营卫不和的真心痛。治宜温通心阳，宣痹止痛，调和营卫。桂枝加参附汤：

药用：桂枝9g、白芍9g、生姜9g、炙甘草6g、大枣6枚、炮附片20g、红参15g、琥珀2g（冲服）。一剂，开水急煎，煎至5分钟后，用汤匙边喂边煎。20分钟后手足渐温，胸痛好转，冷汗亦止。嘱按此法继续进药，12点钟以前服完。

二诊（1月11日中午）：上药后胸痛消失，周身通和。拟上方加味继服：

药用：桂枝9g、白芍9g、生姜9g、炙甘草6g、大枣6枚、炮附片20g（先煎半小时）、红参10g、琥珀2g（冲服）。二剂，温水煎，每日服三次，一天一剂。并嘱服药后喝热粥一小碗。

药后诸症若失。

按：《灵枢·厥论》云："真心痛，手足青至节，心痛甚，旦发夕死，夕发旦死"。《难经·二十九难》曰："奇经之为病何如？然：阳维维于阳，阴维维于阴，阴阳不能自相维，则怅然失志，溶溶不能自收持。阳维为病苦寒热，阴维为病苦心痛"。本例真心痛（实为心绞痛），感寒而发，心肾阳虚为其本，气血瘀阻为其标。心阳不足则胸阳痹阻，肾阳虚衰则维脉为病。胸阳痹阻则不通则痛，阴维为病可不荣则痛。损其心者调其营卫，阴维为病补肾养奇。在治疗上，一诊以桂枝汤调和营卫，加炮附子温补心肾之阳，红参峻补心之阳气。贵在开水急煎，边喂边煎的服药方法，既抢回了救治时间，又充分发挥了药力。考桂枝汤"外证得之解表和营卫，内证得之化气调阴阳"。配以辛雄大热之附子，振奋心阳之红参，使离照当空，胸中阴霾尽散，故病大瘥。二诊以原方佐入琥珀，活血通脉，使气行血活，心脉温运畅行，故病若失。

42. 心　悸

（1）卢某，男，12岁，学生。2010年7月初诊。

心悸心慌一周。8岁时因感冒高热不退并发心肌炎，经住院治疗好转，此后时有心悸偶发。本次发病，心悸甚，心慌气短，时自汗出，纳差便稀，寐少甚则梦中惊惕。舌淡红苔薄白，脉细无力。证属心脾两虚，神不归舍。治宜补益心脾，安神镇惊。方拟归脾汤加味：

药用：炒白术9g、白人参9g、炙黄芪12g、当归9g、甘草6g、茯神9g、远志6g、炒枣仁9g、木香3g、龙眼肉9g、生姜3g片、大枣3枚、生龙齿15g（先煎）。3剂，水煎服。一日一剂。

二诊：药后心悸心慌明显减轻，夜卧未惊，稍有食欲。既效，原方继服5剂。一剂煎两次，取300ml，分3次温服。隔天服一剂。

三诊：心悸心慌再减，纳寐转佳，大便成形。拟配丸剂缓服以图根治。

药用：炒白术9g、白人参9g、茯苓15g、炙黄芪12g、当归9g、甘草6g、茯神9g、远志6g、炒枣仁9g、木香3g、龙眼肉9g、生姜3片、大枣3枚、肉桂6g、黄连6g、神曲9g、鸡内金9g、炒麦芽9g、焦楂肉9g、莪术3g、陈皮6g、补骨脂9g、芡实子12g、石菖蒲9g、炒杜仲12g。5剂，共碾细末，过筛，小麦、神曲面糊为丸，6g重，日服2次。

按："温邪上受，首先犯肺，逆传心包"。患者当初感受温热毒邪，犯肺逆传，使心包受邪，进而侵袭心脉而心肌受损，即成今之病毒性心肌炎。当时经积极治疗使病情得以迅速控制，并痊愈出院。然由于温邪灼津耗正，热伤气营，致心神失养而症见心悸不安。久则气阴不复，再加寒药戕脾，遂渐贻心脾两虚之患。今日所见心悸心慌，气短乏力，时自汗出，纳差便稀，舌淡红苔薄白，脉细无力诸症皆属心脾两虚，神不归舍之象。盖心主血脉而藏神，脾主运化而藏意，心为五脏六腑之大主，脾为气血生化之源。心虚神无所主而悸动不宁，脾虚化源不足而血脉少濡。故以《济生方》归脾汤养心宁神，补母益子（心为脾之母），如是则心气壮而神以藏，脾气健则气血充。方中参、芪、术、草甘温调中、补气健脾；茯神、远志、炒枣仁、龙眼肉补心益脾、安神定志；木香疏滞，当归养血；生姜行阳分而祛寒发表、宣肺气而解郁调中；大枣补少气而安中养脾、调荣卫而益心生津；加味生龙齿镇惊安神，取"惊者平之"之意。后以归脾汤加味制大其剂，碾细末，用小麦、神曲面糊为丸者，以麦为心谷，曲为脾钥，既养心又启脾，久服悸必不作。

（2）寇某，男，36 岁，陇南市公务员。2012 年 2 月 6 日初诊。

心悸时作时休两年。伴胸闷气短，时太息，脘痞便燥，口苦纳呆。舌质淡红，苔黄微厚。脉小弦结代。心电图示频发期前收缩。证属气血亏虚，心阳痹阻，胆热肝郁，腑浊不降之证。治当补心气，通心阳，疏肝清胆，通腑降浊为法。先宜柴胡加芒硝汤增损：

药用：柴胡 10g、黄芩 9g、党参 10g、炙甘草 9g、生姜 9g、姜半夏 12g、大枣四枚、芒硝 5g（烊化）、桔梗 9g、枳壳 9g、合欢皮 15g。5 剂，水煎服。

二诊：药后除心悸、脉仍现结代外余症大瘥，舌质淡红，苔薄白，脉结代。此乃实证一解，虚象显现，阴阳气血俱不足。拟炙甘草汤：

药用：炙甘草 12g、党参 10g、桂枝 9g、生姜 9g、麦冬 20g、生地 50g、火麻仁 15g、阿胶 10g（烊化）、大枣 12 枚。3 剂。

煎服方法：用水 2kg、黄酒 0.5kg，将上药置砂锅中浸泡 1 小时，然后大火烧开，继用微火慢煎 3 小时，剩药液 0.5kg，取汁将阿胶烊化，分 3 次温服。

三诊：药后诸症若失。病人要求带药返回。遂以二诊方加味：

药用：炙甘草 12g、党参 10g、桂枝 9g、生姜 9g、麦冬 20g、生地 50g、火麻仁 15g、阿胶 10g（烊化）、大枣 12 枚、黄精 30g、降香 5g、荷叶 9g。6 剂，煎服方法同前。

按：本例主证是心动悸，脉结代，属阴阳气血俱不足的炙甘草汤证。然而胸闷气短、时太息、脘痞便燥、口苦纳呆又非本方所宜，故先予仲景柴胡加芒硝汤增损以疏肝清胆、通腑降浊，使胆热得泄、肝郁得疏、腑浊得降、肝胃得和。俟诸兼证解除后再用炙甘草汤收功。《黄帝内经》云："大实有羸状，至虚有盛候"。告诫医者临证细察症状，深究病机，特别对疑难疾病，审时度势，明察秋毫，乍看一派虚弱之体，必有独处藏奸之地。只有辨得孰虚孰实，拟定攻补次序，逐层剥茧，方可万全。

43. 脉 结 代

牛某，男，65 岁，农民。2013 年 4 月初诊。

自觉心悸心慌，气短乏力，胸闷不舒，经心电图检查示心律不齐，室性逸搏。脉诊：脉律不整，搏动无力，五六至~七八至一歇不等，应属中医结代脉。此乃气血不足、心阴心阳两虚之证。《伤寒论》有"伤寒，脉结代，心动悸，炙甘草汤主之"之明训。予炙甘草汤原方：

药用：炙甘草 12g、白人参 9g、生姜 9g、生地黄 45g、桂枝 9g、麦冬 25g、火麻仁 25g、阿胶 9g、大枣 15 枚。以黄酒 1kg、水 2.5kg，文火慢熬，熬至0.5kg，取汁，纳胶烊消尽，分三次温服。嘱先服三剂。

二诊：药后心悸心慌，气短乏力均有明显好转，脉搏较前有力，偶有间歇但间隔延长，说明药已尽效，效不更方，原方继进5剂，服如前法。

三诊：律整有力，结代消失，心电图恢复正常。

按：该患者年迈体衰，气血亏虚，血亏不能充盈脉管，气虚无力温运血行，故血行缓慢；又当心之阴阳不足时，则脉管不充、搏动无力，甚则脉律不整、结代频见。用炙甘草汤滋阴益阳、补气养血、通阳复脉。方中：白人参、生姜、桂枝补气助阳，生地黄、麦冬、火麻仁、阿胶、大枣养血滋阴，尤以酒水慢火久煎，汁浓味厚，借酒的甘醇、香窜、疾行之性，引诸药上达于心，而臻通阳复脉之效。

柯琴在《伤寒来苏集》中言："仲景凡不足之脉，阴弱者用芍药以益阴，阳虚者用桂枝以通阳，甚者加人参以生脉……甘草之缓不能速下，清酒之猛捷于上行，内外调和，悸可宁而脉可复也。酒七升，水八升，只取三升者，久煎之则气不峻，此虚家用酒之法。且知地黄、麦冬得酒则良"。

应该清楚，方中最不可忽视的是炙甘草，本方以炙甘草名汤，炙甘草无疑是本方的主药。考甘草，甘、平、入十二经。炙用有益心气，利血脉，调心律之功。除此而外，其还有补脾益气，生津止渴，润肺止咳，调和诸药之效。若甘草生用可清热解毒，主痈肿，消疮疽，解药毒，利诸窍，去咽痛、除热闭。其更能缓奇经八脉之急。其治肺痿，虚寒配干姜，虚热配麦冬。而仲景正是看中炙甘草"通经脉，利血气"的作用，委以炙甘草为君，并以之冠名，命曰炙甘草汤。

炙甘草汤，又名复脉汤。脉结代，是炙甘草汤的脉证；而心动悸则是炙甘草汤的体证。临证二者可同时出现，亦可单独见症。脉结代之脉证前已述过，而心动悸的体证亦有其由，《素问·平人气象论》云："胃之大络，名曰虚里，贯鬲络肺，出于左乳下，其动应衣，脉宗气也……乳之下，其动应衣，宗气泄也。"依经文之义，动悸者，虚里（左乳下心尖搏动处）跳动不安也，乃营虚气泄，心主失养，元神不安之故。所以用炙甘草汤养血宁心，通阳定悸。

临床如何运用好本方？记得吾在初行医时，不解其奥旨，每以炙甘草作调和药，地黄、麦冬量不敢多用，煎法亦不识深义，所见脉结代，心动悸者投之，多有不效；多次不效使我反复琢磨经文，方知我原本末倒置，不求圣解。当深明仲景本义后，再投用临床疗效显著提高。同时本方不需要加减，只要对症，能按仲景要求投用无不见效。

44. 关　格

胡某，男，48岁，农民。1996年10月初诊。

患慢性肾炎五年。因突发呕吐溲闭半日，急邀余初诊。刻诊：面色灰垢，少气懒言，四肢不温，全身浮肿，腹胀脘痞，呕吐溲闭，小腹胀痛，心烦躁扰，舌淡苔白腻，脉沉弱。证属脾肾阳衰，湿浊不化，升降失序，邪闭三焦之象。治宜急则治其标，先以止呕利小便为当务之急。因无条件导尿，姑予外治法试之：

（1）以三尺以下新鲜黄土或泥土，多次让病人闻其味道（并呼吸其味）。

（2）用大葱1kg，洗去泥土，剁碎，全部置锅内炒热。先以一半炒热的葱泥置于两层毛巾之中，纳入麝香1分，迅速热敷小腹（覆盖关元、气海、中极诸穴）。待稍凉立即换上另一半炒热的葱泥，仍入麝香1分，敷如前法。如此反复热熨，直至溲出。

（3）持软鸡翎一支，刺激患者鼻腔（动作要轻，以免划破鼻腔黏膜）令其频频打嚏。

通过上3法协同使用，半小时内呕吐止而小便通利，继而小腹胀痛及心烦躁扰皆随之消失。

尔后按缓则治其本之原则予生姜泻心汤加减：

药用：生姜15g、姜半夏9g、黄芩9g、黄连3g、红参9g、炙麻黄6g、炮附片10g、细辛3g、生白术20g、茯苓皮20g、益母草20g、大腹皮12g。三剂，水煎频频热饮。一日一剂。

二诊：药后矢气频作，大便数次，自觉腹胀减轻，进热粥已无恶心感，小便自利，浮肿稍消，诸症均有所好转。予五味异功散、连理汤为基本方化裁：

药用：红参9g、生白术20g、茯苓皮20g、陈皮6g、甘草6g、黄连4.5g、干姜6g、莪术5g、佩兰6g、鸡内金15g、佛手6g、炮附片10g、0.5kg重鲤鱼一尾。5剂。煎服方法：先将鲤鱼煎汤（除生姜外不置任何佐料），待汤成后，以鲤鱼汤代水熬药。药煎成后频频热饮。一日一剂。

三诊：病情较前稳定，知饥且浮肿大消，虽有小效，但此病尚属重症，断不可掉以轻心。治疗时期慎风寒，勿饱食，禁房事，低盐饮食。此后总以五味异功散、连理汤、全真一气汤、真武汤等进退消息。维持月余后，血、尿检验各项指标均有不同程度好转。

按： 小便不通谓之关，呕吐不止谓之格；小便不通与呕吐不止并见名曰关格。此例乃脾阳亏损，肾阳衰微，以致气不化水，阳不化浊，邪闭三焦，升降乖逆之危象。治疗宜先利小便为先务。临床证明，随着溲通，呕吐亦可缓解。再者，由于此类病人不断呕吐，药物很难服进，所以正确运用外治法往往可以达到预期效果。我在治疗方面首先是采用了"以地表三尺以下新鲜黄土或泥土，多次让病人闻其味道（并呼吸其味）"这一简要治法。这个方法系成都中医药大学王庭富教授的经验，是王老在给我们讲《金匮要略》课时所授，此法尤其适用各种方法治疗不止的呕吐甚效，意为以土制吐之用。其次用"热葱泥加麝香热敷小腹法"及"鸡翎刺激鼻腔取嚏法"。热葱泥加麝香热敷小腹法对各种原因引起的癃闭等小便不利可以说是百治百效，因为大葱辛温发散、有温阳暖肾、促进膀胱气化之功能；麝香辛温香窜、开窍辟秽、活血散结。妙在将炒热如泥并掺入少许麝香的大葱趁热敷于小腹部，相当于今之药物透析，如斯者小便何能不通哉？至于鸡翎刺激鼻腔取嚏法，此乃下窍闭而开启上窍之法，古曰"提壶揭盖法"，此法更简便易行，经验证明，多数患者经鸡翎刺激鼻腔，一旦喷嚏连连，小便即刻夺关而出，效若竿影。

当先期外治使呕吐止、小便通利之后，在后续的治疗中，则采取了"上下交病治其中"的措施，抓住"腹胀脘痞"这一典型症状，投以仲景生姜泻心汤加减，以辛开苦降、斡旋气机、启动枢机、交泰阴阳而达消痞除满之效。另外，所遣之方名为生姜泻心汤加减，实为生姜泻心汤、麻黄附子细辛汤、真武汤之合方，泻心汤开中痞，麻黄附子细辛汤宣上，真武汤治下。中焦为主兼顾上（肺）下（肾），切中肯綮，药无虚投，实不二法门。与此同时，药中选用了生白术，意在加强脾为胃行津液、通调大便的功能，从而使积蓄在体内的有害物质（如酮体等酸代谢产物）尽快排出体外。

关格一证形成原因甚多，不论何种成因，消除呕吐通利二便则为治疗的先入手段。多年来对此类病采取外治方法均有效验，而后依病机服用药物，稳扎稳打，步步为营，方可达到预期目的。

45. 女 劳 疸

康某，女，32岁，务工人员。2008年6月12日初诊。

患者面色晦黯，额头发黑一年余。伴形瘦气弱，精神萎靡，腰脊酸困，腹胀便秘，纳谷不馨，渴不欲饮，夜难成寐，眩晕健忘。刻诊：肤色晦黯无华，前额黧黑尤著，裸露黏膜多现色素沉着，舌质紫黯、边有齿痕、舌苔厚腻黄白相间，脉沉涩。询其病史：常年务工在外，生育二胎，人流多次，月经不调有年，现经闭近及两载。曾在西安几家大医院均诊断为艾迪生病。曾予激素等药物治疗，症情有所好转，但停药后症复如故，随着病程迁延，每有加重之势。遂返故里求治于中医。

病机分析："心主血，其华在面"。年逾三旬，正当血气刚盛，然劳伤瘀滞，经闭而面晦。脉证合参，实属肾精亏虚，瘀热搏结之象。予桃核承气汤加味：

药用：桃仁9g、生大黄9g（后下）、芒硝12g（烊化）、炙甘草6g、桂枝9g、淫羊藿15g、菟丝子24g。五剂，水煎服。

二诊（6月19日）：上药服后腹泻数次，腹胀消失，食已知味，卧能交睫。然余症依然。既效，仍以上方增损继进。

药用：黄芪30g、当归9g、桃仁9g、大黄9g、炙甘草6g、土元4.5g（冲服）、桂枝9g、淫羊藿15g、菟丝子24g。五剂，水煎服。

三诊（6月26日）：药后无甚动静。窃思之，仲景有"额上黑，微汗出，手足中热，薄暮即发，膀胱急，小便自利，名曰女劳疸"之训。此证额上黑，并非单纯闭经所为，据其房劳多产，肾精斫丧，非女劳疸者何？遂改弦易辙，按女劳疸论治，法以补肾祛瘀，除湿消疸。予仲景硝石矾石散合金匮肾气丸为治：

药用：皂矾30g、火硝30g、鸡内金60g、水蛭30g。共研极细末，每服1g，一日两次。大麦粉熬粥送服。

金匮肾气丸，每服1丸（9g重），一日两次，早、晚饭前淡盐汤送服。（感冒勿服）

并嘱服药期间宜严戒房事，适饮食，忌郁怒。

四诊（8月5日）：服上药月余，昨日月经已至，少腹痛甚，且色紫经量少。病人心情较前放松。嘱停服上药，予《金匮》当归芍药散加味：

药用：当归9g、白芍15g、川芎6g、白术6g、茯苓9g、泽泻9g、香附9g、桂心6g、淫羊藿15g、鹿角霜9g、盐小茴香12g、金钱草30g。三剂，每剂水煎两次，头二煎混合，兑黄酒一两，分早、午、晚三次空腹服下。一日一剂。

五诊（8月8日）：上药进第二剂，经量增加，并有鲜亮紫黑血块不时排出，少腹顿觉舒畅。待三剂服完月经基本干净。嘱停药，糜粥自养，待七天后，仍以三诊之两方继服，服如前法。（经行、感冒勿服）。

六诊（10月1日）：夫妻二人来家言谢，曰：上药共服近三个多月，现月经正常，肤色洁净，诸症皆愈，已正式上班。吾细察之，确宛若两人。如不明言，实不敢相认。

按： 张仲景在其《金匮要略·黄疸病脉证并治》篇中根据病因和症状，将黄疸分为五种：黄疸、谷疸、酒疸、女劳疸、黑疸。认为女劳疸系由于纵欲过度，肾虚热浮所致，其云："额上黑，微汗出，手足中热，薄暮即发，膀胱急，小便自利，名曰女劳疸；腹如水状不治。""黄家日晡所发热，而反恶寒，此为女劳得之；膀胱急，少腹满，身尽黄，额上黑，足下热，因作黑疸，其腹胀如水状，大便必黑，时溏，此女劳之病，非水也。腹满者难治，硝石矾石散主之"。从上述两段经文来看，额上黑，足下热，膀胱急、少腹满为女劳疸之主要症状。黑为足少阴之本色，房劳多产，肾精斫丧，水色现于额头；《灵枢·五阅五色》云："肾病者，颧与颜黑"。肾精亏耗，则足下热；阴亏于下，虚热干及膀胱故膀胱急，虚热干及胞宫、精室，致瘀热搏结则少腹满。另外，黑疸亦可见目青面黑，大便色黑之征，然黑疸多由酒疸、女劳疸久久不愈发展而成，临证不难鉴别。

本例房劳早育、多次流产，导致肾精冲任极度戕伐，症见腰脊酸困，经水不调。五脏元真阴阳俱损，则形瘦气弱，纳谷不馨。气滞血瘀经隧不利，则额头黧黑，肌肤少荣。阳明腑实气机壅塞，则便闭腹胀，夜难成寐。瘀滞湿阻气不化津，则口干欲漱，渴不思饮。肾虚髓少脑府失充，故眩晕健忘，精神萎靡。总之，房劳多产，肾虚瘀热为本证主要病机所在。

在治疗方面，初起按闭经辨治显然未中肯綮，故其效平平。后深思证因，此女劳疸然也。则以硝石矾石散加味合金匮肾气丸久服而收功。考仲景硝石矾石散为肾虚夹瘀血而设，方中硝石苦咸、性寒，入血消坚积，去湿浊。矾石酸咸、性寒，入血渗湿化痰热。伍水蛭咸苦、性平，以破血逐瘀，散癥通经。配鸡内金，甘平性涩，能消食积，愈遗溺，除热止烦。大麦糜粥，甘咸微寒，实五脏，壮血脉，益气调中，补虚除烦。另以仲景金匮肾气丸缓服，补肾气，益元阳，水中求火，阴生阳长以抚先天之缺殇。俟气血通畅，营卫和谐，玄府开阖，任通冲盛，如斯则经水适调而后肌肤华润，面洁无瑕。

硝石矾石散后世应用比较广泛，有用硝石矾石片治疗囊虫病者，有用硝石矾石散治疗肝硬化腹水症者，亦有用来治疗慢性黄疸性肝炎者，更有以其治疗肝胆结石、癫痫、痰湿流注（痰核）者等等，均取得了满意疗效。

现代医学中的艾迪生病，根据其症状颇类似于中医之女劳疸。是一种内分泌代谢障碍性疾病，与慢性肾上腺皮质功能减退有关。临床时有所见，皮肤和黏膜色素沉着是本病重要特征，且常为早期症状。西医治疗本证，多以肾上腺皮质激素为主，与祖国医学补益肾脏不谋而合。

46. 狐　　惑

赵某，女，42岁，地质大队职工家属。2001年夏初诊。

口腔溃疡7年多，甚则溃疡延及咽部黏膜，时有疼痛或影响声音发出，呈间歇性，时发时好，总不能根除。素大便偏稀，食不能用饱，饱则腹胀不适，余无大碍。舌淡红苔薄黄，脉濡数。证属阳明湿热，宜清热利湿，予《小儿药证直诀》泻黄散加味：

药用：藿香叶 6g、防风 3g、生石膏 45g（先煎）、栀子 6g、甘草 9g、滑石 15g、肉桂 6g、黄柏 6g、升麻 6g。三剂，水煎频漱后徐徐下咽。一日一剂。

二诊：药后自觉症状减轻，感觉三剂药就有明显效果，对我产生了信赖，便低声给我说她除了口腔溃疡之外，下身（指阴部）皮肤亦有溃疡处，而且也有四五年了。因羞于启齿，经常看大夫时只讲口腔溃疡而隐瞒了外阴皮肤溃疡之症，所以求医不少，多无效验，故拖了几年至今未愈。根据患者所述，正是仲景所讲的狐惑病。即予甘草泻心汤原方：

药用：炙甘草 12g、黄连 3g、黄芩 9g、姜半夏 9g、干姜 6g、党参 9g、大枣 6 枚。三剂，水煎频服。另外用苦参 50g，煎汤熏洗外阴，早、晚各一次。

三诊：阴部症状有所减轻，但口腔进展不大。虑其病程较长，脾虚湿热不攘，气虚溃面不合，肾虚浮阳不潜。拟调整思路，予甘草泻心汤合潜阳丹化裁继进。

药用：生甘草 15g、黄连 3g、黄芩 9g、姜半夏 9g、干姜 6g、白人参 15g、炮附片 9g、制龟甲 12g（先煎）、砂仁 6g、黄柏 9g、川牛膝 9g、磁石 30g（先煎）。七剂，水煎频服。另用苦参 50g，煎汤熏洗外阴，早、晚各一次。

四诊：见面病人喜形于色，说这次的药特别见效，上下的溃疡面已有多数愈合，心里头也轻松多了。既效，亦步前法续服。遂以三诊方七剂，隔日一剂，服如前法。

五诊：基本痊愈，近期疗效尚满意，为巩固疗效，仍以三诊方加活血、宁心、渗湿之品出入其间，又治月余而愈。

按：狐惑病，根据其临床症状，类似于今之白塞氏综合征（眼口生殖器三联综合征）。以口腔、外阴、眼等部位的破溃蚀烂为主要特征，有的还兼见疑幻不定的精神症状，如默默欲眠、目不得闭、卧起不安、焦虑烦躁、多疑善感、抑郁沉闷、不欲饮食等见症。

狐惑一病，始见于仲景《金匮要略·百合狐惑阴阳毒病脉证治》篇，经文曰："狐惑之为病，状如伤寒，默默欲眠，目不得闭，卧起不安，蚀于喉为惑，蚀于阴为狐，不欲饮食，恶闻食臭，其面目乍赤乍黑乍白。蚀于上部则声喝，甘草泻心汤主之。"文中生动地描绘了狐惑病的症状及治疗方药。

狐惑病的病机多为湿热为患，若病程久者则以正虚邪恋、虚实互见为主。

本案涉病七八年，可谓病程不短，若单以湿热为治，肯定识证肤浅，只获皮毛之效，非其治也。当确诊为狐惑病时，即尊仲景之法而施之。但当投以甘草泻心汤之后何来效微呢？考甘草泻心汤乃仲景原为痞证而设，乃因反复误下导致脾胃更虚，以痞利俱甚，谷不化，干呕心烦不安为主。本方以甘草泻心汤冠名，方中炙甘草为君，其量最大，突出了脾胃虚弱这一特点，全方诸药协同，共起和胃补中，消痞降逆之效。但是从狐惑病的角度审视，口、阴黏膜出现溃疡，提示：①湿热未尽，②中气不足。湿热不攘则口、阴黏膜持续糜烂溃疡；中气不足则不欲饮食、溃疡面凹陷不能愈合。又由于病程长而累及肾脏，导致肾虚而龙火不潜，无根之火上浮犯及诸窍，除口、阴黏膜出现溃疡、眼结膜发红外尚可见精神恍惚、心烦焦虑、卧起不安等见症。因此清热利湿、补中益气、助肾潜阳则为治疗大法。

对于本病的发病，仲景时代认为与伤寒后之热邪未尽，湿热毒邪内蕴有关；但在清代余师愚《疫病篇·疫证条辨》第50条："狐惑，宜本方（清瘟败毒散）增石膏、犀角，加苦参、乌梅、槐子。"余师愚所示狐惑，是因热疫而引起的咽喉或前后阴蚀烂的病变，应当看出这一类狐惑病或有传染性，由于病因不同，所以治法上以清瘟解毒为主，对狐惑赋以新的认知与治法。

近年来有人认为狐惑病与病毒感染或自身免疫有关，但总体尚无确切定论。

47. 胃　反

刘某，男，35岁，城郊农民。2011年9月初诊。

半年来频作呕吐，呕吐物多为痰涎和未消化食物，一般是食后2~3个小时开始呕吐。素性情暴躁，常云胸胁痞闷，胃痛腹胀；询知纳谷不香，寐差，大便干稀不调；舌质偏红、苔薄白滑、脉微弦、两关尤甚（上消化道钡餐透视：幽门不全梗阻）。脉证合参，当属木横乘土，中阳不运，胃不消谷，朝食暮吐之胃反病。治宜暖肝温胃，降逆止呕为法。拟仲景大半夏汤加味：

药用：姜半夏12g、白糖参9g、生姜15g、白蜂蜜50g。3剂，服法：先将白蜂蜜纳入煎药水中，充分搅拌均匀，然后入前三味同煎2次兑匀，多次少量频频温服。

二诊：药后胃脘稍舒，呕吐稍减，但两关脉仍弦，说明肝用太过，于上方加白芍15g以事养肝柔肝。5剂，服如前法。

三诊：呕吐明显减轻，昨日仅呕吐3次。症状虽缓，病因未除；调和肝脾，温胃降逆仍属大法。大半夏汤加味继服：

药用：姜半夏12g、白糖参9g、生姜15g、白芍15g、肉桂3g（研末冲服）、白蜂蜜50g。5剂，服如前法。

四诊：已4天未发生呕吐，心情好转，胸脘如释，食增知味，大便自调。拟三诊方加荷叶10g，继服5剂，隔日一剂，服如前法。

按：胃反又称反胃、翻胃。名出仲景，《金匮要略·呕吐哕下利病脉证治》云："趺阳脉浮而涩，浮则为虚，涩则伤脾，脾伤则不磨，朝食暮吐，暮食朝吐，宿谷不化，名曰胃反。脉紧而涩，其病难治"。本证病达半载，木旺土虚，胃中无阳。如王冰所言"食不得入，是有火也。食入反出，是无火也。"胃中无阳则谷食不磨，宿谷不化而食入反出。"胃反呕吐者，大半夏汤主之"。这是仲景治疗胃反专用方，方仅3味，半夏降逆，人参补虚，白蜜安中；加味生姜以增化饮和胃降逆之效；次入白芍以事养肝缓肝之功；后伍肉桂泄肝而反制肝气太过，以木得桂则枯。药证相合效若桴鼓。

48. 嘈　杂

鲁某，男，42岁，地质队职工，2011年7月初诊。

吞酸嘈杂3年。犯时干呕嘈杂，上腹难受不能自恃，缓解则乏力纳差，口干不欲饮。近来频频发作。无寒热，二便可，脘腹按之濡软，舌淡苔白润，脉濡缓。此痰湿中阻，脾胃失和，气机不降使然。治宜除湿蠲饮、和胃降逆。用仲景生姜半夏汤：

药用：半夏30g、生姜50g（绞汁）。

煎法：取三碗水，先煎半夏，待剩两碗水时去半夏加入生姜汁，再煎剩一碗水时，离火稍候，趁热频服。

二诊：上药一剂其症若失，胃中宽快，思食。拟上方继进3剂，一月来未曾复发。

按：嘈杂病名首见于《丹溪心法》。《实用中医内科学》云"嘈杂，又名心嘈。是指胃中空虚，似饥非饥，似辣非辣，似痛非痛，而胸膈懊恼，莫可名状的一种疾病。常和胃痛、吐酸等病同时并见，亦可单独出现，临床可因胃热、胃虚、肝郁、血虚等原因所致"。而本例为胃虚饮郁所致。故以仲景生姜半夏汤主之。

考"生姜半夏汤"出自《金匮要略·呕吐哕下利病脉证治》："病人胸中似喘不喘，似呕不呕，似哕不哕，彻心中愦愦然无奈者，生姜半夏汤主之。

生姜半夏汤方：半夏半升、生姜汁一升。右二味，以水三升，煮半夏取二升，内生姜汁，煮取一升半，小冷，分四服，日三夜一服。止，停后服。"

方中生姜蠲饮而温中降逆，半夏涤痰和胃而开结消痞。小冷而频服乃"治寒以热，凉而行之"以防格拒。其方药精效宏，效若桴鼓。为寒饮搏结，中上二焦气机受阻的证治之良方。倘若有饮郁久而嘈杂甚者，可用伏龙肝煎汤代水煮上药，其效更佳。

我在临床使用本方时，根据古今剂量折算表（汉代一升，折合原中药秤十六两制剂量为六钱至一两，折合克制剂量应为18g至30g），每以半夏30g、生姜50g为习惯用量，如法煎制，均能达到预期效果，而且药简价廉，患者乐于接受。

近年来胃病日益增多，各型胃炎，胃、十二指肠球部溃疡，食管炎，幽门螺旋杆菌感染，胃癌早期等消化系统疾病的不同阶段，每可见到胃脘嘈杂，但不论何因，只要病机吻合，均可投以本方。

49. 心 下 坚

胡某，女，56岁，乡镇退休干部。2011年6月初诊。

胃脘痞胀不适，触之坚满如磐，伴便溏肠鸣，小便不利，畏寒肢冷，面肢浮肿，身痛项强，渴不欲饮，舌淡胖边有齿痕，水滑苔，脉沉迟。病已时日，治多不效。脉证分析，按阳虚阴凝，气饮搏结，积于心下，中失斡旋辨证。治宜通阳化饮，行气消痞。拟《金匮》桂枝去芍药加麻辛附子汤：

药用：桂枝9g、生姜9g、炙甘草6g、大枣5g枚、炙麻黄6g、细辛3g、炮附片9g。3剂，水煎服。

二诊：药后畏寒减轻明显，然心下未知，肿满依旧。寻思药证不悖，肿满为何无动于衷？遂复诊其脉右寸略见浮象，问药后曾出汗否？曰未见汗出。恐此乃症结所在，拟上方加味跟进：

药用：桂枝9g、生姜9g、炙甘草6g、大枣5枚、炙麻黄9g、细辛3g、炮附片9g、茯苓15g、白术9g、连须葱白2茎。3剂，水煎服。并嘱药后仿桂枝汤法发微汗。

三诊：上方进一剂，温覆发汗，微汗后自觉周身通和，腹中鸣甚，移时矢气频频并泻下水样便多量，旋即心下痞胀顿减。3剂甫，心下坚满如磐感消除大半，按之稍濡软，小便利，肿始消，身痛项强均减轻。效不更方，上方去葱白，加泽兰15g，再服5剂。

四诊：诸症若失。胃脘温热，触按柔软，饮食增加，大便成形，肿消项舒。嘱以附子理中丸（规格：9g重，10粒装），1次1丸，1日2次。并忌冷饮，避风寒，多运动，将息适宜。

按：本患者发病逾1年，始于感寒郁怒，过服凉茶。阅所服方剂，有生姜泻心汤、中满分消丸、附子理中丸、柴胡桂姜汤、椒朴丸等，均未见效。丰腴之躯，禀素痰湿，饮邪内郁，阳虚阴凝；职司干部，少动多坐，气机不畅，每有壅塞；气饮相结，积留心下，心下坚满，如杯如盘。其实质乃阳虚为本，无形之气与有形之饮坚结为标；阳虚阴凝，气饮留滞心下。《金匮要略·水气病脉证并治》桂枝去芍药加麻辛附子汤，专主"气分，心下坚，大如盘，边如旋杯，水饮所作"之证。全方是由桂枝汤去酸寒之芍药加温经散寒的麻黄附子细辛汤而组成，方中桂枝甘草畅心阳而通达营卫，麻黄附子细辛汤助少阴而开启玄府，共臻通阳补中，逐饮散寒作用。本方取效的关键还是"当汗出，如虫行皮中"，然发汗如桂枝汤法，这是仲景的经验之谈，也是仲景的发汗准则；出汗可开启玄府，出汗可发越水气，出汗可调和营卫，出汗可平衡体内津液。通过汗液的宣泄，营卫因和，气血得通，故有如虫行皮中之感，所以仲景说"当汗出，如虫行皮中，即愈"。至于方中加味，二诊方入茯苓、白术、连须葱白者，茯苓、白术乃仲景治水要药，有健脾化饮之功；连须葱白有温通启玄府，辛散助气化之能；三诊方去葱白加泽兰，活血行血以利行水，因为仲景有"血不利则为水"之明训。当病愈后用附子理中丸续服，意在附子温肾蒸化水液，理中丸燠脾运化水湿，莫安两天，永杜饮患。

50. 泄　　泻

汝某，男，42岁，通渭县农民。2012年8月初诊。

患腹泻5年，近日加重，经人介绍来诊。泄泻经年，消瘦乏力，背寒如冰，胃凉若扇、似有冷气从其出；肠鸣辘辘，腹满纳呆，泻前腹痛，泻则稍舒，泻下如糜，移时坚满，舌淡胖边有齿痕、苔黄厚腻，脉濡数。证属泄泻。乃阳明积滞，饮郁化热。拟己椒苈黄汤加味：

药用：防己15g、椒目5g、葶苈子15g、生大黄5g（后下）、茯苓15g、桂枝10g、黄芩10g、生姜6g。三剂，水煎服，趁热服下。

二诊：第二剂药后，腹愈痛，坠胀尤甚，未几，泻下如涕如糜状物，但量不多；待第三剂药服下，泻下物增多，且日达五六次，病人疑问怎么又拉得严重了，吾答不碍事，多年沉积排出来就好了，并鼓励坚持治疗，上方调整继进。

药用：防己15g、椒目5g、葶苈子10g、酒大黄10g、茯苓15g、桂枝10g、黄芩10g、生姜6g、陈皮5g、炮附片5g。三剂，水煎服，趁热服下。

三诊：三剂服毕，自觉肚子稍柔软，泄次减少，涕状物消失，胃部没有以前发凉，黄苔变薄。说明方证对路，上方微调继进。

药用：防己10g、椒目5g、葶苈子10g、酒大黄10g、茯苓15g、桂枝10g、生白术20g、黄芩10g、陈皮5g、炮附片5g、党参10g、炙甘草5g。三剂，水煎服，趁热服下。

四诊：药后又泻污秽些许，色如果酱，腹痛坠胀顿减，知饥，嘱面糊、稀粥以扶胃气，厚味、硬食暂禁。

药用：茯苓15g、桂枝10g、焦白术10g、炙甘草5g、酒大黄10g、炮附片5g。五剂，水煎服，趁热服下。

五诊：上药甫，大便已能堆起，腹部舒坦，背及胃脘渐有温热感，多年的不痹也好了，每餐能进食一碗软面条，舌淡胖边有齿痕，苔薄、黄白相间。以连理汤加味：

药用：黄连5g、党参10g、焦白术10g、干姜6g、炙甘草5g、炮附片5g、陈皮5g、荷叶10g、黄芩5g。七剂，隔日一剂，水煎温服。

嗣后，曾领家属来诊，云腹泻已彻底治愈，现每天下地干活。

按：本例以腹泻5年来诊，在此之前延医不少，多有未中肯綮者，使病情错综胶结，颇为棘手。纵观病机，寒热错杂，虚实互见。论舌淡胖、边有齿痕，背寒如冰，乃阳虚寒饮之象；论苔黄厚腻，腹满纳呆，泻前腹痛，泻则稍舒，泻下如糜，移时坚满，为阳明积滞可见；论肠鸣辘辘，苔黄厚腻，是饮郁化热见症；论泄泻经年，消瘦乏力，则正气虚馁之征。故整体以阳明积滞，饮郁化热论治。所用己椒苈黄汤，是仲景专为痰饮水走肠间而设的正治方，方中防己、椒目辛宣苦泄，导水从小便而出；葶苈、大黄攻坚决壅，逐水从大便而去。其是一首攻逐水饮，利水通便的方剂。本例腹泻5年，何以还要用通利大便的方剂呢？因为其人舌苔黄厚腻，腹满纳呆，泻前腹痛，泻则稍舒，泻下如糜，移时坚满，说明胃肠积滞甚也。另外仲景在《金匮要略·腹满寒疝宿食病脉证治》云："病者腹满，按之不痛为虚，痛者为实，可下之，舌黄未下者，下之黄自去。"可见舌黄、腹满痛均为可下之症，这就是使用本方的依据，实际上是采用了通因通用的治疗原则。多年来，我对久治不愈的腹泻，只要具备以上病机者，不论时间长短，投以本方，鲜有不效者。

另外由于该例系宿饮患者，温药亦不离左右，因为仲景有"病痰饮者，当以温药和之"之明训，饮化则背寒亦除，饮化则肠鸣自消。关于患者胃凉若扇、似有冷气从其出，症见自觉胃脘部发凉，有如冷风扇动，同时还感觉好像有冷气从胃间逸出，连盛夏都要带肚兜以保暖，服食温热亦无济于事，但是本例患者当服己椒苈黄汤后，在排泻出腹内大量浊物的同时，胃脘部发凉逐渐消失了。这就说明饮郁化热，腑浊隔阻，导致阳气不能通达而出现胃脘部发凉。正如余师愚所言："病人自言胃出冷气，非真冷也，乃上升之气，自肝而出，中夹相火，自下而上，阳亢逼阴故有冷气。"可见本例胃凉若扇、胃中出冷气乃饮郁化热，而腑浊隔阻之故。最后根据体征与舌象，予连理汤温中清上，使寒热协调而顽症得愈。

51. 休 息 痢

赖某，男，59 岁，农民。2011 年 8 月初诊。

患慢性痢疾二年，时作时休，缠绵不已。不发时倦怠无力，纳呆腹胀，饥而不欲食，手足心热，下肢拘挛。发作时身热烦渴，干呕，虚坐努责，腹中灼痛，泻下脓血，舌瘦尖边红，苔花剥，脉细滑数。观其人，形瘦肉削，虚羸少气，颧颊潮红，齿干唇燥。缘于两年前夏秋之交，罹染急性菌痢，治疗不彻，迁延日久遂成斯证。证属休息痢。乃阴血亏虚，湿热交蒸，虚实错结之象。治宜滋阴养血，清热除湿。方用减味乌梅丸：

药用：乌梅 15g、黄连 3g、黄柏 5g、炮姜 3g、西洋参 9g、肉桂 5g（研冲）、生大黄 5g（研冲）、蜂蜜一汤匙、阿胶 5g（烊化）、虚根萝卜一个。一剂。

煎服方法：先将肉桂、生大黄共为细末备用。再把虚根萝卜洗净剁成块，用清水置砂锅中煎煮 20 分钟，过滤去渣。然后用萝卜滤液煎诸药（除阿胶、蜂蜜）半小时，取头煎烊尽阿胶、蜂蜜，候温频服，服时分 2 次将肉桂、生大黄粉冲服。

二诊：上药遵嘱频服一日，及至中午，先小腹坠胀痛剧，即入厕，但滞重而虚恭，来回数趟，终泻出脓血便，此后连续排出脓血污秽不少，虽后重，腹中灼痛大为减轻，然汗出乏力不可支，知湿热渐去而气阴更虚，令一诊方的第二煎加入粳米一把，继用萝卜滤液煎煮 40 分钟，去渣，仍候温频服（这次不宜冲服肉桂、生大黄粉）。

三诊：大便今日虽未行，但矢气频频，腹胀继续减轻，自觉精神稍好，有饥饿感，食一小碗鸡蛋糊糊再未觉恶心，脘腹稍舒。拟上方加木瓜 9、粳米 50，继进二剂，服如前法（肉桂、生大黄粉分两次冲服，隔日一次）。

四诊：大便日行三、四至，颜色转黄、质稀，腹部不胀不痛，知饥能食但不敢食饱，下肢拘挛减轻。现证观之，病已趋好，拟养胃益阴，扶正为主，祛邪兼用。

药用：西洋参 10g、乌梅 15g、黄连 3g、生姜 3 片、粳米 50g、荷叶 10g、扁豆 15g、山药 15g、蜂蜜一汤匙、虚根萝卜一个。三剂，服如前法。

五诊：诸症继续好转，精神亦佳，可下地在自家田间地头转悠，不时还帮孩子干一些轻活。上方加味缓服以利巩固。

药用：西洋参 15g、白人参 10g、乌梅 20g、黄连 6g、干姜 6g、粳米 50g、荷叶 10g、扁豆 15g、山药 15g、莲子 15g、麦冬 15g、五味子 6g、陈皮 6g、生白术 20g、白茯苓 10g、白芍 20g、木香 5g、肉苁蓉 15g、升麻 3g、山茱萸 15g、焦杜仲 20g、神曲 9g、焦楂肉 15g、莪术 6g。五剂，共杵粗末，分包 15 小包，每日煎服 1 包。

六诊：上方共服半月，自觉纳寐尚佳，大便一日 1~2 次，色淡黄成形，且便下顺畅，无不舒。仍以五诊方调整，五剂，共杵粗末，分包 15 小包，每日煎服 1 包。

如此巩固 2 月余，诸症痊愈。

按：乌梅丸首载于仲景《伤寒论》厥阴病篇，据《医宗金鉴·删补名医方论》乌梅丸条下注，本方"治厥阴，消渴，气上撞心，心中痛热，饥而不欲食，食则吐蛔，又主久利。"吴谦创造性地将厥阴病提纲的内容概括在乌梅丸的主治范畴内，扩大了乌梅丸的运用范围，明示了乌梅丸治疗厥阴病的主方地位，寓意深刻。

本例阴虚之体，罹感湿热痢疾，加之病程两年，时作时休，缠绵不已，补阴碍于湿热，清热除湿不利养阴，治疗非常棘手。其既属休息痢，亦属"久利"，所以选减味乌梅丸主治。从本例病性及临床见症来看，湿热者，热以黄连、黄柏苦寒折之，湿以苦味燥之；气滞者，虚根萝卜行之疏之；脓血者，肉桂、生大黄通之下之；腹胀脘痞者，黄连、炮姜辛开苦降斡旋之；气阴不足者，西洋参补之益之；血虚者，阿胶、蜂蜜养之濡之；最是乌梅，乃血分之果，治久嗽泻痢，血痢尤良，涩肠敛肺，虚热消渴。原方减附子、细辛、川椒者，遵治热远热之旨。另外，在本例的治疗上采取了：

（1）考虑脾阴不足，胃阴亦虚，况久病不胜药力，故投药以剂量轻、频服、少量的办法，顾护胃气，激发和调动肠胃自我疗能。

（2）虽曰治痢宜"通因通用"，非通不能行滞，非通后重不除；然"吐泻之余定无完气"，久痢体力消耗太过而虚不胜"通"。所以通药尽量顺应脏腑之性而施，蜂蜜养血濡肠以补为通；虚根萝卜行果蔬之养，善行肠中滞气而平养为通。

（3）经验方愈痢散的使用，"肉桂、生大黄为粉冲服"。肉桂性温理气，监制大黄之苦寒；脾阳因之而得鼓舞，可助大黄推荡之力；大黄荡热涤秽，谐和肉桂之辛热；腑浊以此而得泻，最资肉桂温养之功。其寒热并用，相反相激，通补结合，温肾而泻阳明秽浊。但久虚之躯，祛邪宜"衰其大半而止"，以少量、分次、间日服为原则。

（4）谨守病机之变，灵施方药之活。当大病即将退却，调养相当重要，此时的调养关乎到彻底治愈与否。所以健脾益肾、调理枢机之品应逐渐形成主流，还是遵循少量、清灵的原则，调动机体的自我疗能，尽量做到不唯药是用。

基于以上理念，使长达6年之休息痢仅治疗两个多月而近期告愈。

52. 水　肿

吉某，男，53岁，2011年初诊。

面肢浮肿二月余，尤以膝关节以下肿甚，兼咳喘短气，口唇发绀，胸闷心悸，脘腹痞满，大便秘结，小便短少，舌质黯、苔黄厚，脉沉滑数。证属脾虚饮逆，饮郁化热。拟木防己去石膏加茯苓芒硝汤：

药用：木防己15g、党参10g、芒硝10g（烊化）、茯苓20g、桂枝10g、生姜10g、连翘20g。三剂，水煎，频频温服。

二诊：上药后大便通利，小便增多，浮肿开始逐渐消退，胸闷脘痞均有好转。拟一诊方加味继进。

药用：木防己15g、党参10g、芒硝5g（烊化）、茯苓20g、桂枝10g、生姜10g、连翘20g、杏仁5g、桔梗10g、枳壳10g。三剂，水煎，频频温服。

三诊：咳喘明显缓解，短气好转，浮肿继续消散。上方调整更服。

药用：木防己15g、党参10g、芒硝5g（烊化）、茯苓20g、桂枝10g、陈皮5g、杏仁5g、桔梗10g、枳壳10g、熟地30g、磁石30g。三剂，水煎，频频温服。

四诊：肿全消退，心悸气短进一步好转。拟金匮肾气丸、理中丸、防风通圣丸，按早、午、晚分服，以善其后。

按： 本例患者原有心肌劳损，心功能亦不太好，面肢浮肿时常可见，同时兼见咳喘短气，动则加重，口干不思饮，此实属支饮家。近两个月来有所加重，再结合大便干燥，心下痞满，小便不利以及舌脉，均为脾虚饮逆、饮郁化热之明征。用《金匮要略》木防己去石膏加茯苓芒硝汤逐饮消痞，通阳利水。方中防己、桂枝一苦一辛，辛开苦降，行水饮而散结气，消中痞而司斡旋；加茯苓导水下行，强心而利尿；芒硝软坚破积，积去而热除；党参益气健脾；生姜蠲饮，连翘清热；当肿散饮去，痞消坚除，予熟地、磁石补肾纳气，喘息得平、温煦心肺、饮邪自化。考《金匮要略》木防己去石膏加茯苓芒硝汤，原是仲景为膈间支饮而设，当膈间支饮因水停心下、上迫于肺而出现喘满、心下痞坚等见症时所用。对痞坚结实、饮停气阻，反复发作者，用本方能加强导水破积之作用。尤怡云："痞坚之处必有伏阳"，方中原用石膏后易芒硝，故本症外饮内燥更是病机所在。

本方是一首心肺功能不全而导致内燥外肿的有效方剂，临床屡验不爽。

53. 水 疝

王某，男，3岁，1988年夏，初诊。

阴囊肿胀疼痛2日，皮肤绷急光亮，触之宛若水囊，小便不利，微热纳差，舌淡红苔薄白，脉未查。据其母讲，患儿原系早产，平素易怒多动，性情急躁，纳差挑食。此乃少阴不足，任脉虚怯，肝郁水停，积而成疝之证。治宜益肾补任养肝，行气活血导水。五苓散加味：

药用：茯苓9g、猪苓9g、白术9g、桂枝6g、泽泻15g、降香4.5g（后下）、盐橘核9g、熟地15g、鸡内金12g。2剂，水煎频服，嘱两日服完。并嘱以所剩药滓熬水热敷阴囊。

二诊：上药服一天小便增多，次日阴囊明显消肿，皮肤出现皱褶，亦思食。拟上方加百合15g。服2剂，两天服一剂，服如前法。

药后痊愈。

按：本例水疝（鞘膜积液），用五苓散加味而愈。《金匮要略·痰饮咳嗽病脉证并治》："假令瘦人脐下有悸，吐涎沫而癫眩，此水也，五苓散主之。"

仲景五苓散，《伤寒论》中主要用于太阳蓄水证；而《金匮要略》中主要用于湿邪郁结等水饮证，且随饮邪侵犯部位各异而临床见症不同。本例则为饮邪循厥阴经脉留滞阴囊，积于宗筋鞘膜，乃为水疝。用五苓散化气行水、温运州督；加盐橘核暖肝理气、散结止痛；降香辛温入肝、行瘀定痛；熟地补肾益任，鸡内金消积化瘀。加百合者主益肺阴之不足，盖肺为水之上源，源清则流洁而不病。心肺得养则易怒多动亦可或减。诸品合用经温饮化，任通疝除。

54. 子痰（睾丸包块）

柴某，男，38岁，铁路货厂搬运工人。2008年6月11日初诊。

病情简介：5个月前左侧附睾头部起一绿豆大硬结，不痛不痒，此后不断增长如蚕豆大小，而且旁及睾丸，触之硬结、皮温稍凉，见其发展较快，泌尿科按睾丸炎给予消炎治疗，无任何起色。曾外敷中药贴剂一段时间，硬肿如故。遂前来求诊。刻下：左侧附睾丸硬肿形如鹌鹑蛋大小，仔细触摸附睾头体部有数个大小不等包块成叠加状，触之硬结、冰凉，且稍有木胀感，睾丸肤色未见异常。问及起因患者浑然不知，然素嗜酒，常自觉口中多涎沫，患者拿出平时曾服过的药方记录，多为理中汤、甘草干姜汤、金匮肾气丸及消肿散结之类。观其舌体胖大，舌质淡，薄白苔，脉沉弦。拟按"痰核"论治，以观消息，阳和汤加味：

药用：麻黄3g、肉桂3g、干姜3g、白芥子5g、甘草5g、牛膝9g、鹿角胶10g、熟地30g、浙贝15g、全蝎3g。7剂，水煎服。

二诊：药后诸症如故。拟上方加橘核10g、荔枝核10g、乌药10g。7剂，水煎服。

三诊：服药半月木胀感略有减轻，余症依旧。余寻思，病性属阴，病位在睾丸，病机为痰凝气滞，治用阳和汤当为对证，而何以竟无寸功？再从经络而论，睾丸属肾，足厥阴经脉络其间，鹿角胶、全蝎所用亦多顾及；但细究之，肿块长在阴囊皮肤之内、睾丸实质之外，应属表里之间，而表里之间则为半表半里，乃枢机之所在。也就是说痰凝气滞着于半表半里，阻碍了枢机的运枢功能，故治从少阳。这一思路使茅塞顿开，遂用仲景柴胡桂姜汤加味：

药用：柴胡15g、黄芩10g、桂枝10g、干姜6g、天花粉12g、牡蛎15g、炙甘草6g、鹿角霜10g、全蝎5g（研冲）、海藻20g、橘核10g。7剂，水煎服。

四诊：药后木胀感消失，睾丸触摸有了点知觉，但包块尚无变化。考虑病程长，正愈虚而邪益坚，短期难以奏功，宜配合加味控涎丹缓图：

药用：

（1）汤剂：柴胡桂姜汤加味：柴胡15g、黄芩10g、桂枝10g、干姜6g、天花粉12g、牡蛎15g、炙甘草6g、鹿角霜10g、全蝎5g（研冲）、海藻20g、浙贝母15g、橘核10g。10剂，水煎服。并嘱用每剂所剩药滓，装袋蒸热，热熨患侧阴囊。

（2）丸剂：加味控涎丹：甘遂、大戟、白芥子各30g、麝香1g。共为细末，炼蜜为丸，如黄豆大，每服3粒，1日2次。（服药后以大便溏泻为度，若不泻可加至5粒）。

五诊：汤丸结合治疗12天。服药前3天大便未泻，次日即将丸药增至5粒，一时许，遂见肠鸣痛泻，并混有痰涎状黏液，一连数次。待10剂将尽，患侧阴囊自觉有温热感，硬肿睾丸较前微变软。初见成效，说明方证吻合，拟汤药方中加血竭5g，10剂，水煎服。服熨如前法。

如此，汤药依原基础方加减进退，丸药坚持3~5粒，日服2次。连续治疗6旬余，包块消失。

按：本例虽病程较久，但尚未化脓破溃，亦属顽疾，治疗非常棘手。原以阴证痰核投药不效，后经重修病位，依少阳痰核论治，投以加味控涎丹与柴胡桂姜汤加味,汤丸结合,历经近3月方愈。

考控涎丹又名子龙丸、妙应丸,出于宋人《三因方》,原治痰涎伏于心膈上下,或忽然胸背、手足、颈项、腰胯痛不可忍,或神志昏倦多睡,或痰唾稠黏,夜间喉中如锯声,多流涎唾等证。《外科全生集》用以治疗瘰疬初起,并治横痃、贴骨疽等证。方中甘遂、大戟苦寒有毒,泻水逐饮,消肿散结;白芥子辛温,豁痰利气,"能搜剔内外痰结"(《本草经疏》语)。案中所用加味控涎丹,系控涎丹加麝香而成。因为麝香辛温,有开窍辟秽,活血散血之功,李时珍谓"麝香走窜,能通诸窍之不利,开经络之壅遏。"此方为笔者无意而得,30多年前曾偶遇一阴疽病人,局部破溃,流清稀无臭脓液,创口多日不能愈合,一外地民间老中医用热豆腐渣外敷患部,内服加味控涎丹,经治20余日创口愈合。后来几费周折才获此秘方。此后,我每遇阴证疮疡或阴证包块,经常法使用不效时,可在的对方药中加服此丹,多可获效。

55. 淋 证

(1) 血淋

赵某,男,61岁,农民。2011年9月初诊。

素前列腺肥大。十余天前因饮酒而致小便滴沥刺痛,乡医按泌尿系感染处理,经输液消炎症状减轻,然时有反复。近几天又见血尿,溺时涩灼不爽,欲出未尽,并伴腰腹疼痛,小腹拘急,遂由家人陪同前来就诊。刻诊:病人痛苦貌,腰不能直,神倦乏力,口干心烦,小便症状如上所述,舌体瘦小、质红,苔薄微黄,脉细数。尿液分析:红细胞满视野,白细胞(+++),脓细胞(+++)。证属淋证(血淋)。拟猪苓汤加减:

药用:猪苓9g、泽泻12g、土茯苓15g、阿胶9g(烊化)、滑石15g、蒲黄炭15g、百合15g、知母6g、琥珀3g(冲服)。五剂,水煎服。

二诊:药后小便畅利,血尿消失,小腹触软,唯腰痛如故。说明凉血、清热、育阴使病情得以控制,然虑患者乃高龄肾虚之体,故滋肾坚阴应为后续主要治则,但前列腺肥大乃渐积之疾,利水通淋、清热育阴仍须兼顾。拟猪苓汤二至丸合方:

药用:猪苓9g、泽泻12g、土茯苓15g、阿胶9g(烊化)、滑石15g、蒲黄炭15g、百合15g、知母6g、琥珀3g(冲服)、女贞子15g、旱莲草15g、鸡内金9g。五剂,水煎服。

三诊:诸症消失,尿检正常。拟参麦口服液、大黄䗪虫丸、知柏地黄丸分早、午、晚缓服,以资巩固。

按：《金匮要略·五脏风寒积聚病脉证并治》云："热在下焦者，则尿血，亦令淋秘不通。"本例宿疾诱发于酒后而导致血淋，依其病机，符合"肾虚而膀胱有热"及"热伤血络""络伤血溢"之旨。故本例治疗分3层涵义：①以仲景猪苓汤养阴清热、利水止血。②用仲景蒲灰散化瘀止痛、利窍泄热。③藉仲景百合知母汤清肺滋上源，取源清流洁之义。尤以蒲灰散乃吾淋证习用方，仲景在《金匮要略·消渴小便不利淋病脉证并治》云："小便不利，蒲灰散主之。"全方由蒲灰、滑石二药组成，蒲灰功在凉血化瘀消肿，滑石擅长清热利湿通淋；二药合用具有化瘀开窍、利水通淋的作用，多年来吾每用于淋证或泌尿系感染等疾病其效不菲。另外，花甲之人，本证当尿道症状减轻后，应佐以固本（滋肾坚阴）之品，故参以二至丸益肾补精扶其正。虽尿道症状完全消除，但前列腺肥大究属痼疾，故再以的对中成药善其后，尽量减少复发机会。

（2）气淋

芦某，女，65岁，退休干部。2010年8月初诊。

赴海南旅游，归途中即觉小便不利，不便连累儿女，未尝启齿。待回家后复见寒热，继则小便涩滞刺痛不可忍，伴疲乏无力，身热自汗出，口干烦渴，少腹坠胀，舌淡红，苔薄白，脉虚大无力。按暑热伤气，化源不足，溲便不利论治。予人参白虎汤加味：

药用：西洋参15g、知母6g、生石膏45g（先煎）、炙甘草5g、粳米30g、麦冬15g、五味子6g、鲜芦根30g、桔梗6g、上油桂3g、琥珀3g。二剂，每日一剂。服法：先将上油桂、琥珀共碾为细末，再煎前9味，以其汁分3次冲服油桂、琥珀末。

二诊：上药一剂甫，溺痛减，小便稍畅；二剂尽，诸症大瘥。既效，拟上方继进3剂以资使愈。

三诊：除腰肢酸软、疲乏无力外余无不舒。虽溺畅痛失，然气虚、化源不足非指日可复，遵"虚则补之，损则益之"之旨，宜金水相生滋化源，健固中州举中气。拟上方调整继进。

药用：西洋参10g、白术9g、赤茯苓10g、升麻3g、陈皮6g、柴胡5g、黄柏6g、知母6g、肉桂5g（后下）、麦冬12g、熟地20g、桑白皮9g。五剂，隔日一剂，水煎服。

后访痊愈，已恢复日常活动。

按：《灵枢·口问》云："中气不足，溲便为之变"。本例属高龄冒暑，旅途劳顿，暑热伤气，汗出津伤，化源不足，而致小便不利，涩滞刺痛之淋证。一诊以白虎加人参汤清暑益气，西洋参、麦冬、五味子、鲜芦根以滋化源，桔梗宣肺开上窍，油桂、琥珀助气化、利下窍而活血、通淋、止痛。待

95

泌尿系症状消失后，宜正本求源，以责其属，以金水相生滋化源，健固中州举中气为法，主以补中益气丸、滋肾通关丸加减化裁而收全功。

考淋证有气、血、石、膏、劳五淋之说，然而淋证一病，从脏腑来讲多与"膀胱"有关，从发病来说其多与"热"有关，所以治淋以"助膀胱气化、清膀胱湿热"为基本法门。至于"淋证忌补"说，应灵活对待，不可胶柱鼓瑟、机械而论。

56. 尿　浊

林某，男，28岁，某金矿工人。2009年9月初诊。

自述1年前因不洁盆浴，致尿道常有白泔样物流出。刻诊：腰脊酸困，头晕乏力，心悸自汗，健忘耳鸣，尿道灼热，尿道口被黏性分泌物粘堵，龟头冠有如粟状红色丘疹。舌淡苔黄滑，脉濡数。证属脾肾亏虚、精关不固、湿毒下注。治宜健脾补肾、固精关、逐湿毒。拟秘元煎合五味消毒饮加减：

药用：党参15g、白术9g、茯神9g、甘草6g、五味子6g、芡实15g、金樱子15g、蒲公英30g、金银花30g、土茯苓20g、野菊花15g。5剂，水煎服。并嘱每剂药滓重煎过滤，用药水浸洗阴茎。

二诊：上药后腰脊酸困如故，尿道分泌物未减，但尿道灼热稍有减轻，可见肾元虚惫，毒邪鸱张，非重兵难以挫敌，拟上方调整继进：

药用：党参15g、白术15g、芡实15g、金樱子15g、五倍子15g、鹿角胶9g（烊化）、龟甲胶9g（烊化）、玉米须30g、蒲公英30g、金银花30g、土茯苓20g、野菊花30g。5剂，水煎服。并嘱治疗期间戒烟酒、忌辛辣、禁房帏、勤洁身。

另以自制梅琥散（上梅片3g、血琥珀9g、南沉香9g、青黛9g、上油桂9g，共为极细末，置胶囊中，每粒1g），每服1粒，一日两次，饭前用药水冲服。

三诊：腰困好转，尿道分泌物较前稀薄而且量也减少。病见转机，虽恙及一载，但仍不敢松懈。效不更方，宜上方续服7剂。

四诊：尿道分泌物显著减少，龟头冠丘疹隐退，精神佳，诸症大瘥。前方稍事增损：

药用：党参15g、白术15g、芡实15g、金樱子15g、五倍子15g、紫河车15g（研末冲服）、生地30g、金钱草30g、玉米须30g、蒲公英30g、土茯苓20g、升麻3g。7剂，水煎服。梅琥散如法继用。

五诊：自述上药服后，尿道口干净，尿液清彻，尿道无异常分泌物。尿浊近期痊愈。拟四诊方加味缓服以资巩固：

药用：党参 15g、白术 15g、芡实 15g、金樱子 15g、五倍子 15g、紫河车 15g（研末冲服）、茯神 15g、莲子 12g、生地 30g、金钱草 30g、玉米须 30g、蒲公英 30g、土茯苓 20g、升麻 3g。7 剂，水煎服。梅琥散如法继用。10 剂，隔日一剂。

半年后随访再未复发。

按：本例发病 1 年以来曾多方求治，中西医按性病用了大量抗生素和清热解毒之品，均无进展，经他人介绍来诊。本病本虚标实，肾主蛰藏司五液，脾主运化生气血，肾虚则关门不固，约束无权，脾虚则中气不足，溲便异变；湿毒浸淫，三焦不利，毒蕴日久气滞瘀阻，毒侵则尿浊频见，毒蕴则顽疾难愈。治疗选用《成方切用》秘元煎以健脾补肾、固精关以培其本。考秘元煎乃清人吴仪洛专为补脾宁心、涩精、固肠、止带而设，主治遗精遗溺、小便频数、白浊带下、惊悸怔忡、健忘不寐以及脾虚久泻等证，临床多有效验。方中党参、白术、甘草补脾益气，茯神、远志、五味子宁心安神，芡实、金樱子、山药益肾固精。本证根据病情将原方做了调整，并合五味消毒饮（五味消毒饮并治其标）守方送进，前后增伍龟鹿二仙胶、玉金汤、梅琥散等，最终取得了满意疗效。

近些年此类疾病常有所见，单纯攻毒往往事与愿违，应重视扶正与祛邪的关系，扶正可望达邪，祛邪以利扶正。辨证标本因果，深刻理解"邪之所凑，其气必虚""正气存内，邪不可干"之深义，方可事半功倍。

57. 阳　　痿

（1）孙某，男，28 岁，工人。1998 年 11 月 8 日初诊。

婚后两年未育。患阳痿一年余，数月来因性功能障碍而夫妻感情不和，无奈之中在其母陪同下前来就医。详询得知：结婚后夫妻性生活一直正常，本想一年后再要孩子，不尔在一次房事中，男方正欲进入，突然被急促地敲门声所惊吓，在不知所措中男方泄精并疲软。从此以后性功能再未正常，多方医治未果，直至夫妻感情不和。刻诊：表情抑郁，闷闷不乐，时作太息，口苦乏力，脘胁不舒，胸满烦惊。舌淡红，苔薄白，脉微弦。余问：现在到底在何种程度？其曰：初时尚能勉为其事，现干脆痿废不举，感觉越治越重。根据病史我当即对其言此病治疗不难，但要心情豁达乐观，医患双方密切配合方可速愈；另外，为方便治疗，建议其妻娘家暂住时日。治疗上，因本证惊恐所得，先拟柴胡加龙骨牡蛎汤：

药用：柴胡 12g、黄芩 6g、生姜 6g、姜半夏 6g、党参 9g、生龙骨 15g、生牡蛎 15g、桂枝 6g、茯神 9g、磁石 24g（先煎）、玫瑰花 15g、合欢皮 15g。

3剂，水煎频服，一日一剂。

二诊：药后胸满好转，脘胁稍舒，烦惊未作，郁闷感似有减轻，然阳痿依旧。为后续治疗扫清障碍，上方稍事调整继进：

药用：柴胡12g、黄芩6g、木香6g、生龙齿15g、肉桂6g（后下）、茯神9g、黄连6g、百合15g、鸡子黄1枚（冲服）、玫瑰花15g、合欢皮15g。3剂，水煎服，一日一剂。

三诊：纳谷香，寐安席，心绪如释。前医失于详察而滥用温补，竟至愈补愈痿，正如斯人所言"感觉越治越重"。现宜疏肝、养血、利宗筋以直切主题，拟四逆散加味：

药用：柴胡15g、枳实9g、白芍15g、炙甘草6g、当归9g、蜈蚣一条（研冲）、露蜂房12g、远志9g、木香6g、龙胆草9g。七剂，水煎服，一日一剂。

四诊：上药服到第四剂时自觉凌晨稍有勃起，但不持久。七剂尽，勃起延时且稍坚。病人大喜，次日一早便登门道谢并告知疗效。嘱三诊方增损制大其服，为末缓图以竟全功：

药用：柴胡15g、枳实15g、白芍30g、炙甘草6g、当归15g、蜈蚣3条、露蜂房20g、远志9g、木香6g、龙胆草12g、荷叶9g、制胆星6g、三七6g、石菖蒲15g、郁金9g。五剂，共碾细末，每服6g，按早晚分服，一杯水加一汤匙食醋送服。

药及一半而病愈，夫妻和好如初，春节刚甫女方身孕，曾因恶阻来诊。

按：中医内科学谓阳痿即阳事不举，或临房举而不坚之证。然据临床所见，阳痿一证肾虚者居多，但湿热、气郁、惊恐、血瘀、痰浊、性神经衰弱等皆可得之，临证不可不察。本例虽然得之惊恐，《经》云"恐能伤肾"，但前医补肾治疗均告失败。那么就须另寻原委，盖前阴乃宗筋之所聚，亦肝所主；惊则气下，恐则气乱。斯人在交欢之际精血聚于前阴，神志专注，欲将疏泄，突受惊恐，致精泄、神伤、气乱、筋痿，遂成阳痿一证。实乃宗筋弛纵，功能失调，肝不用事也。治疗先从安心志、宁心神、悦心情为始，待心宁情悦，再从肝议，尽使肝体充养、宗筋濡润、肝用协调而前阴之功能恢复。持此见解，故以四逆散合经验方亢痿灵加味而收功。另外，还根据阳痿的程度，或痿废不用、或举而不坚、或坚而不实等情形，以及病程的长短，采取相应措施，并辅助食疗亦可短期内取得实效。

（2）蒲某，27岁，某事业单位职工、婚后两年未育。1998年10月初诊。

主诉：上高中时，常犯手淫，图一时痛快并未收敛，大学仍步前迹。25岁结婚，婚后恣情纵欲。遗精早泄不能约束，不久顿感阴茎勃起无力，总觉力不从心，竟至阳痿不举。刻诊：面色黧黑，精神萎靡，寡言懒动，腰酸脊困，行动无力，记忆力减退，脑海空空，劳则昏昏。舌淡嫩、苔白，舌尖红，脉虚浮无力。证属真元亏虚，精关不固，心肾不交，阴阳俱损。治宜填补真元，益气固摄，清心秘精，燮理阴阳。方用清心莲子饮合龟鹿二仙胶加减：

药用：莲子心 9g、地骨皮 9g、黄芩 6g、茯神 12g、白人参 12g（另炖兑服）、芡实 15g、金樱子 15g、生龙齿 15g（先煎）、赤茯苓 9g、龟甲胶 12g（烊化）、鹿角胶 12g（烊化）。7 剂水煎服。要求治疗期间限烟酒，薄滋味，并嘱 3 月内禁止房事。

二诊：药后精神好转，心情较前宽快，能主动与家人交流，腰困亦减轻，但阳痿如故。拟上方加合欢花 15g、薤白 9g。7 剂水煎服。

三诊：自述治疗期间遗精次数明显减少，昨天黎明微有勃起感。心理压力尽释，治愈信心益坚。窃以为，虽见小效，然斫丧太过，持虚骤难充盈，必以食疗配合药物久用方可痊愈。

药用：西洋参 30g、白人参 30g、龟甲胶 30g（烊化）、鹿角胶 30g（烊化）、枸杞子 30g、五倍子 21g、炙百合 30g、当归 30g、白芍 60g、炙甘草 9g、蜈蚣 5 条、珍珠 9g、蜂房 24g、炒枣仁 30g、茯神 30g、黄连 9g、合欢花 30g、生麦芽 30g、荷叶 30g。5 剂，碾细末，炼蜜为丸，5g 重，每服 1 丸，分早、午、晚空腹淡盐汤送下。

四诊：上药服近两月余，遗泄有度，阴茎已能正常勃起，腰痛大为减轻。拟上方再加紫河车 20g、远志 10g、神曲 10g、山栀 10g。5 剂，仍碾细末，炼蜜为丸，6g 重，每服 1 丸，分早、晚两次空腹淡盐汤送下。

数月后因其妻早孕恶阻来诊，云其夫药未尽而病痊愈。

按： 情窦初开，常犯手淫，斫丧太过，遗泄无度，阴阳俱损，心肾不交，真元虚极、作强无能。唯药治与节欲并举方可获效。

方用清心莲子饮合龟鹿二仙胶加减，局方清心莲子饮乃益气清心、泻火除烦之剂，用此以清上；龟鹿二仙胶填精补髓、善益元贞，用之以安下。上清下安、坎离既济、心肾相交则寐安精敛，藏泻有度，开阖如常。一俟精充则玉茎自坚。然而治疗初期绝对禁房事和心理安抚尤为重要。

古人云"草木之品焉能补精"，经验证明对此类病的治疗，用血肉有情之品填精补髓常能获得满意疗效，而且疗效稳定持久。

58. 强　中

马某，男，36 岁，2008 年 9 月初诊。

无病误补致阳强不倒近 4 小时，因羞于启齿而又系熟人，遂令其妻邀余往诊。刻诊：患者赤身盖一床单，观其阳具勃起直立，充血红紫，面红口臭，自言心烦躁扰，大便3日未行，舌质红、苔黄厚、舌下脉络瘀紫，脉滑数。证属阳明热盛，肝肾阴虚，瘀热阻窍之象。治宜通腑泄浊，清热逐瘀为法。拟桃仁承气汤加减：

药用：桃仁9g、生大黄9g（后下）、芒硝6g（烊化）、肉桂6g、盐黄柏9g、龟甲24g、白芍24g、甘草梢9g、炒枣仁20g。2剂，水煎服。

另外，在服中药之前，先做如下工作：①将窗帘放下，令屋内避光宁静。②服用西药安定2片。③用芒硝60g，分置两手心中劳宫穴，令其固握，待自行溶化。再用吴茱萸20g捣细用食醋调和，敷于两足心之涌泉穴，并用布条固定。

约1小时其家人电话告知，经上述处理后，不久病人入睡，随着睡眠加深，阴茎逐渐弛纵。并问中药已煎好还要服否？吾曰不要打扰，待其睡醒以后即温服中药，并令其去掉手足外敷药物。

按：强中又谓阳强不倒，临床时有之，但多数在泄精之后自衰。像此例阳强达3小时以上者吾数十年中仅见几例。本例的治疗首先要抓住病人发病时精神紧张，注意力高度集中这个特点，所以如何消除紧张情绪，分散注意力，做好兴奋灶的转移尤为重要。其次由于发病时间较长，病人也被折腾得疲惫不堪这个细节。所以要处理好以上两点，最好的办法就是睡眠，如果能够尽快促使病人进入睡眠状态，则多可迅速向愈。如服用西药"安定"即属此义。另外手心敷芒硝，因为手心为劳宫穴的居所，而劳宫穴是手厥阴心包经的荥穴，亦为十三鬼穴之一，它有镇静除烦作用，再配合咸寒涤热之芒硝则泻阳明、宁心包，镇静除烦之作用更著。用吴茱萸敷于两足心之涌泉穴可以导热下行，引火归原，因为涌泉穴为足少阴肾经的要穴。手足同敷可起到交通心肾、坎离相济之作用。

《素问·痿论》云："治痿独取阳明"。前阴为宗筋之所聚。阳明虚则宗筋纵，那么我们可以悟出阳强不倒应该说是阳明太过的一种表现，所以泻阳明以缓宗筋，对治疗此类疾病或有所启示。

59. 男性不育

(1) 肾精亏虚，痰瘀下注

范某，男，29岁，2009年5月初诊。

婚后三年未育，患慢性前列腺炎5年，婚前曾有手淫史。精检：液化1小时以上，精液颜色发黄，活动力极差，活动率5%，a级活动数0。自述烦热早泄，茎举而不坚，腰骶坠疼，夜尿频、且排尿分叉淋沥不畅、时作痛，小腹及肛门有下坠感。泌尿科肛查前列腺体尚光滑，稍硬，触痛。前列腺液镜检：卵磷脂小体少量，脓细胞+++/HP。舌质红苔黄厚，脉滑数。证属肾精亏虚，痰瘀搏结。治宜清瘀热豁痰，益肾固精为法。先予桃仁承气汤加味：

药用：桃仁6g、酒大黄9g（后下）、芒硝12g（烊化）、桂枝6g、甘草6g、蒲黄炭15g、滑石15g、桔梗9g、桑白皮9g。五剂，水煎服，一日三次。

二诊：烦热减轻，小腹及肛门重坠感消失，排尿较前爽快，舌苔由黄厚变薄黄，余症同前。拟猪苓汤加味：

药用：猪苓6g、土茯苓24g、阿胶9g（烊化）、滑石15g、芒硝12g（烊化）、桂枝6g、琥珀6g（冲服）、蒲黄炭15g、桔梗9g、桑白皮9g、三棱6g、莪术6g。五剂，水煎服，一日三次。

三诊：排尿通畅，夜尿次数减少，阴茎勃起较前坚挺，除腰骶坠疼外余无不适。拟育精灵1号方：

药用：蒲公英24g、野菊花15g、白花蛇舌草30g、土茯苓24g、水蛭3g（冲服）、桂枝6g、白芥子3g、建莲子12g、芡实24g、生牡蛎15g、海浮石24g（先煎）。七剂，水煎服，一日三次。并嘱服药期间禁房事，药后检验精液及前列腺。

四诊：上药后精液化验：量5ml，乳白色，液化时间30分钟，活动力良好，活动率65%。前列腺肛检光滑，质硬，无触痛；前列腺镜检：卵磷脂小体少量，脓细胞+/HP。精液明显好转，前列腺炎症亦有改善。舌质红，苔黄白相兼，脉细微滑。拟育精灵1号、5号合方加减：

药用：蒲公英24g、野菊花15g、白花蛇舌草30g、土茯苓24g、水蛭3g（冲服）、建莲子12g、芡实子24g、生牡蛎15g、女贞子15g、枸杞子15g、龟甲15g（先煎）、蜈蚣1条（冲服）。七剂，两天服一剂，水煎服。

四诊方加减化裁共服近两月余。一次在街上偶逢范某说"自服药以来情况一直很好，妻子怀孕已四十多天"云云。喜悦之情溢于言表。

按：本例婚后三年未育，因婚前手淫劣习而使前列腺发生炎变，进而精液异常导致婚后不育。前列腺炎症是造成精液不液化、影响精子活力的主要原因，所以对前列腺炎症的有效治疗应贯穿于全过程。另外，前列腺炎，可归结于中医"淋证""白浊"范畴，而先贤有"淋证忌补"之说，但是据患者讲，由于不育，擅自服过不少补肾药物如男宝、补肾斑龙片等品，这种不辨证地蛮补，反而加重了前列腺的炎症变化，使病机更加纠结。本例的治疗，严格遵循中医辨证，参照西医命名，采用中医中药进行合理论治。首先用仲景《伤寒论》桃仁承气汤加味清瘀热，泄腑浊以直挫锋芒。仲景曰："舌黄未下者，下之黄自去。"通过下泻，腑气得通，上下因和，热去瘀动。

紧接着根据热淋舌红之外症，按阴虚而水热互结复投以仲景猪苓汤加味，使精室得养，湿热清利，热淋自平。《灵枢·逆顺》云："无迎逢逢之气，无击堂堂之阵……无刺熇熇之热。"当邪热大挫之后，三诊、四诊用自拟育精灵以育精、养精、活精而直指不育，达到了预期效果。

笔者从事男女不育（孕）症专科临床数十年，对近千例由前列腺炎引发男性不育患者进行治疗观察，总结认为，前列腺炎是一个常见病、多发病，但又不易治愈，他直接影响到育龄男性的繁衍生育。大多患前列腺炎的不育症男子，临床多以精液液化时间长、精子活动力差、精液活动率低下或死精、畸形精子居多为主要见症。同时不同程度的伴有阳痿、早泄、心理障碍等。其发病呈上升趋势，而且年龄逐渐向低龄化转移。

治疗上，由于前列腺在解剖学上的特殊位置，药力难以直达病所，除西医消炎，药物透析、肛门栓剂坐药、针刺按摩、坐浴、前列腺微波、射频、超声、激光治疗等手段外，中医药治疗在遵循补肾通阳、清热利湿、豁痰化瘀的原则下，临证还应注意如下几方面：

①补肾应遵循孰虚补孰的原则，不能此虚补彼，以致因误补使病机盘结。临床因盲目蛮补，致阳痿一蹶不振者屡见不鲜。

②"大实有赢状、至虚有盛候。"临证应仅守病机、权衡邪正孰轻孰重，燮理虚实而攻补并施，切忌虚虚实实。

③豁痰化瘀是消除前列腺炎症的重要措施。实践证明，单纯清热利湿是治疗该证之有效方法，俟一旦加入豁痰逐瘀之品，其效非常卓著，各种症候均在短期内消失，且可缩短病程。痰瘀搏结，可使精液凝固不化，活力减弱，精子发育不全。所以豁痰化瘀可促进精子发育和增强活力，有效地使精液达到最佳液化浓度。

④虫类药的应用：虫类药因其轻灵多动走而不守，故其可搜剔经络余邪，疏通经隧；而虫类药又为血肉有情之品，特异蛋白，所以其补虚扶正之功往往为草本之品所不及。由于其祛邪扶正的两重性奠定了其在治疗斯症的广阔前景。近年来，本人往往在的对方药中加入一二味虫类药可收桴鼓之效。

⑤心理治疗：临床观察，此类病人有心理压力者为数不少，所以不能唯药是用，若能及时进行思想疏导，豁达其志，欣然处之，则可事半功倍。另外，做好女方工作，令其体贴勿躁，配合治疗亦属重要环节。

另外，在多例此类不育症的治疗中，治疗的是不育，然而前列腺炎却是困扰精子质量的拦路虎，所以往往通过一段时间的治疗后，前列腺炎的症状极大减轻了，妻子也怀孕了，但是前列腺的病变却没有得到彻底根治，这个现象很普遍，以后的事情就只是治疗前列腺炎的问题了，宜另当别论。

（2）精室清冷，精子稀少

唐某，男，28岁，银行职员。1998年6月初诊。

婚后3年未育，一般情况尚可，唯精检无精子，或偶见数个死精，精液稀薄。素精力不足、畏寒、纳差、时漏精。舌淡、水滑苔，脉沉缓。证属命火式微、气不化精。治宜补命门暖丹田、助气化促精生。阳和汤加味：

药用：炙麻黄3g、肉桂3g、干姜3g、甘草3g、白芥子5g、熟地30g、鹿角胶10g（烊化）、红参10g（另煎兑服）、怀牛膝9g、淫羊藿20g。7剂，黄酒冷水各半，浸泡1小时，文火煎两遍，兑匀分3次服下，一日一剂。并嘱每晚用艾条熏灸命门、肾俞穴。

二诊：药后自觉周身温和，如春风荡漾，精神较前畅旺。拟上方加紫河车5g冲服，7剂，服如前法。每晚继续用艾条熏灸命门、肾俞穴。

三诊：服药半月，漏精明显好转，舌淡苔薄白，脉沉、尺部有力。说明命火温煦、肾气来复，此乃佳兆，宜击鼓再进，上方增损继服：

药用：红参10g（另煎兑服）、白术9g、茯神10g、栀子9g、甘草3g、熟地30g、鹿角胶10g（烊化）、怀牛膝9g、淫羊藿15g、紫河车5g（冲服）、陈皮6g。7剂，水煎服，一日一剂。停灸命门、肾俞穴，改用神阙隔花椒艾灸，每晚30分钟。

四诊：药后小腹、阴股自觉热气游溢，非常舒服，漏精已半月未作。证情稳定，嘱做精液化验，视结果再议。

次日下午精检结果示：液化时间20分钟，精量5毫升，精子计数7000万，活动率50%，明显优于此前所有检验结果。拟配散剂缓图。

药用：红参15g、白术9g、茯神10g、栀子9g、甘草6g、熟地30g、鹿角胶15g、怀牛膝9g、淫羊藿20g、紫河车20g、陈皮6g、龟甲胶15g、枸杞子20g、覆盆子20g、菟丝子20g、车前子9g、五味子6g、神曲10g、麦芽10g、花椒5g。5剂，碾细过筛，每服6g，一两次，空腹淡盐汤送服。

服及两月，其妻成孕。

按：本例不育，缘于命火式微、气不化精的精室清冷、精子稀少之证。通过补命门暖丹田、助气化促精生的治疗原则，采用王洪绪《外科正宗》阳和汤配合育精灵5号而收功。命火式微则精室失于温煦，阳气不足则不能化气生精。《素问·生气通天论》云："阳气者若天与日，失其所则折寿而不彰"，少阴火衰，阳气失位，蛰藏无权，精无以生故精室清冷，精液稀薄，甚则少精无精；"阳气者，精则养神"，肾阳亏虚，髓海失养，督脉不健，机窍不聪，故精神萎靡、畏寒怯冷。取用阳和汤，消阴霾以振奋阳气，燠命火而温养精室；伍红参温五脏而化气生精；佐胎盘、龟胶取血肉有情直补精血；淫羊藿、花椒助命火而温督脉。灸命门、肾俞、神阙旨在温肾阳，补奇经，燮理任督。王道无近功，一俟命火充沛，精室温和，肾气涵养，精气活泼，自然摄精成孕。

(3) 肾虚志郁，瘀阻精室

王某，男，32岁，婚后8年未育。新婚交合，猝受惊恐，继而茎举不坚，曾投医他处，效著，唯精检无精子。斯生性孤僻，事不遂意每怏怏不欢，素腰脊酸楚，睾丸胀痛，满腹烦热，脘胁不适，口干欲漱而不欲下咽，时太息，舌淡苔白微腻，舌底络脉表紫露张，脉沉涩。按肾精亏虚，生化无权，志郁气结，瘀阻精室论治。以育精灵4号合育精灵5号：

药用：桂枝9g、茯苓9g、桃仁9g、赤芍15g、蜂房15g、蜈蚣2条（冲服）、鸡血藤15g、郁金12g、百合24g、熟地24g、香附9g、龟甲胶15g、鹿角胶15g、枸杞子15g、五味子6g、覆盆子15g、菟丝子15g、车前子9g、胎盘一具。5剂共末，每服9g，日2服。

二诊：药后精检有少量精子。依上方进退共配服5料，精检已达正常指标。

按：本症之瘀血产生机制大致与他病瘀证相同，然由于生殖生理的特殊性，本症尚有志伤致瘀与妄补致瘀，此二证尤为多见。《素问·痿论》云："思想无穷，所愿不得"。多年来临床所见，如年届婚龄而未娶，每以思欲不遂致志伤而血不行者；如临房因于惊恐而血运凝泣者；如大怒或过喜或房事不当而致血脉涩滞者；如凡见不育必以肾虚妄补而致瘀者，更是不乏其例。

肾为繁衍之根本，亦主藏精。临床虚证固多，然"至虚有盛候"，无虚妄补或此虚补彼往往造成药物性功能失调，使生殖机制失于常态，气机壅塞，络道瘀阻，而瘀滞反过来又成为男性不育的重要原因。"血实宜决之"，所以活血化瘀则又成其治疗的重要手段。本证型主要以仲景《金匮》桂枝茯苓丸为基础方加蜈蚣、蜂房、百合、郁金而组成。考仲景《金匮》桂枝茯苓丸主活血化瘀，消癥散结。方中桂枝温通血脉，赤芍行血中之滞，丹皮消瘀积，桃仁破血结，茯苓渗泄下行与桂枝同用能入阴通阳。《金匮要略·妇人妊娠病脉证并治》云："妇人宿有癥病，经断未及三月，而得漏下不止，胎动在脐上者，为癥痼害。妊娠六月动者，前三月经水利时，胎也。下血者，后断三月衃也。所以血不止者，其癥不去故也，当下其癥，桂枝茯苓丸主之。"本方虽主治妇人妊娠宿癥漏下之证，但其化瘀消癥的功用却被后世广泛用于各个方面，其效能远远超出妇科范围。笔者在长期临床实践中运用桂枝茯苓丸加味（定名为育精灵4号方）治疗由瘀血阻滞而导致男性不育症者疗效卓著。在使用当中根据不同兼证可单独投入亦可合方投入。

育精灵4号方有几个明显特点：①活血化瘀不忘行气开郁：方中配郁金以行气解郁，考郁金乃血中气药，味辛能散、苦能清热。本方用其行气解郁，凉血破瘀。②活血化瘀不忘心理治疗：百合乃清心肺、安神志之佳品。其清心安神的功能早被历代医家所重视，仲景百合病便为先例。本方用百合者，大凡婚后久不育者，胸中急切，心里戚戚，思想上有压力或负担者真不少见。所以取百合清心安神的功能寓心理治疗之意。③活血化瘀不忘虫类药的使用：虫类药的应用对治疗本症可以加强疗效。虫类药走而不守，善吮离经之血，疏通经隧瘀滞，搜剔络道余邪。这早为杏林所公认。然其既为血肉有情之品，则其又不失补精益虚之用。《金匮》大黄䗪虫丸条下有"缓中补虚"一语，可谓深悟此理。另外，患此症者亦多见性功能减退或阳事不坚者，而方中蜂房、蜈蚣皆独擅此功。总之虫类药的独特作用在男性不育症的治疗上确有广阔前景。

60. 风　　温

金某，男，71岁，铁路工人。2008年2月15日初诊。

恶寒发热，头疼咽痛，咳嗽气喘，咳吐黄痰，胸痛不适，口渴数饮，溺赤，舌质红、苔薄微黄，脉浮数。证属风温犯肺。乃冬不藏精，次春新感诱发，温邪外袭，痰热蕴肺。治宜辛凉宣透，清肺泄热，止咳平喘。方拟麻黄杏仁甘草石膏汤加味：

药用：炙麻茸6g、杏仁6g、甘草6g、石膏45g（先煎）、桔梗9g、桑白皮12g、僵蚕9g、元参15g、瓜蒌24g、芦根30g。三剂，水煎服。

二诊：上药一剂恶寒罢；二剂发热已，头疼咽痛大瘥，咳减；三剂甫，咳喘明显好转，但痰仍黄、胸痛时作，说明痰热蕴肺，胸络尚未疏和。拟上方调整继进：

药用：炙麻茸6g、杏仁6g、甘草6g、石膏45g（先煎）、桔梗9g、桑白皮12g、鱼腥草30g（后下）、旋覆花9g、茜草15g、瓜蒌24g、芦根30g。三剂，水煎服。

三诊：药后诸症几愈。唯疲乏无力，纳谷不香。嘱用西洋参10g、鲜芦根30g、鲜竹叶9g、生麦芽9g、香荷叶9g、生山楂15g。置保温杯中，沸水渍泡1小时，频频呷之。

次日回访已知饥，精力转佳。

按："冬伤于寒，春必病温；冬不藏精，春必病温"。高年之躯，冬蛰居暖，厚衣重裘，屡汗伤津；时迁翌春，偶感风邪，诱发风温，此乃冬不藏精，春必病温之证。恶寒发热，头疼乃温邪袭卫之象；咽痛、咳嗽气喘，咳吐黄痰，胸痛不适，此肺经痰热见症。温邪上受，肺卫首当其冲。急以辛凉宣透，清肺泄热，止咳平喘免其逆传生变。用仲景麻黄杏仁甘草石膏汤，辛凉解表，清肺泄热，止咳平喘。加元参养阴滋肾固津；僵蚕轻清透邪达表；瓜蒌清肺化痰宣痹；芦根主温病热盛伤津；桔梗苦辛开启肺闭，有排脓之功；桑白皮甘寒泻肺平喘，行清肃之令。待外解咳平，后佐辛润通络之品疏和胸络，使痰薄络和诸症几愈。然千年枯木不燃自焚，古稀津少，肺胃少濡；既炉烟虽熄恐灰中有火，辛凉清润，谨防诸复。故用西洋参、鲜芦根、鲜竹叶益气养阴、清热宁心；生麦芽、香荷叶升清阳、启胃气；山楂味酸甘温，活血消积助胃酸，开郁气而不伤正。诸品合用援气阴之充养，助胃气之来复，俟津奉胃充，斯病方可云彻愈也。

61. 发　　颐

刘某，男，15 岁，学生。2010 年 3 月初诊。

患发颐 3 天，前医按腮腺炎治疗效差。刻诊：左侧面颊焮红肿疼 2 天，继则牵及左耳下硬肿灼痛，伴头痛发热，口苦咽干，小便短赤，大便秘结，舌质红苔黄厚，脉滑数。此属发颐。乃阳明不泻，温毒夹少阳相火结于耳下之故。治宜清瘟解毒，通腑泄浊，消肿散结为法。予普济消毒饮加减：

药用：柴胡 15g、黄芩 10g、薄荷 10g（后下）、僵蚕 10g、桔梗 10g、升麻 5g、板蓝根 15g、元参 15g、连翘 15g、赤芍 10g、马勃 10g、生大黄 10g（后下）、芦根 20g。三剂，水煎服，一日一剂。

二诊：上药服 2 剂后，大便泻下咖啡色稀便，随之热退身凉，头咽及耳下疼痛减轻，但耳下结肿依旧，拟上方加减继服：

药用：柴胡 15g、黄芩 10g、薄荷 10g（后下）、僵蚕 10g、生地 15g、升麻 5g、板蓝根 15g、元参 15g、生牡蛎 15g（先煎）、赤芍 10g、芒硝 5g（烊化）、芦根 20g、浙贝母 15g。三剂，水煎服，一日一剂。

三诊：头咽及耳下疼痛消失，耳下结肿变软，亦稍小；知饥，能食稀粥，上方调整再进：

药用：柴胡 15g、黄芩 10g、僵蚕 10g、生地 15g、板蓝根 15g、元参 15g、生牡蛎 15g（先煎）、浙贝母 15g、赤芍 10g、芒硝 5g（烊化）、生石膏 45g（先煎）、陈皮 5g。三剂，水煎服，一日一剂。

四诊：耳下结肿基本消除，除疲乏无力、多汗口干、舌红苔薄黄、脉细微数外，余无不舒，此乃气阴不足、余热未清之象，拟仲景竹叶石膏汤加味：

药用：竹叶 10g、生石膏 45g、西洋参 10g、鲜芦根 20g、麦冬 15g、五味子 5g、陈皮 5g、粳米 20g、荷叶 10g。三剂，水煎服，一日一剂。

五诊：精神好，纳寐佳，汗止口润，已上学。

按：本证属温毒，乃伏气温病，多为冬令过暖，感受乖戾之气，伏而不发，及至来年晚春，复感温热之气，引发伏毒自里而出，症见表里俱热，或出疹、或发斑、或烂喉、或发颐，此类疾病有起病急骤，传染性强，症状严重，表里俱病，由内而外等发病特点。所以在治疗上，根据多年经验总结，应注重透、养、速、截四个环节：透，即透邪达表，因为伏邪蛰伏已久，值新感诱发，其蛰伏之邪毒由内而外发出，故应顺其势而透邪达表，使伏邪早日排出。养，久伏之温热毒邪每每耗伤人体阴津，蛰伏愈久，体内阴津耗伤愈甚，所以养阴扶正则为贯穿始终的治疗原则。速，由于本病起病急骤，且具传染性，所以治疗上必须如将之勇，速挫其锋芒，首用大剂清热（瘟）解毒之品，冀初战取效。截，即在"速"的基础上，阻断邪传之路，保护好营、血、心、肾等脏腑，把住气分关，假阳明通道祛邪于体外。

此案发颐，颐为面颊，本属阳明，由于温毒壅结，面颊灼肿，渐至耳之前后肿硬焮痛，类似今之腮腺炎。乃温毒夹少阳相火结于耳下之故，因为耳之前后为少阳经脉所属。方用东垣普济消毒饮加减，方中柴胡、薄荷、僵蚕、升麻宣透达表；元参、生地养阴扶正；黄芩、板蓝根、生石膏、连翘清热（瘟）解毒、速挫温毒锋芒；生大黄、芒硝、生石膏通腑清胃，把住气分关，假阳明通道祛邪于体外；生牡蛎、浙贝母软坚散结；赤芍、马勃凉血散血。

近些年来屡有不同类型的温病发生，如非典、禽流感等，若能根据发病特点，把握好四个环节，往往能取得满意疗效。

62. 邪伏募原

陈某，男，33岁，农民。1998年8月初诊。

恶寒发热七天，热时体温最高可达39.5℃，冷时虽重裘厚衣仍身觉不暖，曾打针输液但寒热不除。邀余往诊，观病人面色若垢，寒热身痛，微汗出，头痛心烦，口干不思饮，腹胀脘痞，舌淡红，苔白如积粉，脉濡数。证属湿温，邪伏募原之象。治宜清热化浊，开达募原。方拟达原饮加味：

药用：草果仁3g、厚朴12g、槟榔6g、知母6g、黄芩6g、桂枝9g、白芍9g、羌活6g、栀子9g、枳实12g、柴胡15g、青蒿20g。三剂，水煎服。

二诊：上药服后寒热减，身疼已，头痛轻，脘腹稍宽，舌苔亦松动。方证的对，但毕竟湿热为患，应加强利湿之品，务使湿去热孤；上方稍作调整，一鼓作气：

药用：草果仁3g、厚朴12g、槟榔6g、知母6g、黄芩6g、大黄6g（后下）、肉桂6g（后下）、滑石15g、甘草6g、栀子9g、枳实12g、柴胡15g、青蒿20g。三剂，水煎服。

三诊：尿量较前增多，大便泻下如果酱，恶寒消失，身热更减，腹胀脘痞大瘥，舌苔前端变薄并开始向上渐次消退。病虽步入坦途，然湿热仍是祸患；表透而胃和仅初战告捷，下一步更应把握病机，并适当伍入健脾之品以绝湿邪之路：

药用：柴胡15g、黄芩6g、姜半夏9g、苍术6g、陈皮6g、厚朴12g、赤茯苓15g、大黄6g（后下）、肉桂6g（后下）、滑石15g、甘草6g、青蒿20g。三剂，水煎服。

四诊：诸症大瘥，唯咽痛口干，舌苔趋薄，但舌质红，脉滑数。湿浊已化，邪出膜原，然温邪伤阴显现，方拟五根饮加减：

药用：鲜芦根30g、桔梗9g、山豆根9g、白茅根30g、板蓝根9g、百合15g、知母6g、牛蒡子9g、甘草9g。三剂，每剂水煎两遍，过滤去渣，混合入蜂蜜3汤匙，搅匀，候温频服。一日一剂。

药后痊愈。

按：何为募原？募原者，膜原也。薛生白《湿热病篇》云："膜原者，外通肌肉，内近胃腑，即三焦之门户，实一身之半表半里也。"吴又可在《温疫论》中说："疫者感天地之疬气……邪自口鼻而入，则其所客，内不在脏腑，外不在经络，舍于伏脊之内，去表不远，附近于胃，乃表里之分界，是为半表半里，即《内经》所谓'横连膜原'者也。"

由上可见募原居半表半里，其病证即为半表半里证。邪伏募原为湿热病的一种特殊证型，湿浊不化，郁遏阳气为病机，邪伏部位在募原。然而此半表半里与少阳之半表半里截然不同，膜原之半表半里是以湿遏热伏，近于中焦为病机；而少阳之半表半里是伤寒之邪传里化热为病机，在足少阳为胆，而在手少阳则为三焦，薛生白曾谓："三焦为膜原之门户"。虽均有寒热往来（或寒热如疟）之共同见证，然实质迥异。

达原饮系吴又可《温疫论》为温疫初起邪伏膜原而设，方中厚朴除湿散满，化痰下气；草果辛香辟秽，宣透伏邪；槟榔攻下破结，使邪速溃，且厚朴、草果、槟榔三药同行可以直达膜原温疫盘结之处，而逐邪外出，此乃达原饮方名之意。知母滋阴，白芍敛阴，黄芩清热；甘草调和诸药以为引和。二诊加大黄，宗温病下不厌早之旨，意在使湿温毒邪及早由阳明而排出体外，所以服后粪如果酱，正如吴氏所云："温病早投攻下，不为大害"。此后，当湿浊已化，邪出膜原，然温邪伤阴显现，又用五根饮加减养阴清热利咽而愈。

根据自己多年经验，本病临床不难诊断：①恶寒憎热（或寒热如疟），加舌苔厚如积粉。②特定的发病时间。两者共见，一般即可确诊，此法比较简捷。治疗用达原饮疗效不错。但须注意湿为阴邪非温不化，然热为阳邪易伤津液，这就需仔细权衡，恰当遣方用药方显功夫。

63. 烂 喉 痧

王某，女，7岁，学生。2003年2月住院会诊。

患儿发热并咽喉肿痛，伴头痛身疼，口干烦渴，体温39.6℃，即在镇卫生院打吊针消炎治疗。经治疗全身症状有所好转，但扁桃体及咽喉肿痛未见减轻，并出现声音沙哑，饮食难下，吐痰带脓腥味，咽喉部白腐有糜烂灶，且颈部出现散在碎小红疹，大便3日未行，舌质红，尖有珠点，舌面少苔有若草莓状芒刺，脉细数。证属外感疫毒时邪，内蕴肺胃，上冲咽喉，外透肌肤所致。治以清热解毒，养阴凉营，透疹利咽。拟清营汤加减：

药用：银花15g、连翘15g、生地15g、紫草9g、知母6g、马勃9g、僵蚕6g、片姜黄6g、生大黄6g、蝉衣3g、黄芩9g、鲜芦根30g、生甘草9g。1剂，用鲜芦根水煎诸药，两遍兑匀，纳生蜂蜜一汤匙，多次少量频服。并嘱以淡盐水含漱咽部，再以冰硼散吹敷咽部。

二诊：药后大便虽通，但色黑味秽而不爽，咽喉肿痛减轻，可进果汁。胸背及四肢可见大量红疹，有的已融合成片，烦热顿减。效不更方，上方继服2剂，服如前法，继续用淡盐水含漱咽部，冰硼散吹敷咽部。

三诊：皮疹开始脱屑，咽喉肿痛继续好转。可食稀米粥，大便稀、日达2~3至。舌象芒刺渐隐，津润，有饥饿感，嘱仅限稀粥，少食勿饱，以防食复。然炉烟虽熄但灰中有火，据证情，病已出营，现宜清气为法，以除邪务尽。拟仲景竹叶石膏汤：

药用：竹叶9g、生石膏30g、西洋参6g、麦门冬15g、生甘草9g、粳米20g、鲜芦根30g、清半夏6g、瘦猪皮3寸见方（刮去油脂）。2剂，水煎，米熟汤成，不拘时频呷之。

四诊：诸症大瘥，无不适，嘱用三诊方加鲜荷叶9克，再进1剂以善其后。

按：烂喉痧，中医素称"烂喉丹痧""喉痧"。类似西医学之猩红热。病机多为温毒外袭，肺胃受邪，疫毒上冲咽喉，疫毒透达肌肤所致。疫毒上冲咽喉则咽喉肿痛腐烂；疫毒透达肌肤则疹痧显露，甚则融合成片；舌生红刺，状如杨梅，脉细数乃疫毒侵营之象。而本例是由温热疫毒内侵，迅速传变，蕴于肺胃，聚于咽喉，外达肌表所致。证见壮热口渴，面赤烦躁，咽喉肿痛腐烂，恶寒身痛，尿黄便干，全身出红色皮疹，舌质红，尖有珠点，舌面少苔有若草莓状芒刺，脉细数。除疫毒上冲咽喉及疫毒透达肌肤外，尚有腑浊熏蒸，气分热炽，烦热不除之象。初起由于西医的有效治疗，很快脱离了卫分阶段，使全身症状大有好转。然而温热毒邪传变最速，直现疹瘀显露、杨梅舌、脉细数等疫毒入营见症。所以治疗首以《温病条辨》清营汤合杨栗山升降散凉营清瘟、透热转气，"温病下不厌早"，故佐生蜂蜜意在润肠通便、釜底抽薪。由于药症相合，药后腑通浊降，使邪有出营转机。当皮疹开始脱屑，咽喉肿痛继续好转，可食稀米粥，大便稀、日达2～3至，舌象芒刺渐隐，津润时，则处仲景竹叶石膏汤，继清转出气分之余热，方中伍以瘦猪皮，以其血肉有情、养阴生津见长。本病好发于儿童，稚阳之体，感邪多变，易实易虚，故准确辨证是关键，分清疫毒所处阶段及患者体质状况，及时有效地施治，避免病入险境。

64. 感冒足心发斑

刘某，男，36岁，林场工人。2012年4月初诊。

间断性右足心红斑1年。每值感冒则右足心发出如一元硬币大小红斑，不痛不痒，当感冒治愈后足心红斑亦随之消失，下次感冒亦复如此。寻医多方未效。刻诊：患者足心红斑显露，宛若一元硬币覆盖涌泉，无痛痒，压之红斑色褪而抬指红斑即复。伴咳嗽流涕，舌质淡，苔薄黄，脉浮。证属邪郁太阳，少阴不足，表邪内陷，欲达出表之象。拟仲景麻黄附子细辛汤加味：

药用：炙麻黄6g、炮附片9g、北细辛3g、白僵蚕9g、蝉蜕6g、片姜黄9g、酒大黄5g、炒薏苡仁30g。3剂，水煎服。

二诊：上药服2剂红斑色淡，3剂尽红斑消失。唯咳嗽未平。拟上方加味：

药用：炙麻黄6g、炮附片9g、北细辛3g、白僵蚕9g、蝉蜕6g、片姜黄9g、酒大黄5g、炒薏苡仁30g、干姜5g、五味子5g。3剂，水煎服。

三诊：诸恙悉安。嘱以丸药欲图根治：

药用：金匮肾气丸、防风通圣丸，早晚各1次，坚持服用20天。服药期间严格戒酒。

2个月后经学生电话随访，感冒次数较前明显减少，虽偶有外感然足心再未发斑。

按：本例病证笔者为仅见，刚接触患者甚感稀奇，但经详询，乃为两感所致。"实则太阳，虚则少阴"。足底涌泉之所居，涌泉者足少阴肾经之井穴，为人身肾中元气之始发点。每值外邪侵袭，太阳首当其冲，藩篱被郁，少阴应之。然素体肾虚，则太阳之邪易陷少阴，使少阴经脉受累；加之患者嗜酒，湿热久积；值太阳之邪与体内湿热两邪相加，则足心（涌泉穴）红斑发出，然此红斑的发出有示外邪欲出之象，所以当感冒痊愈则足心红斑亦随之消失。遗憾的是患者平日自恃年轻力壮，并不重视调理，故屡感屡发，未能防患于未然，故经年未瘥。按以上思路方用仲景麻黄附子细辛汤加味，仅二诊而愈。

65. 血　崩

（1）孙某，女，32岁，农民。2008年6月初诊。

经期负重，致血下如注，强挣回家，自觉天旋地转，无力以息。丈夫见状，急邀余往诊。至舍，略问原委，嘱速购白人参30g，热水急煎频灌。移时势缓，约甫半小时，血流明显减少。遂书下方令继服：

药用：白人参20g、炮姜6g、乌贼骨20g、阿胶10g（烊化）、热童便150ml。二剂。服法：先煎前3味，头、二煎混合兑匀，纳阿胶烊尽，加入热童便，分三次温服。一天一剂。

二诊：由丈夫陪伴来诊。月经昨晚干净，除头稍昏晕外，精力较前充沛，予归芍六君子汤加味以善其后：

药用：当归10g、白芍15g、白糖参15g、白术10g、茯神10g、甘草5g、菟丝子20g、阿胶10g（烊化）、麦冬15g、五味子5g、香附10g、熟地30g。五剂，水煎服。

按： 女子经期，冲任气盛，血室正开，免疫力下降，易致虚虚；若负重劳伤，气失摄纳，易发血证，轻则成漏，重者为崩。本着"有形之血不能速生，无形之气所当急固，阳生阴长也"的原则，先以独参汤益气摄血，培元固本。吴仪洛云："人参得天地冲和之气以成形，故用之以补冲和之气，使其一息尚存，则可以次第而疗诸疾，是以病之危急而虚者，良医以气为首务也。"所以，次以自拟参胶姜牡宁血汤旨在澄源固本，用热童便者不留瘀也。待经净血宁后，则以归芍六君子汤加味以善其后。

（2）樊某，女，41岁，营业员。2012年8月初诊。

阴道流血3天，今日午后出血突然增多，顺其裤管下流如涌。刻诊：身热面赤，时作太息，眩晕口干，心烦悸忡，胸膺不舒，小腹疼痛，经色鲜红，血块亮紫，舌红苔薄黄，脉弦数。证属肾阴亏虚、肝阳上犯、气血失和、血海不宁。宜滋水平肝、燮理冲任、行气化瘀、清宫宁血。急疏自拟参萸七地汤加味：

药用：西洋参20g、山茱萸20g、三七5g（冲服）、地榆30g、百合20g、香附5g。2剂。煎服方法：三七研末待冲，余5味置砂锅中，先加凉水1000ml，继加食醋5汤匙，大火烧开文火煎15分钟，开始取汁进药。此后不拘时徐徐频饮，服药期间排出亮紫血块数枚，血顿减少，且腹痛缓解。

二诊：上药至夜半2剂服完，血止神宁，但乏力无眠。遂予上方增损继进。

药用：西洋参20g、山茱萸20g、地榆15g、三七3g（冲服）、炒枣仁15g、茯神10g、琥珀3g（冲服）、生麦芽10g。2剂，水煎频服。

三诊：寐渐转佳，知饥神昌。嘱停药以百合莲子糯米糜粥自养而愈。

按：本例素体阴虚，且经行触怒，肝阳上犯而血海不宁。阴虚则水不涵木，志怒则气逆血妄，症见血流如涌、经色鲜红、身热面赤、眩晕口干、心烦悸忡。而时作太息、小腹疼痛、血块亮紫，乃瘀热气滞之象。方用自拟参萸七地汤，方中西洋参益气养阴以固本。山茱萸酸敛补肝以宁血防脱。地榆凉血收涩而固冲。三七活血止血而散离经之瘀。加百合滋养心肺之阴，意在清金制木、安神而调和百脉。伍香附行气疏郁，使全方静中有动、寒温和谐。二诊重在养血安神，在参萸七地汤基础上，取仲景酸枣仁汤之意，佐琥珀活血祛瘀、镇惊安神。生麦芽顺应胆之生机，条达中正，使相火归位。急标之后以百合莲子糯米糜粥自养，乃瘥后固本调养之关键，缓补中土莫安后天，化源充盛反资先天。

66. 漏 证

（1）蒲某，女，28岁，公务员。2010年春初诊。

孕40余天，口服米非司酮等胎珠得以娩出，但阴道间断流血不止近半月。曾经清宫，并口服消炎、止血等西药，血流不但不止反而出血加剧，色紫夹块，伴小腹痛腰酸困，由爱人陪同来诊。刻诊：痛苦病容，心悸气短，眩晕乏力，腰骶酸困；小腹疼痛，痛甚则有紫黑血块排出，当即腹痛缓解，移时复如故；舌淡苔白，脉浮缓无力。证属冲任受损，瘀血滞胞。治宜益气固冲、祛瘀宁血。方用傅青主加参生化汤加味：

药用：白糖参15g（另煎兑服）、当归9g、川芎4.5g、炮姜6g、桃仁9g、甘草6g、续断15g、香附9g、茜草9g、乌贼骨24g。3剂，水煎服。

二诊：上药服一剂，出血量较前增多，且下血块许多，患者很忧心，便给我打电话询问情况，我说："出血量多，下血块是药已见效，不必担心"，并嘱"继续服药，慢慢就会减少。"

三诊：患者自述上药第三剂服完，随着血块减少流血也明显少了，小腹也不痛了。拟上方调整继服。

药用：白糖参15g、当归9g、川芎4.5g、炮姜6g、桃仁9g、甘草6g、续断15g、香附9g、白术9g、熟地24g。3剂，水煎服。

四诊：出血干净，腰腹不痛，纳寐可，精神佳。可以停药观察。

按： 近些年药物流产者屡见不鲜，但大多流不干净，由于宫内残留物（瘀血）未净而导致经漏不止者每有所见，此例乃其中较重者。

先贤有"瘀血不去，血不归经"之训，本例即属药流后宫内残留物（瘀血）未净而导致经漏不止，并伴腰困腹痛。笔者采用《傅青主女科》之加参生化汤加味取效。加参生化汤是在傅氏生化汤的基础上加人参而成。

考生化汤原方由当归八钱、川芎三钱、桃仁十四粒、黑姜五分、炙草五分等5味药物组成，使用黄酒、童便各半煎服。傅青主对该方推崇备至，其在书中云："惟生化汤系血块圣药也。""先问有块无块，块痛，只服生化汤。"主要用于妇人产后血块未消，或停血不下，或血晕，或产后腹痛等症，以达行气助血之功。此方不仅广泛用于产后，而且由此派生出加参生化汤、加味生化汤、安神生化汤、健脾消食生化汤、木香生化汤、养荣生化汤等十余种。其中加参生化汤就是专为产后脱晕，或产后血脱气喘，或产后用力过多、劳倦伤脾，症见逆冷而厥、气上胸满、脉去形脱而设。本例依据药物流产后血块未尽酿成经漏，腹痛甚但血块下则腹痛减的临床见证，而投以加参生化汤加味，取得了良好成效。方中白糖参不热不燥，益气生津安五脏，补脾摄血养精神；生化汤活血祛瘀逐血块，推陈致新复胞宫；续断、熟地补肾气以壮经水之根；香附、白术理气健脾以事行血、裹血。本方气血同治，脾肾共调，瘀去而血止，扶正不恋邪，诚经典良方。

（2）季某，女，28岁，铁路工人。2013年10月16日初诊。

月经淋漓不尽十余日。始于经行期性生活之后。少腹阵痛，痛则流血秽浊、伴有黄涕状物，排出后腹痛稍舒，舌淡红、苔黄微腻、舌下脉络青紫。曾在妇科按盆腔炎症给予消炎输液和激素治疗，腹痛好转但经行如故。证属非时交合，败精滞胞，精瘀搏结，冲任损伤。治宜补益冲任，逐精祛瘀，温经行气，洁胞宁宫。方用桂枝茯苓丸加味：

药用：桂枝10g、茯苓12g、赤芍9g、丹皮9g、桃仁10g、香附9g、鹿角胶10g（烊化）、元胡10g、三七3g（冲服）、菟丝子20g、蒲公英30g。3剂，水煎服。

二诊：上药服后腰痛稍有好转，但小腹疼痛频作，阴道不时排出黄秽涕唾状物及咖啡色血块，脉舌如故。依证分析，服药导致阴道排出残精败浊，此乃佳兆，宜前法继施。

药用：黄芪30g、当归9g、桂枝10g、土茯苓20g、赤芍9g、丹皮9g、香附9g、鹿角胶10g（烊化）、大黄6g（后下）、三七3g（冲服）、菟丝子20g、蒲公英30g、益母草20g。3剂，水煎服。

三诊：上方服一剂排出秽浊最多，腹痛渐缓；三剂尽，再无异物流出，腹已不痛，然乏力腰困不已。肾气不足已成明证，宜自拟益肾丸加味：

药用：黄芪 30g、当归 9g、狗脊 15g、续断 12g、桑寄生 15g、木瓜 15g、炒杜仲 20g、甘枸杞 15g、陈皮 5g、神曲 10g、蒲公英 20g、玫瑰花 15g。5剂，水煎服。

四诊：诸症大瘥，纳寐佳，精神昌。可不药而饮食调理可矣。

按：经期性生活自古禁忌。本例即正值经期，又逢国庆节假，高兴之余情至难持，遂犯经行房帏之戒。女子经行，血室笃开，此时交合，难免残精败浊滞留胞宫，与经血相混，精瘀搏结，遗患于女子，轻者崩漏，重则癥痕。本例漏证即属此因，用桂枝茯苓丸加味而收功。考桂枝茯苓丸为仲景为妇人妊娠因癥病漏下而设，是一首活血祛瘀而保胎的方剂，方中桂枝通血脉、芍药行血中之滞；丹皮消瘀血、桃仁破血结；茯苓渗泄除湿安正，与桂枝同用能入阴通阳安正气；加味鹿角胶、菟丝子以燮理冲任；香附行气；元胡止痛；三七止血散瘀；蒲公英清理胞宫瘀浊。二诊加强药力伍土茯苓、大黄、益母草增进官内污秽瘀浊的排出。邪去正虚，继以自拟益肾丸扶正而安。

67. 闭 经

（1）赵某，女，38 岁，公务员。2009 年元月 5 日初诊。

受 5·12 地震影响月经半年未至，延医多人无果，观其面色紫斑隐隐，精神委顿，胸闷太息，惊悸不寐，时自汗出，五心烦热，便闭腹硬，舌质黯红，苔黄厚，脉弦滑数。辨证气滞血瘀，瘀热搏结。治宜泄热逐瘀为先务。拟桃仁承气汤加味：

药用：桃仁 9g、酒大黄 9g（后下）、芒硝 6g（烊化）、肉桂 6g（后下）、炙甘草 6g、合欢皮 15g、栀子 9g、琥珀 3g（冲服）。3 剂，水煎服。

二诊：三剂甫，下秽便数次，腹软知饥，烦热减，寐稍安，惊悸未作。既有小效，拟原方加炒枣仁 15 继进 3 剂。

三诊：药后纳寐佳，精神好，但闭经如故。遂予"益癸汤"。

药用：黄芪 30g、当归 9g、生白术 20g、土茯苓 24g、熟地 20g、白芍 15g、香附 9g、淫羊藿 20g、紫石英 20g（先煎）、酒大黄 5g（后下）、益母草 30g、玫瑰花 15g、百合 30g。7 剂，水煎服。

服药期间自觉腰困、乳胀、少腹不适，此经欲行之佳兆，仍以原方加肉桂 5g，研末用药汁冲服，以激发冲任之经气。七剂未尽而经水自潮。

按：本例属心因性闭经。《内经》云：百病皆生于气也。突如其来的地震造成该患者心理戕害和精神损伤，导致机体气机逆乱，血运失常。日久酿成瘀热搏结血室，故先以桃仁承气汤逐瘀泄热，辅以合欢皮、栀子、琥珀疏郁除烦、安神镇惊。待瘀去热除，神志安定，继以自拟益癸汤投之，方中除益气养血怡情之品外突出了补肾助冲药的介入，因为恐能伤肾。而冲任为经孕的枢机，故补肾益冲既可启动枢机，又可助经水之源。

妇科病的治疗，我倡导"肾气-天癸-奇经-胞宫"生理轴理论。"肾主藏精""肾主生殖""冲为血海，任主胞胎""经水出诸肾"等一系列经训无不涵盖女子经带胎产全过程，所以"肾气-天癸-奇经-胞宫"生理轴的理论亦指导着经带胎产疾病的预防和治疗。月经是女子肾气盛的产物，亦是卵巢功能的外在表现，由于肾气的动态活动不同，就形成女子月经周期四个期（经前期、月经期、经后期、排卵期）的阴阳气血分布各异，这就使我们有章可循地去分不同时段治疗月经疾病，我根据多年妇科临床经验，创制"益癸汤"，由黄芪、当归、白术、土茯苓、熟地、白芍、香附、淫羊藿、紫石英、酒大黄、益母草、百合等十二味中药组成，可治疗多种月经病，按色、期、量、质的不同见症，调整剂量，灵活加减，多能获效，特别在经前期服用疗效更佳。

（2）芦某，女，31岁，公务员，婚后5年未孕。2002年9月21日初诊。

闭经18个月，乳头有淡黄色液体溢出50余天。伴胸胁胀满，肋间刺痛，眩晕易怒，腰酸神倦，纳谷不香，无白带，阴道干涩。舌淡胖边有紫斑，苔薄黄，脉沉细而数。（妇检：子宫附件形态正常，子宫内膜10mm。催乳素：31μg/L。）西医诊断乳溢-闭经综合征。中医辨证：肾虚血海不盛，肝热疏泄太过，血滞胞脉不利。治以补肾益冲养任，清肝摄乳通经。予益癸汤加味：

药用：党参10g、白术10g、茯神10g、当归10g、川芎5g、白芍15g、熟地20g、淫羊藿20g、紫石英25g（先煎）、肉桂5g（后下）、香附10g、山茱萸15g、神曲10g、金钱草30g。七剂，水煎服，一日一剂，饭前热服。

二诊：药后精神较前好转，泌乳稍减，余如故。予上方加生麦芽60g熬汤代水煎药，继服七剂，如前法。

三诊：泌乳明显减少，效不更方，二诊方再进七剂，如前法。

四诊：泌乳愈，白带增，但经未至。说明肾气仍未充盛，胞脉尚不通利，更须一鼓作气，拟方再议：

药用：党参10g、黄芪30g、当归10g、茯神15g、白芍15g、熟地20g、淫羊藿20g、菟丝子20g、怀牛膝15g、益母草15g、紫河车粉10g（冲服）、香附10g。十剂，一日一剂。每剂水煎两遍，将沥出药液合匀，入黄酒50ml，分三次空腹服。

五诊：上方服 7 剂少腹微痛，继则经水至但量少色淡，待 10 剂服完经量增多且色较红，趁经水初至宜进次治之：

药用：黄芪 30g、当归 10g、川芎 5g、吴茱萸 5g、肉桂 5g、益母草 15g、元胡 10g、香附 10g、葫芦巴 20g、淫羊藿 20g、炒枣仁 10g、合欢皮 15g。三剂，一日一剂，分三次饭前温服。

六诊：本次前后经行 5 天。为巩固疗效，仍以益癸汤为基本方，制大其剂，缓取其功：

药用：党参 10g、白术 10g、茯神 10g、当归 10g、川芎 5g、白芍 15g、熟地 20g、淫羊藿 20g、菟丝子 20g、枸杞子 15g、覆盆子 15g、五味子 5g、山茱萸 15g、肉桂 5g、香附 10g、川椒 3g、神曲 10g、金钱草 30g、降香 5g、泽兰 12g、生麦芽 30g、胎盘 2 具。3 剂，共碾细末，每服 6g，分早、晚空腹服下。

药服两月后，复见停经四十余日，经尿孕检（阳性）。

按：闭经伴有溢乳，称为乳溢-闭经综合征。西医学认为本病实际上是高催乳素血症的一种临床见症。是由内外环境因素共同引起，以催乳素（PRL）升高、闭经、溢乳、无排卵和不孕为主要特征的综合征。

该病症中医认识的着眼点重在"闭经"，就本例而言，"经水出诸肾"（傅青主语）。补肾最为重要，因为经水的正常蓄溢直接与"肾-天癸-冲任-胞宫"这一生殖轴有关，所以只有肾气盛、天癸至、任通冲盛才会保证月经信而不违。此外肝为女子先天，乳为人之第二性征，其根于肾；乳房阳明所司，乳头厥阴维系；若肾、肝、胃三者功能协调则乳系不病，然本例初为肝郁气滞，继则郁久化热，末则导致疏泄太过，精不化血而上溢为乳。"气行则血行，气滞则血凝"，本例因初为肝郁气滞，血行障碍势在难免，所以血瘀为本证的又一个不可忽视的原因。所以肾虚、肝热、血滞则为本例病机所在。另外情志因素亦是另一病因之一，因为本例此前月经量虽少但经期尚准，随着盼子心切，情绪显得焦虑不安，逐渐月经由量少发展到闭经。所以从肝郁、焦虑到闭经、泌乳的过程，更显示情志对月事的影响。所以在治疗方药中茯神、炒枣仁、合欢皮常伍其间以增强疗效。

经验证明，乳溢-闭经综合征为闭经之重症，症情较为复杂，迁延日久，治疗难于速效。所以临床审症求因，善于守方，稳扎稳打，方能缓功。

（3）徐某，女，36 岁，教师。2011 年 8 月初诊。

停经近 2 年，颜面无华，额头颊部可见明显黄褐斑，潮热焦虑，腰酸背凉，阴道干涩无白带，脘痞胁胀，纳寐不及，舌淡胖边有瘀斑、苔白微腻，脉沉细无力。据本人所述，两年前因发崩漏长达一月之久，经住院抢救治疗痊愈。此后便经水点滴不至，阴道亦干涩无分泌物，性欲减退，时觉潮热，人也有时显得烦躁易怒，夜不能寐。曾去西安检查，结论是：席汉综合征、卵巢早衰，子宫轻度萎缩。中医按精血匮乏，肾气虚惫，冲任虚衰论治。予益癸汤加味：

药用：白糖参 15g、白术 9g、茯神 15g、当归 9g、熟地 30g、白芍 24g、川芎 5g、陈皮 6g、香附 9g、菟丝子 30g、枸杞子 24g、淫羊藿 24g。10 剂，水煎服。一日一剂。感冒勿服。

二诊：上药服半月（服药 10 天休息 5 天），饮食、睡眠均有起色，精神也有所好转。拟上方加阿胶 9g 继服 10 剂，水煎服。一日一剂。感冒勿服。

三诊：上药服甫，自觉少腹隐隐作痛，大便三日未行，拟上方更作调整：

药用：白糖参 15g、生白术 30g、茯神 15g、当归 15g、生地 30g、白芍 30g、枳壳 5g、升麻 5g、阿胶 9g、菟丝子 30g、生首乌 30g、淫羊藿 24g。服 10 剂，水煎服，一日一剂。

四诊：大便通畅，少腹隐痛消失，食欲大增，体力明显恢复。予三诊方配合大黄䗪虫丸（每服 1 丸，1 日两次），继服 10 剂。

五诊：自觉阴道有少许分泌物，阴道没原来干涩了。说明近两个多月的治疗初见成效，宜一鼓作气，上方调整挥师更进。

药用：白糖参 15g、生白术 30g、茯神 15g、当归 15g、生地 30g、白芍 24g、鹿角胶 10g、龟甲胶 10g、陈皮 6g、百合 25g、阿胶 9g、菟丝子 30g、制首乌 24g、淫羊藿 24g。10 剂，水煎服，两日一剂。并配合大黄䗪虫丸，每服 1 丸，1 日两次。

六诊：乳房微微发胀，阴道分泌物较前增多，此均为佳兆，但连续数十天的中药汤剂，病人实在服不下去了，索性改汤剂为粉剂更服不赘。

药用：白糖参 15g、西洋参 15g、生白术 30g、茯神 15g、白茯苓 15g、当归 15g、生地 30g、白芍 24g、鹿角胶 20g、龟甲胶 20g、阿胶 20g、陈皮 6g、百合 25g、桂心 6g、菟丝子 30g、盐小茴香 15g、木香 6g、制首乌 24g、香附 9g、吴茱萸 6g、炒枣仁 15g、枸杞子 24g、淫羊藿 24g、胎盘一具。5 剂，共碾细末，每服 6g，1 日两次。

七诊：药未尽而月经至，但量少色淡，仅行 1 天而告罄。嘱坚持把药服完。

此后又调整数次，卵巢功能恢复，月经正常，妇检子宫附件正常。

按：《经》云："有诸内，必形诸外。"月经是卵巢功能的外在表现，卵巢功能健全则月经应时而下，一旦卵巢功能衰退，女子可见经少、经迟、直至闭经。而肾-天癸-奇经-胞宫，这一生理轴的正常是保证卵巢功能强盛的前提。所以肾气的充盛是卵巢功能、月经的物质基础。故清代医家傅青主曰：

"经水出诸肾。"

本例因大量失血而导致卵巢早衰，过早的出现闭经。治疗上始终坚持益气养血、补肾涵冲、活血通任的原则，取得了预期效果。另外，近些年来此类疾病临床每有所见，治疗非常棘手，应在辨证论治的基础上，坚持不懈方能获效。

68. 痛　　经

（1）杜某，女，15岁，学生。2009年5月初诊。

2年前月经初潮，半年或2、3月一行不等，每次来潮之前小腹疼痛，痛苦异常，并伴恶心呕吐。此次正值月经来潮，少腹疼痛剧烈，坐卧不安，呻吟不止，精神不振，面色苍白，月经量少，色黯有块，滞下不爽，舌黯苔白，脉细弦。西医诊断原发性痛经。证属冲任亏虚，气滞血瘀，胞脉不利。宜补益冲任，活血行滞，温经通脉。方用归附香萸失笑散加减：

药用：当归9g、炮附片6g、香附9g、吴茱萸4.5g、蒲黄6g、五灵脂6g、元胡6g。一剂。

煎服方法：将药用纱布包裹，置砂锅中，加开水适量，并纳黄酒50ml，急煎15分钟，趁热口服头煎，待2小时后再热服第二煎。

二诊：患者自述上药头煎服后，好像有一股热气从胸腹下达至小腹，继而矢气频频，随着血流增加而腹痛减轻。当第二煎药服后腹痛基本消失。根据患者平时易郁怒之机，拟疏肝健脾，益肾养血为治，当归芍药散加味：

药用：当归9g、白芍15g、川芎6g、白术9g、茯苓9g、女贞子15g、淫羊藿15g、鹿角胶9g（烊化）、香附9g。三剂，水煎服。

三诊：上药服后经净，无甚不适，一如常人。嘱下月经行如上法施治，越三月腹痛未作。

按：经行腹痛与冲任、胞宫的周期性变化有着直接关系。好发于青少年女性，究其原因，或因感受寒湿之邪，或因思想压力过大而精神紧张，或因过食生冷辛辣之品，导致冲任气血运行不畅，血瘀气滞或寒凝胞中，不通则痛。亦有禀赋不足，气血亏虚，胞脉失养，不通不荣则痛者。治疗上应详审虚实，或补或疏度势治之，然总以止痛为要旨。

本例为少女原发性痛经，其有两大特点：①少女年逾二七，天癸初至，肾气未充，冲虚任弱。②寒滞胞宫，气血不和，胞脉不利。病机上为"本虚标实"，其主症为"小腹痛"，所以"止痛"则为当务之急。

归附香萸失笑散是一首温肾养血，活血止痛的效方，是在吾师香萸失笑散的基础上伍入养血之当归和温肾的炮附子，从而增强了止痛作用，较原方更优。方中香附味辛微苦，理气解郁，调经止痛，李时珍谓其"气病之总司，女科之主帅也"。吴茱萸辛、苦，大热，温中止痛，疏肝温脾，善解厥阴之滞；蒲黄、五灵脂合称失笑散，亦名紫金丸，功在活血去瘀，散结止痛，对瘀血停滞所引起的月经不调、痛经、儿枕痛、恶露不下等均有良好作用。西医学认为，原发性痛经的发生与行经时子宫内膜释放前列腺素有关，前列腺素诱发子宫平滑肌收缩，子宫肌层缺血缺氧，产生下腹痉挛性疼痛。当归对子宫平滑肌具有双向调节作用，其挥发成分有明显镇痛作用；附子之有效成分乌头碱亦具有强大的镇痛功效；蒲黄、五灵脂降低血黏度、增加血流量、扩张血管、改善微循环、消炎止痛、调节内分泌。香附可有效抑制子宫平滑肌收缩和弛缓紧张；吴茱萸煎剂能抗菌消炎。六药和合，以达标本兼治，温肾养血，活血止痛之功效，验之临床疗效不菲。

（2）张某，女，26岁，已婚。2003年11月6日初诊。

近年经行腹痛，妇科诊断为子宫内膜异位症，原发性不孕。患者16岁月经初潮，婚后因月经期淋雨遂致痛经，此后每经必痛，且呈逐渐加重之势。疼痛时间以经前至经行中期为甚，疼痛甚时呕吐，伴腰腹和肛门坠胀，骨盆紧缩性疼痛，月经量多，色黯夹有大血块，块出疼痛稍减；平时偶见性交痛。每次月经周期必卧床休息，严重影响生活、工作。刻诊：痛苦病容，神疲倦怠、畏寒肢冷、腰膝酸疼、少腹冷痛，双下肢麻木，舌质黯淡，苔白滑，脉沉紧。证属阳气虚馁、寒湿滞胞、瘀血内阻之象。治宜温经暖宫、助阳除湿、祛瘀止痛。拟王清任少腹逐瘀汤加味：

药用：小茴香10g、干姜5g、元胡10g、没药5g、当归10g、官桂5g、赤芍10g、生蒲黄10g、五灵脂10g、薏苡仁30g、炮附片15g（先煎40分钟）、炒枣仁15g。3剂，水煎服。

二诊：药后排出血块较多，身热痛减，说明瘀去阳气得以补充，营气稍通，然积阴既久，非朝夕可蠲，继以阳和汤除沉寒，散阴霾，使离照经通：

药用：炙麻黄3g、肉桂3g、干姜3g、白芥子5g、甘草5g、怀牛膝10g、熟地30g、鹿角胶10g（烊化）、香附10g、血竭5g、全蝎3g（冲服）、薏苡仁30g、茯神15g。5剂，水煎服。

三诊：药服3剂月经干净，5剂甫诸症消失，一如常人。窃以为经疾非唯经期专治，经后更俱治疗空间，嘱平时予补肾、疏肝、活血之中成药以缓其急：

药用：逍遥丸、大黄䗪虫丸、补肾斑龙片三药，按早、午、晚分服。

四诊：本次月经提前3天，经行虽仍夹带血块，但行无滞，少腹温，所以腹痛较前减轻，嘱仍以阳和汤加味：

药用：炙麻黄3g、肉桂3g、干姜3g、白芥子5g、甘草5g、怀牛膝10g、熟地 30g、鹿角胶 10g（烊化）、香附 10g、血竭 5g、全蝎 3g（冲服）、合欢花 15g、炮附片 15g（先煎 40 分钟）。3 剂，水煎服。

五诊：服药期间周身温煦融融，面红腹暖，经色转红，偶见小血块，腹痛隐隐，可以做轻微家务活。药效明显，拟一鼓作气，继以治之：

药用：黄芪 30g、当归 10g、炙麻黄 3g、肉桂 3g、干姜 3g、白芥子 5g、熟地 30g、鹿角胶 10g（烊化）、香附 10g、血竭 5g、全蝎 3g（冲服）、炮附片 15g（先煎 40 分钟）。5 剂，水煎服。

经净已 3 天，纳寐香，精神好，无不适。

"王道无近功"，此后仍遵上法，以汤、丸结合，坚持治疗 4 个月经周期，本月停经 40 余天，经尿检已身孕。

按：本例痛经是由子宫内膜异位症引起的。"癥瘕""血瘀"为病机所在，"血实宜决之"，活血逐瘀、止痛散结则为本证治疗大法。本例因经期淋雨，寒湿致瘀，故经行则腹痛，根据脉证按阳气虚馁、寒湿滞胞、瘀血内阻论治，先予王清任少腹逐瘀汤加味，旨在煦肾暖宫，行气逐瘀，温经除湿。但首以止痛为先务，继以阳和汤除沉寒痼冷，散胞宫阴霾，使离照瘀化，宫暖经通，使腹痛渐瘥。一待瘀祛血活，经气冲和，任通冲盛，阴阳和而必摄精成孕。

多年临床感悟，阳和汤虽出自外科，然的确是一首妇科良方，其对宫寒所导致的经迟、痛经、闭经、不孕等病及乳腺增生，若使用恰当均有不菲疗效。近几年来用于子宫内膜异位症的治疗每能得手，是我多年治疗妇科疾病的一张王牌。

（3）县某，女，39 岁，药材经销商。2012 年 2 月初诊。

患痛经久矣。本次经行第二天，经色紫黑涩滞，欲下不能，腹痛不可忍，卧床三日，呻吟不断。实在难以支持，赖服去痛片为事。并嘱其母前来寻诊。其述，经行腹痛近两年，每行必痛，无一旷例，而且将行前两天就开始作痛，腹痛日甚一日，直到经大行方止。月复一月，及至惧怕行经。随着腹痛还伴见呕恶、乳胀、发热、大便秘结等见症。舌质红边有瘀斑，苔黄腻，脉弦细数（妇检：附件炎）。证属痛经，乃瘀热搏结之象。治宜泄热逐瘀。拟桃仁承气汤：

药用：桃仁 10g、桂枝 10g、芒硝 5g（烊化）、大黄 10g（后下）、炙甘草 5g、降香 6g（后下）、香附 10g、炒枣仁 15g、元胡 6g、川楝子 10g。三剂，水煎服。

二诊：上药进 2 剂，下血块数枚，大便通利，热退呕止，腹痛顿减。3 剂服后经色趋红且量多，腹已不痛。虑其素患有附件炎，拟当归芍药散加减：

药用：当归 10g、川芎 5g、白芍 15g、苍术 10g、土茯苓 20g、蒲公英 30g、香附 10g、芡实子 20g、黄柏 10g、肉桂 5g（后下）、生大黄 5g（后下）、乌贼骨 25g。三剂，水煎服。

三诊：经期已过，除腰痛外，余无不适。

嘱用一诊方每月经行三剂，平时以中成药缓服。如此调理 3 个月经周期，痛经再未发作。

按：痛经亦作经行腹痛。寒热虚实皆可导致痛经，然依临床所见，因寒者十居七八，因瘀者十居四五，虚者间有之，热者仅二三，而且多有二三因合邪所凑者。为什么痛经因寒者居多呢？《素问·举痛论》谓："寒气入经而稽迟，泣而不行，客于脉外则血少，客于脉中则气不通，故卒然而痛。"这种因寒而血少者，乃虚寒作痛；而因寒而气不通者，乃寒实作痛。所以治疗上"得炅则痛立止"，即采用温经暖官的方法来治疗，这是泛治痛经的手段。文中本例即属热夹瘀合而为患者，故采用了泄热逐瘀的办法而治愈。

另外，近年来精神因素亦为痛经的重要原因之一，究其原因：①思想压力大，致气郁血瘀而产生经行腹痛。②焦虑抑郁。情绪的不安定，直接影响到经血的运行。③反复痛经，使心理上产生了经行恐惧感。这些新的心理因素超越了以前"不通则痛""不荣则痛"的传统观点，值得临床重视。

69. 经 期 头 痛

林某，女，29 岁，已婚，列车员。1995 年 3 月 15 日初诊。

自诉：因常年行车，作息不规律，时见头昏头晕，偶然一次经行感冒，遂致经期头痛，服一片安乃近即能止痛，但每月必发。近 1 年来逐渐加重，每逢经期头痛如裂，以两太阳穴及目眶为甚，疼痛剧烈时，目不欲睁，微热烦渴，口苦郁闷，反胃干吐，不思饮食，需卧床休息，服止痛西药已不能缓解，故告假专程来诊。询知今日正值经行第一天，经滞不爽，色紫夹块，小腹疼痛。舌红，苔薄、黄白相兼，脉弦细数。证属少阳瘀热，经气不利。治宜和解少阳，行瘀止痛。方用小柴胡汤加味：

药用：柴胡 15g、黄芩 10g、生姜 9g、姜半夏 9g、乳香 6g、白芍 30g、川芎 6g、白芷 9g、全蝎 3g（研冲）、菟丝子 15g、淫羊藿 20g、蔓荆子 9g、炙甘草 9g。3 剂，水煎服。

二诊：药后头痛缓解，经量增多，腹痛亦减轻，拟上方调整继进。

药用：柴胡 15g、黄芩 10g、炙甘草 9g、白芍 30g、川芎 5g、全蝎 3g（研冲）、炒枣仁 12g、菟丝子 15g、淫羊藿 20g、鸡血藤 15g、合欢皮 15g。3 剂，水煎服。

三诊：本次经行共 5 天，头痛止于经行第 3 天，诸症明显改善。

并嘱此后，于每月经行前，用一诊方煎服 3 剂。如斯连服 3 个月经周期，头痛彻愈。

按：每值经期或经行前后，出现以头痛为主的病症，称为"经行头痛"。说明本症有特定的时间关联，虚、实均可导致本病的发生，虚者多见气血亏虚或阴精不足，虚则脑络少濡、清窍失养；实者常有气血瘀阻或痰浊上蒙，实则脑络不和、浊邪害空。虚者多见于经净或经行后期，痛缓，或空或隐；实者好发于经前痛或经期痛，痛剧，或胀或刺。临证不难鉴别。

治疗上，实痛最好在经前治疗，虚痛应在经期服药，可获竿影之效。如再能根据头痛部位结合六经论治则疗效更佳。同时，女性在行经期间，雌激素会随着月经周期而变化，所以我在治疗此类病时菟丝子、淫羊藿为必用之品，现代药理研究发现此二药对激素有双向调节作用。

另外，本症还有一个不容忽视的问题，即心理因素。每经必痛，久则患者易产生恐惧感，造成月经未至心先紧张之局面。所以在施治时应有所顾及。

70. 经行痤疮

辛某，女，42 岁。2011 年 7 月初诊。

患痤疮近一年，尤以经期更甚，多为经行前三天颜面潮红发痒，随之痱痤发出，大者磊磊连片，小者盘根如疔，挤破处青紫斑斑，未挤处热肿欲脓，触目碍手，难以名状。观其人形态丰硕，坐多动少，皮肤光亮油腻，素嗜辛辣炙煿，大便干如羊矢，小溲灼热淋沥，带下黄浊味秽，月经量少先期。舌体胖，苔黄厚，脉滑数。皮肤科曾以内分泌失调，配以外用药膏，搽之有效但始终不能根除。中医辨证：痤痱疮。病机：痰湿之躯，腠理致密，阳明热盛，腑浊不泻，瘀热搏结，应经而发。治则：开玄府，清湿热，泻腑浊，宁血海。拟玉烛汤加味：

药用：当归 10g、川芎 5g、生地 20g、白芍 15g、芒硝 5g（烊化）、大黄 10g（后下）、生麻黄 5g、苍术 10g、知母 10g、生石膏 45g、皂角刺 15g。三剂，水煎服。另用苦参 120g、艾叶 30g，以河水煎汤，入猪胆汁少许，趁热多次洗面。

二诊：经过内服外洗之后，面热顿减，痒痛明显好转。效不更方，拟上方加白鲜皮 20g，更进五剂。外洗如前法。

三诊：随着月经的干净，痤疮已开始隐退。据患者讲，这次是在经期服药，所以本次发病比任何一次见轻。既然月经已过，嘱平时用中成药调理，俟下月经前一周，开始服二诊方七剂，外洗如前法。

中成药：防风通圣丸、大黄䗪虫丸、肾气丸，按早、午、晚分服。

如此坚持治疗三个月经周期，斯病痊愈。

按：本证治疗较棘手，服药不忌口亦或枉然，所以医患有机配合是先决条件。其次，外用洗方亦属重要，苦参汤乃陈实功《外科正宗》专治痤痱疮之外用方，本人用艾叶易菖蒲疗效更佳，故予每用之。第三，方中麻黄不可或缺，它有开玄府、转枢机之功，在方中有举足轻重的作用。

71. 带　　下

(1) 带下黄浊秽臭

刘某，女，46岁，农民。1979年3月。

带下黄浊秽臭3月余，伴下腹坠痛、甚则牵及肛门。素经期延长，淋漓不尽，且行无规律。当地医院妇科检查：盆腔炎；宫颈包块待查。刻诊：形色憔悴，痛苦病容，短气乏力，胁胀脘痞，潮热汗出，腰脊酸困，下腹触痛拒按，白带黄浊秽臭。舌暗边有瘀斑，苔黄滑厚腻。脉沉弦涩。证属湿热瘀毒结聚，搏结胞宫为癥。宜清热逐瘀解毒，化癥破积止带。拟先师双皮汤加味：

药用：青皮5g、陈皮5g、蒲公英30g、没药6g、银花炭30g、败酱草30g、白花蛇舌草30g、血竭5g、蜈蚣一条（研冲）、白芍30g、鳖甲15g、甘草15g。5剂，水煎服。

二诊：上药后腹痛稍减，余症如故。拟上方加生薏苡仁30g、冬瓜仁20g。继服7剂。

三诊：带下有所减少，拟前方调整继进。

药用：青皮5g、台乌9g、蒲公英30g、没药6g、银花炭30g、败酱草30g、白花蛇舌草30g、血竭5g、蜈蚣一条（研冲）、白芍30g、鳖甲15g、甘草15g、生薏苡仁30g、冬瓜仁20g、青黛6g（包煎）。7剂，水煎服。

三诊：患者自述腹痛明显减轻，带下不如以前秽浊难闻了。既效，以二诊方加穿山甲9g。7剂，服如前法。

四诊：腹已不痛，带下黄浊秽臭亦大为好转，唯纳差、便结、困倦乏力。予自拟通幽汤合《金匮翼》黄芪汤：

药用：柴胡10g、枳实6g、白芍20g、炙甘草6g、生地30g、生白术20g、蜜紫菀20g、威灵仙15g、杏仁6g、升麻5g、黄芪30g、陈皮6g、白蜂蜜50g。三剂，水煎服。

五诊：服药期间排出污便不少，顿感轻快，亦有饥饿感。仍以三诊方七剂增损续服：

药用：台乌9g、蒲公英30g、三棱9g、莪术9g、银花炭30g、败酱草30g、白花蛇舌草30g、血竭5g、蜈蚣一条（研冲）、半枝莲30g、鳖甲15g、甘草15g、生薏苡仁30g、冬瓜仁20g、穿山甲9g、青黛6g（包煎）、白蜂蜜50g。7剂，服如前法。

六诊：带下转稀、色白，量仍多。拟上方进行调整：

药用：台乌9g、蒲公英30g、三棱9g、莪术9g、银花炭30g、败酱草30g、白花蛇舌草30g、半枝莲30g、鳖甲15g、赤石脂30g、生薏苡仁30g、生黄芪50g、山茱萸20g、穿山甲9g、青黛6g（包煎）、白蜂蜜50g。7剂，服如前法。

七诊：诸症大瘥。拟六诊方加味制大其剂缓服以求痊愈。

药用：台乌9g、蒲公英30g、三棱9g、莪术9g、银花炭30g、败酱草30g、白花蛇舌草30g、半枝莲30g、鳖甲15g、赤石脂30g、生薏苡仁30g、生黄芪50g、山茱萸20g、穿山甲9g、青黛6g（包煎）、金樱子30g、芡实子30g、西洋参20g、生白术20g、土茯苓25g、三七9g、肉桂5g、焰硝6g、鸡内金20g、鹿角霜20g、合欢花15g、炒枣仁20g、焦三仙各15g、香附10g。五剂，共为细末，每服9g，一日三次。感冒及经期勿服。

药服大半，去妇科复查：附件正常，宫颈未见包块。嘱余药服完以资巩固。

按：本证实为妇科癌前病变，皆因湿、热、毒邪内侵，与瘀血搏结于胞宫，损伤冲任带脉，久之则秽浊下流，遂成癥积。因受条件限制未做进一步检查。但从宫颈包块，带下黄浊秽臭，下腹坠痛牵及肛门，经期延长、淋漓不尽等临床见症，再加憔悴痛苦而虚弱的体质状况，及到妇检结果，即是明征。病机虚实互见，顽邪坚积盘结，非短日可愈。治疗上先以吾师双皮汤加味以清热逐瘀解毒，化癥破积止带。方中青皮、陈皮行气开郁，没药、血竭活血逐瘀，银花炭、败酱草、白花蛇舌草清热解毒，白芍、甘草缓急止痛，蜈蚣、鳖甲、白花蛇舌草软坚化癥。二诊伍生薏苡仁、冬瓜仁增强排毒散结之用。随着病情的转变相继加入穿山甲、青黛、三棱、莪术、半枝莲等品以集中攻邪，初战小捷。后以重剂缓服，前后治疗4个多月而痊愈。不难看出本例在治疗上突出了对"毒""瘀"的重拳清除，趁发病时间短正气尚可支，即行攻邪一举而成。倘若病久正衰则应权衡而行了。

（2）带下清稀如涕

仇某，女，31岁，已婚，工人。2005年10月。

自述带下清稀，如涕如唾，伴腰脊凉痛，小腹冰冷，经行后期量少，婚后2年未孕。观其面晦微发暗，水色斑斑，额鼻现黑素沉着。舌淡胖水滑苔，脉沉迟微涩。此为命火式微，胞失温煦，寒瘀阻滞，带脉不约之象。治宜温肾暖宫，祛瘀固带。因本人不便煎药，故予自拟参茸安宫丸：

药用：红参9g、鹿茸6g、紫河车15g、当归9g、熟地24g、枸杞子15g、山茱萸15g、香附9g、甘草6g、血竭6g、赤石脂24g、紫石英24g、陈皮6g、肉苁蓉24g、建曲9g。五剂，共末，炼蜜为丸，9g重，每日早晚空腹淡盐汤各送下1丸。感冒及经期勿服。

服上药未及一半，腰脊发热，小腹温和，带下色白呈黏液状，月经亦能如期而至。嘱继续服完再议。

按：白带属人体阴液之一，由脾肾和任带二脉所司。正常情况下，发育成熟的女子，由于任通冲盛，带脉矫健，阴津施布，在内涵养胞宫，在外润泽阴道，其无色、无臭、质黏、透明、津津常润；就时间而言，每在月经期前后、排卵期、或妊娠初期增多，此皆属生理性带下。倘若带下的量、色、质、气味发生病理性改变，则为带下病。历代对白带多分三类，一为风冷寒湿，一为湿热下注，一为脏腑虚弱。本例属后者脏腑虚弱型，即肾阳不充、任带失健所致。肾阳不充，水津无以化精而为带；任带不健，精微不能固摄而下渗。《内经》云："诸病水液，澄彻清冷，皆属于寒。"肾阳亏虚，命火式微，温煦无权则带下清稀；火不燠土，湿困中州，脾阳不升则带下如涕。真元不固，作强失司则腰脊疼痛。胞宫无火，任脉不煦则小腹冰冷。血得寒则行滞，故经行后期而量少。治宜温肾暖宫，祛瘀固带。予自拟参茸安宫丸，方中集益气补血、补督燠肾、养任固带、温阳安宫之品，其中鹿茸、紫河车血肉有情温补奇经，其填精补髓、温督养任之功卓著，为草木所不及。再加温阳气、补五脏的红参，三品驾驭全局，为诸药之总司，在方中有提纲挈领之用。香附、血竭行气祛瘀；赤石脂、紫石英养任固带；陈皮、甘草、建曲和胃安中；更有熟地、枸杞子、山茱萸、肉苁蓉补肝肾、益奇经。诸品和合共奏温肾暖宫、祛瘀固带之功。

其后又在本方的基础上通过进一步治疗，3月后喜报身孕。

72. 黄 褐 斑

景某，女，29岁，2012年5月门诊。

两颧及鼻翼两侧出现黑斑一年。始于人工流产后宫内残流物未及时清除，阴道出血淋漓不尽，20余天后发现两颧出现色素沉着，初起色浅，随着时间的推移，颜色愈来愈黑，而且逐渐向鼻翼两侧扩散。曾去皮肤科，医生曰黄褐斑，配以含激素搽剂，未用。素月经后期，且量少色紫，经行腰腹疼痛。舌淡苔薄边有瘀斑，脉细无力。证属冲任受损，气血瘀滞之象。治宜补益冲任，理气行瘀。方用自拟二仙消斑散：

药用：淫羊藿15g、仙茅15g、鸡血藤15g、皂角刺12g、麻黄5g、酒军10g（后下）、白蒺藜15g、水蛭3g（研冲）、白芥子3g、白芷5g、白僵蚕10g、百合20g。五剂，水煎服。嘱戒恼怒，忌辛辣。睡前温水洗面，不能涂抹任何化妆品。

二诊：药后面部微痒，余如故。嘱上方继服七剂，并将每剂煎后所剩药滓，清水重煎，用所煎滤液热敷面部。

三诊：上药服至第4剂时月经来潮，且量多有血块，嘱去水蛭，余药服完再议。

四诊：黑斑明显变淡，鼻翼两侧几近消失。嘱暂停服药，待十天后服用：防风通圣丸，大黄䗪虫丸，滋阴补肾丸。以善其后。

按：心主血其华在面，所以面部斑块多与血运有关，虚则苍白无华，滞则黑斑片片。另外阳明经循于面，阳明经病变亦可反应在面部色泽上。肺主皮毛，汗出当风，邪客营卫，导致肌肤气血失和。任脉起中极，上颐、循面、入目；冲脉起气街，上行循口；冲任不调，奇经气血调节不利，亦可致面部相关区域产生黄褐斑。而本例为人工流产不彻底，残留物未及时清除，造成"瘀血不去，血不归经"之局面，所以阴道出血淋漓不尽。病机上就既"虚"亦"瘀"，久则反映在面部肌肤。所以补益冲任，理气行瘀为本例的指导治则。

73. 梅 核 气

马某，女，48岁，农民。2001年9月5日，初诊。

主诉：咽部如物梗塞三年。三年前因郁怒而自觉咽中有异物，吞之不下，咯之不出，初起随情绪波动而时好时坏，久之则持续不解。曾在某医院耳鼻喉科检查无异常发现。今见患者时作太息，胸背隐痛，心烦易怒，夜寐不宁，咽部不红，亦无肿痛，饮食无碍，舌质暗红，苔白腻，脉弦滑。证属肝木侮肺，痰气交阻之梅核气。治宜豁痰达郁，散结行气，拟仲景半夏厚朴汤加味：

药用：半夏12g、厚朴9g、茯苓12g、苏叶6g、生姜3g、瓜蒌15g、薤白6g、知母6g。三剂，水煎频服，少量多次。并嘱服药期间戒恼怒，忌食辛辣厚味。

二诊（9月9日）：上药服后，咽部无明显变化，唯胸背肩疼甚。拟上方增损继进：

药用：半夏 12g、川朴 15g、茯苓 12g、苏梗 6g、炒枣仁 12g、知母 6g、瓜蒌 15g、旋覆花 9g、茜草 15g、青葱管 3 茎。五剂，水煎，服如前法。

三诊（9 月 18 日）：经服上药后，咽部自觉减轻，胸背痛消失，夜寐稍安。拟二诊方继进五剂。

四诊（9 月 20 日）：诸症若失，自觉周身轻快，胃纳增，夜寐安，精神佳，守原法予丸剂缓图，以冀根除：

药用：半夏 12g、川朴 9g、云苓 12g、苏子 6g、炙甘草 9g、淮小麦 30g、大枣 8 枚、瓜蒌 15g、旋覆花 9g、茜草 15g、僵蚕 9g、炒枣仁 20g、片姜黄 9g、知母 9g、蜜百合 30g。五剂，共为细末，白蜂蜜 500g、童便 50ml，炼蜜为丸，9g 重，每服一丸，早晚各一次。

后访至今未复发。

按：梅核气一证，究其病机多因情志不遂，气机怫郁，津液失布，痰凝气滞使然。且好发于女子，以其娇柔隐曲之故，故仲景列入《金匮》妇人篇专论。然临床所见，非独妇人之疾，男子亦有患者。斯证既以情志为患，而人生处世不离七情，这就决定了本病的反复性和病程长两大特点。所以仲景用"咽中如有炙脔"既描述症状，又概括病程，炙脔者烤过的肉也，其黏腻附着，不易即去，可谓形象之极。本病的诊断并不困难，以咽部如物梗塞不适为主证，局部无肿痛，饮食无碍，并经喉科检查无阳性体征者，即可诊断为梅核气。痰气交阻为主要病机。仲景半夏厚朴汤为主要治疗方剂，后世每多沿用之。方中半夏辛温豁痰开结，厚朴苦温降逆理气，茯苓淡渗运湿，生姜散饮宣阳，苏叶辛香轻浮、开启肺气，使气行津布、郁滞自通。全方合用，共奏豁痰理气，解郁散结之功。然，本方总偏辛温，对于病程长，有化热趋势和涉及血络者，笔者均按各自情形灵活加减：兼噫气频作者，加旋覆花 9g、代赭石 6g。兼虚烦不寐者，加炒枣仁 12g、知母 9g、焦栀子 9g。兼情志抑郁者，加炙甘草 9g、淮小麦 30g、大枣 5 枚。兼胸部疼痛者，加瓜蒌 15g、薤白 6g。兼血络瘀阻者，加旋覆花 9g、茜草 15g、土元 3g（冲服）。兼痰热阻滞者，加全瓜蒌 24g、天竺黄 12g、海浮石 25g。病程长者，原方去生姜、苏叶加苏梗 9g、百合 30g、桃仁 9g。

另外，在用药物治疗本证的同时，若能配合以适当地心理治疗、思想安慰、体育运动等措施则疗效更著，而且疗效巩固。

74. 脱　发

盛某，女，27 岁，舞蹈演员。2013 年 8 月门诊。

脱发半年，加重两月，最近连及眉毛也出现脱落。刻诊：患者头戴假发，自述由于职业关系，已经投医无数，不但效果不显而且近些天又发现眉毛也开始脱落，心中非常焦虑。察舌暗边尖红，苔黄腻，脉滑数。证属误补太过，痰热瘀阻，玄府闭塞，枢机不利。治宜开玄府、豁痰利窍，启枢机、清热逐瘀。方用《宣明论方》防风通圣丸加减：

药用：防风 6g、生麻黄 6g、川芎 6g、赤芍 15g、大黄 10g、芒硝 8g、连翘 20g、薄荷 10g、皂角刺 10g、合欢花 15g、炒枣仁 20g、天竺黄 15g、甘草 6g、栀子 10g。5 剂，水煎分三次食后服，并将所剩药滓重煎滤汁温洗头皮，每日洗 2~3 次。

二诊：上药服后，大便顿畅，自觉心烦好转，余如故。拟上方继进五剂，服洗如前法。并以礞石滚痰丸、大黄䗪虫丸，配合服用，一日各 2 次。

三诊：脱发明显减轻，信心倍增。拟一诊方加减更进。

药用：防风 6g、生麻黄 6g、红花 10g、大黄 10g、芒硝 8g、白芥子 5g、皂角刺 10g、合欢花 15g、炒枣仁 20g、天竺黄 15g、甘草 6g、透骨草 20g。7 剂，水煎分三次食后服，并将所剩药滓重煎滤汁温洗头皮，每日洗 2~3 次。

四诊：患者喜形于色，头发及眉毛已停止脱落。并言昨天下午停经两个月的月经已潮，且量多色紫，全身也轻松多了。嘱月经过后用三诊方再服 7 剂，隔日一服，与丸药交替间服，以资巩固。

此后就生发的问题，通过后续治疗让患者在短期内摘掉了假发。非本题内容兹不赘。

按：女子脱发每有所见，根据我长期临床观察，认为近年的脱发与早些年脱发病因病机不尽相同。早些年由于生活条件限制，人们粗茶淡饭、营养跟不上，因气血不足而引起的脱发非常普遍，所以用补气养血的办法治疗效果明显。而近年来由于生活条件普遍改善，膏粱厚味、辛辣烧烤已成常态，所以营养过剩，油性头皮再所难免，油脂的堆积，填堵了毛孔，使毛发在近头皮毛孔（玄府）处因营养供应上不上而断裂，故频现脱发。所以生活条件的差异造成了一虚一实病理改变，本例就属于后者。治疗上采用《宣明论》防风通圣丸加减，以开玄府、启枢机之法达到豁痰利窍，清热逐瘀的作用，使罹患半年之脱发仅三诊而告愈。

考防风通圣丸，为金人刘完素亲撰《宣明论方》所载，由于本方具有解表疏风，通便泻火，清热解毒，调和气血的作用。其主治甚广，如憎寒壮热，头目昏眩，目赤眼疼，口苦口干，胸膈痞闷，咳呕喘满，涕唾稠黏，大便秘结，及疮疡肿毒，肠风痔漏，惊惕谵语，手足瘈疭，丹斑隐疹等风热壅盛，表里俱实者，均可用本方来治疗。

同时它又是一张千古名方，20世纪70年代日本人以此方用作减肥剂，近几年来我多用于脱发、皮肤瘙痒、癣疥痱痤等皮肤病的治疗。先贤王旭高曾赞誉此方为"表里气血三焦通治之剂。汗不伤表，下不伤里，名曰通圣，极言极用之神耳。"可谓知其要者。

然而对放化疗后导致的脱发，非上法所宜，应以毒邪伤津、气阴亏虚论治，或可获效。

75. 热入血室误诊例

马某，女，27岁，邮电局职工。1995年8月初诊。

因持续发热，被某医院内科收住，在院经治一旬烧仍不退，呈稽留热型，胸片示肺部轻度感染，血象白细胞中性偏高，查疟原虫亦呈阴性。遂邀中医会诊。刻诊：身热不扬，午后尤著，口干不思饮，汗出热不退，胸脘痞闷，肢体困顿，呕恶心烦，小便短少，少腹时痛，大便微溏，舌红，苔白微黄，脉数。按湿温论治，此乃湿热郁蒸，三焦不利之证，治宜清热利湿，疏利三焦。予三仁汤加减：

药用：杏仁6g、薏苡仁30g、白蔻仁3g、法半夏9g、厚朴12g、竹叶6g、通草6g、滑石15g、佩兰6g、神曲12g、陈皮6g。三剂，水煎服。

二诊：药后第一天体温稍有下降，然从第二天起身热复如故。余寻思"先夏至日为病温，后夏至日为病暑"。病发于暑，暑必夹湿，湿热郁蒸，弥漫三焦。而斯时大暑将临，正当湿温为患，故症见身热不扬，口渴不欲饮等，药证当属的对，但用三仁汤何以无效？虑为女患，遂问其月经情况，其云半月前来月经时正值感冒，次日月经即止，先是发热发冷，继则发热不已，在私人诊所打针输液近一周而热不退，便住院了。病家所述，顿然大悟，此岂不是热入血室乎？此正如《伤寒论》144条所云"妇人中风七、八日，续得寒热，发作有时，经水适断者，此为热入血室，其血必结，故使如疟状，发作有时，小柴胡汤主之。"当即易弦更张，予小柴胡汤加味：

药用：柴胡12g、黄芩9g、生姜6g、法半夏6g、丹皮9g、桃仁9g、酒大黄9g、赤芍9g、牛膝9g、桂枝6g、炙甘草6g。三剂，水煎服。

三诊：上药服一剂热稍退，小腹始痛。服二剂月经复至，色黑夹块，身热大减。三剂热除身凉。虑其身热半月，体能消耗过甚，当以调和用事，拟小柴胡汤合四物汤加减：

药用：柴胡 9g、黄芩 9g、法半夏 6g、太子参 15g、麦门冬 15g、五味子 6g、炙甘草 9g、当归 9g、白芍 12g、生地炭 20g、陈皮 6g、生麦芽 15g、鲜芦根 30g。三剂，水煎服。

药后诸症告愈，出院上班。

按：此例因疏于细询病史，故产生误诊，乃医之过也。本热入血室，复值湿温加临，浑热一体，尚难鉴别；依时令，投之"三仁"理当正治，然并无寸功；既为女子当问经产，进而究询求索，应在情理之中，由此稽明症结之所在，以热入血室而施以仲景之法——散血室瘀热，一俟邪从外出，血结自散，其热自止。有道是：人之所病，病疾多；医之所病，病道少。若简于四诊，医之道更寡矣。

曾有学生分析此案后或云，斯证两种可能均兼，虽为热入血室，但人处天地气交之中，无不受时令之气的影响，暑湿当袭亦不可免，先以"三仁"解其外，后用"小柴胡"治其内，此论亦说得过去，但不是我的初衷。然而疗效是检验临床的标准，为医者，性命之所系，谨当慎之又慎。

76. 不 孕 症

(1) 免疫性不孕

王某，女，27 岁，已婚。2008 年 6 月 18 日初诊。

主诉：婚后三年未孕。查抗精子抗体（AsAb）阳性，属免疫性不孕。自述月经周期正常，平素或见乳胁胀痛，经前尤甚；腰脊酸困，带下色黄量多；妇科检查：子宫大小正常，右侧输卵管稍增粗。输卵管通液检查：左侧通液顺利，右侧通而不畅；B 超监测排卵正常，基础体温（BBT）双相，盆腔少量积液。脉弦细微数，舌红，苔黄白相间。中医辨证属肾虚肝郁，湿热下注之不孕症。治宜滋肾疏肝，清热除湿为法。自拟乌米煎加味：

药用：台乌 9g、薏苡仁 30g、白花蛇舌草 24g、野菊花 15g、土茯苓 24g、香附 9g、桂枝 6g、酒大黄 6g、降香 6g（后下）、益母草 15g、菟丝子 24g。水煎服。

二诊：上方加减化裁，前后共服两月余（经期停服）。现症白带显著减少，腰困及盆腔积液消失，输卵管通液顺畅无药液流出，小腹亦不痛。唯两胁偶觉不舒，拟四逆散加味：

药用：柴胡 9g、枳实 6g、白芍 15g、炙甘草 6g、香附 9g、菟丝子 15g、女贞子 15g、鸡血藤 12g、土茯苓 24g、苍术 9g、生薏苡仁 30g、白花蛇舌草 24g、乌贼骨 24g 先煎）。六剂，一日一剂，水煎服，日三服。

三诊：昨日下午经水至，周期尚准，两乳发胀已三天，拟逍遥散加减：

药用：当归9g、白芍15g、柴胡9g、土茯苓24g、苍术9g、生薏苡仁30g、香附9g、菟丝子15g、女贞子15g、金钱草30g、鹿角霜9g、桂枝4.5g。三剂，水煎服。

四诊：服药期间，经行感觉均较以前舒服，经量第二天比上月多，昨天月经干净，本次共行三天。嘱停药五天后，以丸药缓服：

药用：滋阴补肾丸、健脾丸、龙胆泻肝丸。按早、午、晚分服，共服十天。感冒勿服。

五诊：纳寐俱佳，带下正常，现排卵期已过，拟仍以中成药为治：

药用：滋阴补肾丸、大黄䗪虫丸、龙胆泻肝丸，按早、午、晚分服，共服十天。

六诊：本次月经提前四天至，色红，量多无夹块，胁及两乳无不适。既经行顺畅，宜顺其自然，无须药物干预。嘱停药观察，待经行后再议。

七诊：据患者讲，经行五天结束，在月经第三天，阴道排出一些咖啡色黏稠串状物，此后小腹特觉舒服，月经亦明显减少，第五天彻底干净。考虑经行期间，当阴盛至极，随着经泻阴渐消而阳气萌生，月经刚尽乃阳长阴消之时，所以经行之后，当以扶阳养血为治，以利卵泡发育生长。予"益癸汤"方加减：

药用：当归9g、川芎6g、白芍15g、熟地24g、菟丝子15g、川椒6g、香附9g、泽兰9g、阿胶9g、淫羊藿15g、土茯苓24g、紫石英24g（先煎）。五剂，水煎服，一日三次，饭前服。

八诊：自觉小腹有微热感，周身轻劲有力，纳寐俱佳。余寻思，今天是月经周期第9天，嘱停药三天。待三天后（即月经周期第12天）服药，因为此时乃"的候"将至，阳气隆盛至极，当益阴和阳、调和气血为治，以利排卵。宜坎离2号方加减：

药用：淫羊藿20g、仙茅15g、蛇床子9g、土茯苓24g、路路通12g、香附9g、百合15g、泽兰9g、菟丝子15g、胆南星6g、柏子仁15g。六剂，水煎服，饭前服。

嘱上药服后，停止一切药物，静观消息。

后因停经，饮食偏嗜，经检验早孕。

按：女性免疫性不孕是指因免疫性因素而导致的不孕，包括抗精子抗体（AsAb）、抗子宫内膜抗体、抗卵子抗体等各类免疫性不孕。而本例为抗精子抗体（AsAb）不孕，其发病机制为：正常情况下，男性精液及其中所含精子是一种天生的抗原物质，但是男性的精子有种天生的免疫逃逸功能，如果女性生殖道黏膜完整而无病损，它就不会吸收精子中所含的抗原物质，此时，男子的精子就凭借这种免疫逃逸功能轻而易举地穿过女子的宫颈屏障，与卵子结合而形成受精卵。当女性生殖系统有炎症时就会使宫颈屏障的保护作用减弱或缺失，此时进入女性生殖道的精子会刺激女性体内产生抗精子抗体，而这种抗体可使进入女性体内的精子产生制动和凝集，最终使精子丧失活力而导致受孕失败。

本例患者月经正常，子宫发育良好，双侧输卵管通畅，B超监测排卵正常，基础体温双相。中医唯一可辨之证是乳胁微胀，腰脊酸困，带下色黄，脉弦细微数、舌红苔黄白相间，妇检提示盆腔少量积液。但对于"抗精子抗体阳性"，就超出了中医辨证的范畴。所以对此例不孕患者，采取立足中医辨证论治，参考西医检测结果，综合分析，合理治疗的措施：带下色黄，盆腔少量积液提示生殖系统有炎症，既有炎症，说明宫颈屏障的保护作用遭到破坏，导致女性体内产生抗精子抗体，从而使精子丧失活力。在治疗上，清热解毒、活血除湿为第一要务，药用薏苡仁、白花蛇舌草、野菊花、土茯苓、酒大黄、降香、益母草等品，既有利宫颈屏障的修复，又便于激发精子的活性。同时，根据乳胁微胀、腰脊酸困及脉舌等表象，说明肝郁肾虚亦在病机之中，故用台乌、香附、菟丝子疏郁益肾。少佐桂枝以辛润通络利胞脉，温养冲任助气化。此后，以此治则为基础，查其所变而消息，历治三月竟获痊愈。

在过去检测手段尚未提高时，此种不孕只能依中医四诊与妇科相关检查而采用相应施治。随着科技检测手段进一步发展，才对本症有了进一步认识。有资料显示，引发女性免疫性不孕的原因与妇科炎症、生殖系统黏膜损伤有关，近年来此类不孕者呈上升趋势。但是通过这些年的临证观察治疗，中医颇具优势。

（2）排卵障碍性不孕

马某，女，31岁，已婚，教师。

主诉：婚后5年未孕。自述月经14岁初潮，近一年来月经周期40余天，色紫量少，白带量少色黄无异味，素腰酸乏力，原来有排卵，但近些时期又检测不出排卵，心绪烦乱至经前益甚，并常觉有压抑感。妇科及超声波检查、碘油造影均提示：子宫大小正常，输卵管通畅，附件（-），基础体温单相，B超监测无排卵。男方精检正常。究其病史，两年前因不孕而赴外地治疗，经服中西药物一月余，诸症均有明显改善，输卵管通畅，排卵正常，月经规律。但至今仍未见怀孕，遂多方求治，依然如故，后经人介绍前来就医。刻诊：月经如前所述，翻阅各院检查报告未见异象体征。舌体瘦小，舌质红、有瘀点，舌边尖红有轻微齿痕，苔微黄，脉细数。其丈夫云：外地治疗回来测试有排卵，而且排卵正常，但是近半年屡用测排卵试纸检测又未见排卵，恐试纸检测不准确，又到某医院 B 超监测仍无排卵。

中医辨证：属肾虚血滞，志郁热扰之象。先予丹栀逍遥散合导赤散加减以清心、凉肝、解郁：

药用：丹皮 9g、栀子 6g、当归 9g、白芍 15g、银柴胡 9g、茯神 12g、薄荷 9g（后下）、生姜 3g、生地 9g、甘草 9g、竹叶 6g、黄连 6g。五剂，水煎服，两日一剂。

并嘱从明早起测试基础体温，坚持连续测试三个月，同时给予心理疏导，令其心态平衡，顺其自然，欲速则不达。

二诊：上药服后烦热减轻，根据以前有过排卵，而近期又无排卵的变化，结合心绪烦乱、思想压抑等心因性缘故，应以调整心态为切要，对本人施以心理疏导，并与其家人谈话令配合治疗，药物拟百合地黄汤加味：

药用：百合 24g、生地 15g、黄连 6g、阿胶 9g、淮小麦 30g、炒枣仁 9g、莲子心 6g、荷叶 9g、桑椹子 24g、生麦芽 12g。七付，水煎服，一日一剂。

三诊：睡眠明显好转，全身有如释重负的感觉，唯大便尚干。拟上方加生蜂蜜一汤匙，继服七剂。

四诊：诸症安和，心情愉悦，纳寐俱馨，嘱用二诊方为基础，增损继进。

药用：百合 24g、生地 15g、黄连 6g、阿胶 9g、淮小麦 30g、炒枣仁 9g、荷叶 9g、桑椹子 24g、生麦芽 12g、菟丝子 24g、女贞子 18g、泽兰 12g、天竺黄 9g。七剂，隔天一剂，经期及感冒勿服。

五诊：上方进退共治疗两月余，自测基础体温呈现双相。其夫来告："本次经间期已测到排卵。"嘱仍以四诊方间断服用巩固，并令双方下月"的候"前三天来诊。

六诊：时届"的候"前三天，与其投自拟促卵汤六剂，令当即服用，一天一剂，六天服完。另外，此期间过后，静候以待，勿乱服他药。

七诊：停经 43 天，尿妊娠检测（+）。

按：西医学认为排卵障碍性不孕主要包括无排卵和黄体功能不全两种情况。而本例为典型的暂时无排卵性不孕。究其原因乃精神因素所为，婚后多年未孕，公婆求孙心切，家人责难在所难免，自悲情怀日趋加重。情志的伤害，导致"脑-肾-奇经-胞宫"生殖轴的病理性改变。因为女性生殖功能是通过"脑-肾-奇经-胞宫"生殖轴来调节的，这与西医学中女性生殖功能的内分泌调节主要通过"中枢神经系统-下丘脑-垂体-卵巢"生殖轴的理论十分接近。本例患者长期受到精神刺激，可使大脑（中枢神经系统）功能发挥受到严重影响，从而最终导致卵巢功能的紊乱或不排卵。

本案的处理措施，是以心理疏导与药物治疗相配合。心理疏导是通过语言的安抚慰藉，让患者解除思想顾虑，走出自悲阴影，从而建立自信、乐观的良好心态。与此同时，让其家人改变陈腐观念，能以包容、关爱、体贴的姿态对待儿媳，并给她一个宽松、温馨的家庭环境。药物方面，以百合地黄汤、甘麦大枣汤、黄连阿胶汤等加减投用，起到了预期作用。后又加入促排卵、活血、化痰诸品以利卵泡形成与长养，并用我多年治疗不孕症套法而使其摄精成孕。

(3) 多囊卵巢综合征不孕

李某，女，28岁，婚后6年未孕，护士。2010年10月初诊。

患者自述：近两年来月经周期一直错后，量少，甚至一个多月不来。这次三个多月月经未潮，尿妊娠试验（-）。西医检查：多囊卵巢综合征。输卵管上半年造影通畅，基础体温单相，激素六项未查。视患者身形肥胖，浓眉重发，唇须隐现，肌肤痤痕可见。素经行后期量少色淡，小腹发凉得温稍舒，带下绵绵如涕如唾，腰脊疼痛经行益甚，舌淡胖，苔白滑腻，脉沉迟。证属冲任虚寒，脾虚痰阻，带脉失约，痰瘀滞胞之不孕症。治宜温养冲任，健脾燥湿，益肾固带，豁痰通瘀为法。然，种子必先调经，故先拟益癸汤加味以候经潮：

药用：鹿角霜12g、紫石英24g（先煎）、川椒3g、菟丝子20g、盐小茴香12g、淫羊藿15g、益母草30g、怀牛膝15g、路路通12g。六剂，水煎服，一日一剂，食前服。

另外配服大黄䗪虫丸，每服一丸（3g重），日二次。

二诊：昨天上午经至，但经量少，且涩滞不爽，少腹隐隐作痛，然腰痛大为减轻。予当归芍药散加味：

药用：当归9g、川芎6g、白芍15g、白术9g、茯苓9g、泽泻9g、元胡6g、桂心6g、吴茱萸9g、香附9g、益母草30g、炮附片12g。三剂，水煎服。

三诊：服药期间腹痛止，经量增多，色转红，无夹块。拟上方增损继进：

药用：黄芪30g、当归9g、白芍15g、白术9g、茯苓9g、香附9g、菟丝子20g、淫羊藿15g、肉苁蓉15g、麦冬9g。三剂，水煎服。

四诊：本次月经共行五天，根据本次经行情况及病人体质，虑其体丰多痰，胞冷多寒，经迟冲任亏虚，量少气血衰少之现状，拟以豁痰暖宫、补肾健脾为第一阶段治则。予苍砂导痰汤加味，并嘱自测基础体温。

药用：苍术12g、砂仁3g、陈皮6g、姜半夏9g、茯苓12g、白芥子3g、当归9g、熟地24g、紫河车粉5g（冲服）、鹿角霜9g、香附9g、乌贼骨24g（先煎）。六剂，水煎服，一日一剂，食前服。

五诊：今日为本次月经周期的第11天，宜补肾活血、激发排卵，自拟毓麟珠二号方加减：

药用：黄芪 30g、当归 9g、菟丝子 20g、鹿角霜 9g、阿胶 9g（烊化）、女贞子 30g、蛇床子 12g、泽兰 12g、香附 9g、盐小茴香 12g。六剂，水煎服，一日一剂，食前服。

六诊：患者诸项感觉尚好，白带较前明显减少，予丸药缓服，以利经行：

药用：滋阴补肾丸、艾附暖宫丸、大黄䗪虫丸。按早、午、晚分服。

七诊：本次月经提前 4 天来潮，色红量仍少，小腹时痛，但腰痛已瘥。予桂枝茯苓丸合苍砂导痰汤加减：

药用：桂枝 9g、茯苓 12g、赤芍 9g、丹皮 9g、益母草 30g、苍术 12g、砂仁 3g、陈皮 6g、姜半夏 9g、白芥子 3g、当归 9g、鹿角霜 9g。五剂，水煎服，一日一剂，食前服。

八诊：本次经期服药，月经量较上月有所增加，持续五天干净。全身无不适。

此后，依此治疗原则，随证治疗达两个多月，出现正常排卵，及次年 4 月中旬因月经四十多天未潮，经检查已怀孕。

按：本例不孕症，临床主要表现为月经稀发、经行量少、多毛、肥胖等见症，经 B 超检查为多囊卵巢。从中医角度考虑，肥胖体丰痰湿所为，月经稀发肾虚由之，经行量少气血不充，痰阻血滞瘀之因也。所以补肾、豁痰、健脾、祛瘀应贯穿于治疗之始终，随着月经周期与生殖周期的不同阶段，而灵活采用相应侧重的治法。一诊本着"种子必先调经"的原则，必须令月经来潮，经行则受孕有望。所以先以自拟益癸汤加减以暖宫温经、补肾益冲，并加服大黄䗪虫丸以活血逐瘀、缓中补虚。俟经至，视其量少腹痛，复以仲景当归芍药散加味补血养肝、除湿健脾。待经净，又单刀直入以苍砂导痰汤径捣痰湿巢白，以祛胞中痰脂。排卵前期则用自拟毓麟珠二号方加减以补肾活血、激发排卵。总之，主要病机把握的同时，始终遵循"知犯何逆，随证治之"之训，因为数十年临证经验告诉我们："种子无定法"。目前此类不孕临床较多，治疗亦较棘手，然中医有其优势，若能紧扣"补肾活血"这一环节，颇能事半功倍。

（4）高催乳素血症不孕

廖某，女，30 岁，2008 年 5 月初诊。

继发不育二年（2006 年曾人工流产一次）。经水初起每月先期而量少，近两年来经量愈来愈少，有时点滴不见，而且偶见乳汁时有溢出。月经距今已三月未潮，则苦焦虑，急躁易怒，五心烦热，自汗出，时太息，两乳胀痛，自触紧绷感，大便干结，腰膂酸困，基础体温单相，催乳素升高，舌质黯红，苔黄厚，脉弦滑数。脉症合参，属冲任不调，疏泄太过，热蕴阳明，气血失和之不孕症。治宜补冲益任，养血柔肝，清胃通腑，调畅气血。予滋水清肝饮加减：

药用：柴胡9g、焦栀子9g、白芍15g、山萸肉12g、牡丹皮9g、赤茯苓9g、芒硝12g（烊化）、百合24g、生地15g、青皮6g、肉桂3g、生麦芽60g。七剂，先将生麦芽熬成汤，以此汤代水煎药，一日一剂。

二诊：药后便通热减，两乳微舒，情绪稍安。效不更方，上方更加荷叶9g继进七剂，以观消息，服如前法。

三诊：脉静身凉，情绪安定，寐纳尚可，胸乳舒软，服药期间未发生乳头泌乳现象。因月经早无规律，故无法推究其生殖周期。暂予二至、桑麻、百合地黄汤复方收膏缓服：

药用：女贞子30g、旱莲草30g、桑椹子30g、黑芝麻30g（另包）、百合30g、地黄30g、阿胶30g（另包）、龟甲胶30g（另包）、胎盘粉60g（另包）、鹿角胶10g（另包）、三七粉10g（另包）、桂枝10g、陈皮9g、香附12g、菟丝子30g、荷叶15g、玫瑰花15g、生麦芽60g。五剂。

炮制方法：先将上药（除另包者）置盆中，用温水浸泡一宿，先用武火烧开，然后以文火煎煮一小时，滤其药液备用。所剩药滓再用冷水武火烧开，然后以文火煎煮一小时，滤其药液备用。如斯三煎其药，将三次药液混合，并纳入另包诸药及蜂蜜500g、冰糖100g，置火上再用文火慢慢边搅边熬，直至药液浓缩到滴水中不散为止，收储瓷瓶中备用。

服法：每次一汤匙，开水化服，空腹下，早晚各一次。

三诊：膏剂服月余，月经来潮，但依然量少，色紫夹块且腹痛甚，嘱经期停服膏剂，予《傅青主女科》宣郁通经汤加减：

药用：白芍15g、当归15g、丹皮9g、焦栀子6g、白芥子3g、香附9g、郁金9g、蒲黄12g、五灵脂9g、肉桂6g。三剂，水煎服。

四诊：服一剂下血块数枚，腹痛则止；服二剂经量甚多，色红；三剂后基本干净。由于前药之关系，本次经期腰不困，乳未痛，心情好。

嘱膏药继服。

此后月经如期，量、色、质均正常。应患者要求又先后配药二料，四个月后因停经来诊，尿检妊娠阳性。

按：西医认为，查血催乳素增高而无溢乳、或有溢乳而合并闭经、或溢乳而月经正常者，统称为高催乳素血症。由此而导致的不孕谓高催乳素血症不孕，其亦属排卵障碍性不孕之范畴。可见本例当属其中血催乳素增高有溢乳而合并闭经者。

高催乳素血症不孕有泌乳的特点，对此，中医理论认为：两乳体为女子外肾，乳头属肝经，乳房属胃，所以此型不孕多以肾虚、肝郁、胃实为病机所在。治疗上在遵循补肾、调肝、清胃的基础上仍以调经为先入手段。至于调肝一法，此型不孕中尤为重要，因为"肝为女子先天"，育龄期女子多以肝为事，一有怫郁则肝受之，短时则气郁不疏，久则或滞血行、或化热伤肝、或疏泄太过、或横逆上犯。依吾所历验，此类不孕伴泌乳者，临床多以肝阴不足、疏泄太过者多见，本例亦不例外。

所以，一诊用滋水清肝饮加减，意在清肝热、滋肾水，补其母而涵其子。其中应用了大剂量生麦芽，并将生麦芽熬成汤，以此汤代水煎药，取其味甘气和，具生化之性，此为本证治疗的一个特色。考张锡纯在《医学衷中参西录》中云：大麦芽"其性善消化，兼能通利二便，虽为脾胃之药，而实善舒肝气（舒肝宜生用）。夫肝主疏泄为肾行气，为其力能舒肝，善助肝木疏泄以行肾气……又善回乳。"不难看出，张氏此论是将生麦芽作为疏肝气以行肾气之品对待，其回乳、通利二便之功又为本症所需，故此处用之非它莫属。本症的转机取决于二诊膏剂，根据患者体质、所病、情志而集补肾、养妊、益冲、清肺、达肝、活血、疏郁、安神诸品于一炉，收膏缓服以育天癸而润尔胞，通冲任以信其潮。坚服月余而经水自来。后又经数月之治而孕。再一次验证了"种子无定法"这一观点。

（5）输卵管阻塞不孕

陈某，31岁，婚后5年未孕。2009年3月初诊。

带下色黄味秽，外阴糜烂发痒，腰痛俯仰不利，少腹痛若针刺。月经常不及期且量少色紫。妇检示：盆腔炎，双侧输卵管阻塞。舌黯红，苔黄厚，脉滑数。证属湿毒下注，瘀热阻胞，肾虚络滞，冲任不利之不孕症。治宜清热除湿，化瘀排毒，益肾疏管，补冲通任。予桂枝茯苓丸合五味消毒饮加减：

药用：桂枝9g、土茯苓24g、赤芍9g、丹皮9g、金银花30g、蒲公英24g、紫花地丁15g、野菊花15g、白花蛇舌草30g、益母草30g、鹿角霜12g、制山甲9g。六剂，水煎服，一日一剂。并嘱每剂服后，将所剩药渣重新水煎弃渣，入枯矾少许溶化后坐浴。浴后拭干外阴糜烂处，涂以蛋黄油，以利破损黏膜愈合。

二诊：药后带下明显减少，外阴糜烂发痒亦有好转。既效，拟上方加苍术12g、香附9g继服六剂。服、浴、涂如前法。

三诊：带下基本正常，异味消失，外阴痒除且糜烂多有收敛。说明热微毒减，然湿去并非易事，拟当归芍药散合二妙散加味：

药用：当归9g、白芍15g、川芎9g、土茯苓20g、苍术12g、黄柏9g、皂角刺12g、路路通12g、穿山甲12g、鹿角霜9g、三棱6g、莪术6g、菟丝子 20g。六剂，水煎服。

四诊：服药期间因经潮而自行停药数天，经后将余药服完。云本次经行量较前多，色垢质黏，间有少许黄涕状物排出，持续一天许。此后色泽转淡红，质稀。共行 5 天方净。念服药时日较长，嘱停药稍息。七日后嘱以中成药缓服：

药用：滋阴补肾丸、八珍益母丸、陈夏六君丸。按早、午、晚分服，共服十天。感冒勿服。

五诊：距上次经期已二十余日，目前感觉精神好，纳寐俱佳，带下正常，腰腹不痛。予益癸二号方加减：

药用：党参 15g、苍术 12g、土茯苓 24g、当归 9g、川芎 6g、白芍 15g、熟地 24g、香附 9g、益母草 30g、紫石英 24g（先煎）、穿山甲 12g、鹿角霜 12g。五剂，水煎服。

六诊：本次月经如期而至，色红质稀行爽，腰微困但腹不痛，汛期四日而自止。

经、带皆已正常。越三日，嘱去妇科行输卵管通液术，为了配合妇科输卵管通液，予桂枝茯苓丸加味内服：

药用：桂枝 9g、赤茯苓 24g、赤芍 9g、丹皮 9g、穿山甲 12g、路路通 12g、半枝莲 24g、益母草 30g、皂角刺 12g、黄芪 30g、菟丝子 30g。四剂，水煎服。

妇科行输卵管通液提示：左侧输卵管不通，右侧输卵管通而不畅。令隔日再通液一次。

第二次通液结果：左侧输卵管不通，右侧输卵管通液顺利。

以后经内服、外敷配合，汤剂、丸药结合，坚持治疗数月，终至受孕，次年举子。

按：子宫发育不良、无排卵、输卵管阻塞为女性不孕的主要原因。精子在女性生殖通道中运行，道路的畅通非常重要，其中输卵管阻塞是阻碍精卵结合的障碍，所以疏通输卵管阻塞就是治疗输卵管阻塞性不孕的当务之急。案中起手采用了桂枝茯苓丸与五味消毒饮加减。

仲景桂枝茯苓丸系《金匮要略·妇人妊娠病脉证并治》所主妇人宿有癥病，症见漏下不止之证为病机者，本方旨在温通血脉，祛瘀化癥为其目的。而五味消毒饮，方载《医宗金鉴·外科心法要诀》卷一，方由金银花、野菊花、蒲公英、紫花地丁、紫背天葵等五味药物组成。功能清热解毒，消肿散结。主治热毒蕴蒸肌肤，致生疔疮痈肿。方中金银花甘平，禀春气以生，性极中和（吴仪洛语），清热解毒，消散痈肿为主药；野菊花、紫花地丁、紫背天葵大清气、血分之邪热，消肌肤有形之痈肿，同为佐药；尤以蒲公英，一名黄花地丁，甘寒无毒，散滞气、化热毒、消恶肿、乌须发、壮筋骨。《瑞竹堂》还少丹以之为君，取其极能固齿牙、强筋骨、坚肾水，具标本兼治之义。方中加入益母草活血除湿，以清理输卵管瘀滞（现代药理研究认为益母草煎剂对子宫有兴奋作用，可使子宫紧张度与收缩率增强，频率加速）；白花蛇舌草清热解毒，消痈磨坚，提高机体免疫力；穿山甲血肉有情，透管剔坚；鹿角霜托毒消散，行瘀逐邪。诸品合用，清热解毒、活血化湿、消散痈肿、疏络通管之力所向披靡。本人治疗由妇科炎症引起的输卵管阻塞，此二方经常联合使用几成惯例，用于清热除湿，化瘀排毒，疏络通管多有效验。

输卵管阻塞型不孕症临床屡见不鲜。根据数十年观察，有生殖系统炎症者发病率较高，究其原因不外实则湿热毒、痰凝、寒积、气滞、血瘀导致输卵管阻塞，冲任不利。虚则肾气亏虚，冲任不足。治疗上除按辨证论治合理用药外，要重视与现代检测手段的配合，如输卵管通液等。另外结合中药少腹外敷促进梗阻物消散亦不失为有效措施。

讨论：《素问·上古天真论》"女子七岁肾气盛，齿更发长。二七而天癸至，任脉通，太冲脉盛，月事以时下，故有子……七七任脉虚，太冲脉衰少，天癸竭，地道不通，故形坏而无子也。"古人对女子不孕从"月事以时下，故有子；到地道不通形坏而无子"这一漫长的生理变化作了详尽论述。不难看出肾气是女子的生殖基础，"肾主生殖""经水出诸肾""冲为血海、任主胞胎"无不与肾密切相关。所以笔者在治疗妇科疾病及女子不孕始终遵循"肾气-天癸-奇经-胞宫"生理轴理念，这是从医 40 多年的经验总结。然而一般治疗女子不孕，首先应从调经入手，即古人"种子必先调经"之谓。月经是女子肾气盛的产物，亦是卵巢功能的外在表现，由于肾气的动态活动形式不同，就形成女子月经周期四个期（经前期、月经期、经后期、排卵期）的阴阳气血分布迥异，这就使我们有章可循地去分不同时段治疗月经疾病。甘肃天水乃人文始祖伏羲诞生之地，先天八卦创立于斯，余根据伏羲太极阴阳转化态势，结合女子生理特征，认为女子月经期与排卵期分别是阴阳之气分布的两个极期，而经前和经后各十余天为阴阳之气逐渐积蓄的过程，符合太极运动的基本规律。《素问·阴阳应象大论》云："阳化气，阴成形"。在女性生殖周期中，月经期属阴之极，为有形之阴血充盛而排出体外；而氤氲期属阳之极，因排卵而为无形之氤氲之气所至。所以在治疗上应尊崇氤氲期结束后至下次月经期以益肾养阴为主，顺应阳消阴长，旨在经血畅旺；而在本次经行后期至下次氤氲期这期间以益肾助阳为主，顺应阴消阳长，以利排卵或受孕。

77. 阴　　火

童某，男，41 岁。2014 年春来诊。

患者发热自汗，颜面潮红，手足心热，倦怠乏力三月。伴悸烦眩晕，纳差懒言，渴喜热饮，便溏溲清，舌淡苔薄，脉虚浮乏力重按几无。斯病发作 3 月余，始于企业经营压力，积郁日久，烦心食冷，复加外出淋雨后始见发热。西医按照感冒治疗，发热曾一度好转。其后时好时坏，服中西药不少，其效平平。阅前医施方多为小柴胡汤、银翘散、知柏地黄、龙胆泻肝之类。四诊合参，此乃阴火，为阳气虚张而发热。究其病机，不外肝郁脾阳不振，内外湿困中焦，致中气虚弱，虚阳外浮。宜甘温除热法，拟东垣升阳散火汤加减：

药用：柴胡 15g、葛根 9g、防风 6g、羌活 6g、独活 6g、升麻 6g、白芍 15g、黄芩 6g、甘草 6g、白术 9g、太子参 12g、合欢花 15g。三剂，水煎服。

二诊：药后热势稍减，药已中的，拟上方增损继进：

药用：柴胡 15g、葛根 9g、防风 6g、羌活 6g、升麻 5g、白芍 15g、黄芩 6g、甘草 6g、白术 9g、太子参 12g、荷叶 9g、黄柏 5g。五剂，水煎服。

三诊：发热已，精神佳，欲纳谷。上方加谷芽 15g，五倍量，共杵粗末，每以 50g，水煎去渣，分两次热服。

后访痊愈。

按：本例发热乃"阴火"所为，何谓"阴火"？脾虚火乘土位，阳气虚张，虚阳外浮而致发热者，即为"阴火"。正如《脾胃论》云："故夫饮食失节，寒温不适，脾胃乃伤。此因喜、怒、忧、恐，损耗元气，资助心火。火与元气不两立，火胜则乘其土位，此所以病也。"李杲认为"阴火"为食气之壮火，戕伐人的元气，故曰"火与元气不两立"。

该患者因肝郁、积冷、外湿致火乘土位，阳气虚张，虚阳外浮而发热，符合阴火致病。故在治疗上以东垣倡导之甘温除热法——升阳散火汤加减，臻升阳散火，益气敛阴。方中参、术、草补气健脾，甘温和中；升、柴、羌、防、葛鼓荡太阴，除湿升阳，发散郁火；芩、柏泻诸经多余之火，并兼制温药之燥。另伍白芍、荷叶、合欢花、谷芽柔肝养血舒郁，并升发胆中清阳。诸品合和取得了竿影之效。

"阴火"一名为李杲首创，甘温除热法为相应治疗方法，其升阳散火汤、补中益气汤、火郁汤等均属甘温除热的代表方剂。

多年来治疗不少此类发热疾病，简谈几点心悟：

（1）"阴火"所致颜面潮红，应与"戴阳"相区别；手足心热，应与

"阴虚"相区别。

（2）"阳气者烦劳则张"，本病劳累后发热益甚为特点。

（3）阴火发热仅是自觉症状，体温表测试多为常温。

（4）此类发热用甘寒或苦寒药物治疗无效，必用甘温方解。

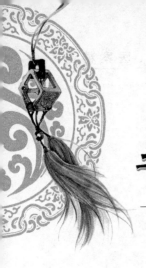

二、医方心悟

1. 白头翁汤的应用与思考

白头翁汤首见于张仲景《伤寒杂病论》中。在《伤寒论》386 条："热利下重者，白头翁汤主之。"第 388 条："下利，欲饮水者，以有热故也，白头翁汤主之。"《金匮要略·呕吐哕下利病脉证治》："热利下重者，白头翁汤主之。"《金匮要略·妇人产后病脉证治》："产后下利虚极，白头翁加甘草阿胶汤主之。"以上明示，本方在仲景书中仅四见。

白头翁汤方：白头翁二两　黄柏三两　黄连三两　秦皮三两

上四味，以水七升，煮取二升，去滓，温服一升；不愈，更服一升。

方解：白头翁清血分之热，主热毒赤痢。《本经》谓其"逐血止痛"，陶弘景谓其"能止毒痢"，为本方主药，故仲景以之名方。配以清肝热、止热利的秦皮功在凉血涩肠，疗毒痢。黄连、黄柏清热解毒，坚阴止痢，燥湿厚肠。四药合用清热燥湿，凉肝解毒。《成方切用》云："白头翁能入阳明血分，而凉血止澼；秦皮苦寒性涩，能凉肝益肾而固下焦；黄连凉心清肝，黄柏泻火补水，并能燥湿止利，取其寒能胜热，苦能坚肾，涩能断下也。"

从白头翁汤组方分析，其用药有如下特点：①治痢不利湿，独用苦寒燥湿之品。②治痢里急后重，不用行气通滞药物。③顾护津液，谨守厥阴，着重泄热、凉肝、清营。

根据仲景条文所示，白头翁汤所治一为热利下重；二为下利欲饮水者；三为产后下利虚极者（白头翁加甘草阿胶汤主之）。以方测证，白头翁汤证当有下痢赤白，里急后重，身热腹痛，肛门灼热，渴欲饮水，小便短赤，舌红苔黄厚腻，脉弦滑数，甚至四肢厥逆等一系列临床见证。然而仲景将该方设在厥阴篇中，那么消渴，心中烦热，饥而不欲食等还是应该有所见症的。厥阴湿热下迫大肠则为本方主要病机；其热利下重，则为厥阴下利的又一代表证候。但不论怎么讲，"热利下重"就是白头翁汤立法的主要依据。凡有临床实践经验者都知道，痢始于湿，湿郁化热，下迫大肠，阻遏气血则热痢成矣；当湿热久蕴，酿而成毒，灼伤营血则致"热利下重"、赤白并见或便下脓血，法当白头翁汤主之。这里"热"和"湿"是痢的主要致病因子，热甚则下重，湿重则里急；热伤血络则下赤，湿阻大肠则便脓。此论早已成共识。至于下重，柯韵伯说："胆气不升，火邪下陷，故下重也。"此说不无道理。

考《伤寒论》厥阴篇凡56条中，仲景论述最多的是"厥"和"下利"，论厥者有27条，而论述下利者有29条，凡下利有方证者达12条。在诸多下利证中，除热利下重的白头翁汤证之外，尚有大汗出，热不去，内拘急，四肢疼，又下利厥逆而恶寒的四逆汤证；有手足厥逆，咽喉不利，唾脓血，泄利不止的麻黄升麻汤证；有下利清谷，里寒外热，汗出而厥的通脉四逆汤证；有下利谵语的小承气汤证；有厥阴久利的乌梅丸证。从以上可以看出，在《伤寒论》中，凡涉及厥的条文几乎都伴随下利的出现，并把下利的变化作为观测厥之转归的重要指征。足见仲景在厥阴病篇中对利的论述是涉及到寒热虚实各个方面的。然，白头翁汤设在厥阴篇中，仲景颇有深义。

厥阴风木者，三阴交尽，阴尽阳生，有近冬之寒气，具夏暑之火气，风木之气立于水火之间，气交则顺，不交则厥，此乃厥阴生理之大概也。另外，从枢开阖角度来讲，厥阴为阖，不论厥阴如何条达流动，但尚处于地下，不可外露，若其外露则可影响少阴枢机不利或太阴不开。病入厥阴，其从化规律朝中见方向转化，因为《素问·六微旨大论》有"厥阴之上，风气治之，中见少阳"之训。虽然如此，对邪传风木之脏，当病重时邪非但不能转出少阳，而且随着病性和体质诸因素之异，或从阳化热，或从阴化寒，而所见证候宛若冰炭，势不两立，寒则姜附，热则硝黄。白头翁汤证便是湿邪或从热化的产物。再从所用药物分析，白头翁合黄柏、黄连、秦皮，四药皆苦寒之品。东垣曰："肾欲坚，急食苦以坚之，痢则下焦虚，故以纯苦之剂坚之。"

厥阴禁下。既利，则宜清热凉营而利自止，周扬俊曰："邪传厥阴，少阳其表也，脏腑相连，于法禁下，故但谋去其热，热除而利自止矣。"《黄帝内经》治利之法，多主通因通用，然仲景白头翁汤法，不用通下之品，乃谨守"风木之脏，于法禁下"之戒理。而只图苦寒泄热、清营凉血。热去则肝血得养，滞气自疏。徐忠可谓白头翁汤："此主热利下重，盖下陷则伤阴，阴伤则血热，虽后重而不用调气之药，病不在气尔。"白头翁汤未用调气之品，缘于肝为藏血之脏，湿热伤及厥阴，清肝凉血应为首要治则，清肝可养生发之气，凉血能宁肝藏之血。热去肝疏无气可滞，血凉营清自无脓血。

考《伤寒论》中只有太阳、阳明、少阴、厥阴论及"下利便脓血"。然，厥阴经之"下利便脓血"，其发病和病机均与他经不同，病在厥阴有

"风邪入里，热陷气郁""胆气不升，火邪下陷"之病因病机。此时，若风热气郁，湿热内陷，热并而阳复太过，风郁致厥阴化火，湿阻则枢机不畅，诸邪相搏，直逼营血，脓血自当随利而下，以求出路，乃不通而通，腐秽一去，其利自愈。

另外，本文之前提到，在《伤寒论》中，凡涉及厥的条文几乎都伴随下利的出现，并把下利的变化作为观测厥之转归的重要指征。这就是说，下利是津液丢失的主要途径之一，病至厥阴，保护津液是非常重要的措施，倘若再以常法去清热利湿，则津液损失更大，治犯虚虚，并非良策。

"热深厥亦深"从白头翁汤证条文来看，仲景未提肢厥症状，但纵观厥阴病整个篇幅，利与厥相随，此处仲景未提肢厥，如果不是仲景伏笔，那么便是仲景用白头翁汤直以苦寒清热而防厥逆之变。

另外，关于"脓血"一词，同为厥阴篇，有白头翁之下利，便脓血；亦有麻黄升麻汤之唾脓血，泄利不止。《伤寒论》371条："伤寒六七日，大下后，寸脉沉而迟，手足厥逆，下部脉不至，咽喉不利，唾脓血，泄利不止者，为难治，麻黄升麻汤主之。"两相比较，均有下利，一为便脓血，一为唾脓血，脓血的出路各异。显然，麻黄升麻汤证病机复杂，仲景断言"为难治"。本条有人认为非仲景所作，然凭脉辨证，病已至此，多现危象：下部脉不至者根本绝矣；泄利不止者脾败脏绝矣；咽喉不利者水谷之道绝矣；津液不化而变脓血逆而上出者此为下厥上竭，阴阳离决之候，生气将绝矣。所以此脓血非彼脓血，此下利与彼下利不可同日而语。若气血亏耗，厥阴不利，寒热错杂，疏泄失常，而发为久利者，当属乌梅丸主之，此必不见便脓血，非白头翁汤所宜。

笔者认为，对白头翁汤的运用，不能只局限在湿热痢疾和下利便脓血的框架之内，而应"立足厥阴，面对湿热"，这样就扩大了白头翁汤的临床使用范围。所以后世用白头翁汤加减治疗急性盆腔炎、泌尿系感染、急慢性胆囊炎、黄疸性肝炎、带状疱疹、急性结膜炎等病，均可取得满意疗效。余在临证除用白头翁汤治疗湿热痢疾之外，凡肝（胆）邪热不泄而以常法治疗不效者，每以白头翁汤加味多获良效。八十年代秋，一王姓男患者，口苦而目睛黄染，黄疸指数居高不下，曾赴外地治疗未效而归，百药不治，余以白头翁汤原方加桂枝、火硝、枯矾，并加服大黄䗪虫丸，治疗月余而愈。

2. 风引汤及临证点滴

(1) 热瘫

贾某，男，37岁，工人。1986年9月初诊。

患者于 2 个月前双侧眼睑下垂，全身困乏不已，朝轻暮重，动则加剧。曾在某职工医院检查以重症肌无力论治，开始尚觉减轻，久则多有反复，患者要求带药返家治疗，返家不久因汗出纳凉，致寒热不除，继之但热不寒，旧病复加，四肢瘫软，步履不能，时有昏瞀，溲赤便闭，舌红苔黄腻，尖有珠点，脉弦滑而数。幸览前医投方，多为三仁、连朴清暑益气之剂。尚属的对，然杯水车薪。究其病机，长夏之令，暑湿氤氲，久旷初归，斫丧过度、汗出当风、邪从火化、致风火并归于心，痰湿流注经隧，精亏作强失司。虽肢体瘫痪不用，当急防内闭之虞。勉疏风引一方，以观后效。

药用：大黄 12g、干姜 15g、生龙骨 9g、生牡蛎 12g、桂枝 4.5g、甘草 3g、寒水石 24g、滑石 15g、生石膏 24g、赤石脂 24g、紫石英 24g。二剂，嘱井水煎药频呷。

二诊：上药二剂后便通热减，黄苔松动，自觉较前清爽，效不更方，嘱依原方继服 3 剂，服如前法。

三诊：患者肢体可自行挪动，饮食亦有所加，遂上方加鸡内金 9g、生水蛭 3 条。五剂，共杵粗末，每以 15g 用井水煎服。经治月余，可独自散步于庭院。

（2）眩晕

张某，女，51 岁，农民。

素眩晕不已，轻则头昏尚可自持，重则如坐舟车不敢站立，温温欲吐，巅顶烘热；观其形体丰腴，手足轻浮，腰脊酸困，心烦易怒，舌红苔黄，脉弦而细数，初以阴虚阳亢，水不涵木，痰热上扰，清窍失聪论治，投以自拟玉龙二草百牛汤加味：

药用：玉米须 30g、生龙齿 15g、金钱草 30g、益母草 15g、百合 24g、川牛膝 9g、天竺黄 12g。三剂，水煎服。

二诊：药后病减，虑其年届更年，眩晕久矣，非重剂不可速愈，则继以风引汤原方：

药用：生大黄 18g、干姜 4.5g、甘草 6g、桂枝 6g、生石膏 24g、寒水石 24g、滑石 18g、生龙骨 15g、生牡蛎 15g、赤石脂 9g、紫石英 9g。研粗末，每以 15g，泉水煎，温服之。嘱其缓服。

前后共服 3 剂，眩晕未作。

讨论：风引汤出自《金匮要略·中风历节病脉证并治》篇。仲景谓："风引汤，除热瘫痫。大黄、干姜、龙骨各四两、桂枝三两、甘草、牡蛎各二两、寒水石、滑石、赤石脂、白石脂、紫石英、石膏各六两。右十二味，杵，粗筛，以韦囊盛之，取三指撮，井花水三升，煮三沸，温服一升"。治大人引风，少小惊痫瘛疭，日数十发，医所不疗，除热方。巢氏云：脚气宜风引汤。"方名风引者，风痫掣引之谓，即程门雪氏所云乃瘛疭之类也。

风引汤方解：大黄苦寒荡涤诸邪以导热下行，随用干姜止而不行而补之为反佐；龙骨、牡蛎咸寒潜纳以安心肾；桂枝、甘草甘温通阳以复脉；六石镇降以息风，然又有滑石、寒水石、石膏辛寒清金以制木；赤石脂甘温厚土以除湿；紫石英镇心定惊以补心神；井花水乃井泉水在平旦最先汲取者，取其洁净之意。纵观全方，主以寒凉，辅以温热，集寒凉温热于一炉，升降开合，走守动静，组方严谨，遣药精当，实乃有制之师。

本方所治为"热瘫痫"，显然热为病因，瘫痫为症状。《素问·至真要大论》："诸热瞀瘛，皆属于火""诸风掉眩，皆属于肝"。热极化火，火盛生风。徐忠可云："风邪内并则其热在内，五脏亢盛归入心，然阒痫风木与少阳相火同居，火发必生风，（则痫瞀瘛疭蜂起）风生必夹木势侮其脾土，故脾气不行，聚湿成痰，流注四末，因成瘫痪"。徐氏之言可谓深得其要，窥病机如掌指者。

历代医家有视本方为峻猛之剂，不敢轻用，然究其法，"取三指撮，井花水三升，煮三沸，温服一升"。不惟重剂，惟在轻投，其功卓著，为后世紫雪辈首开先河。

3. 续命汤与中风痱

赵某，男，59岁，待退干部。2008年6月会诊。

主诉：右半身瘫软无力，伴语言不利十余天。发病次日住院，CT检查脑梗死，医院以脑梗死治疗。病史：发病当天下午5时应邀吃饭，席间喝酒约半斤，并汗出不断，7时许回家，途中因身热而车窗大开，到家后自觉恶寒身冷，夫人遂与热茶饮之，之后早早上床就寝。次日凌晨5时欲小便，方感不能自行坐起，右臂瘫软不用，欲喊身旁熟睡的妻子却口不能言，勉以左手推醒妻子，妻子见状即电话联系子女送医院救治。刻诊：神志清楚，语言謇涩，口时流涎，无汗身凉，腹胀便闭，右半身肢体瘫软无力，舌体胖大边有齿痕，舌质黯，苔黄滑，脉虚浮小紧。证属阳虚湿热，汗出当风，风邪入中经隧之中风痱。予续命汤加味。

药用：麻黄6g、桂枝9g、炒杏仁6g、当归9g、党参15g、黄芪30g、川芎6g、干姜6g、生石膏45g、肉苁蓉15g、甘草6g、枳壳6g。三剂，水煎服。

二诊：服上药后，除大便通利、腹胀解除外余症依旧。笔者又对方证严密慎思，认为方证合拍，但上药服后未见汗出，故未能达到预期疗效，拟上方调整继进。

药用：炙麻黄9g、桂枝9g、炒杏仁6g、当归15g、党参15g、黄芪30g、川芎6g、干姜6g、生石膏45g、炮附片9g、炙甘草6g、通草6g。三剂，水煎服。

三诊：右侧肢体出现痛觉，有时皮肤有蚁行感，此乃经隧微通之佳兆，予二诊方加全蝎3g、青葱管（三寸长者）两段。五剂，水煎服。

四诊：上药五剂后复诊，全身微汗出，右手能自己抬起挪动，右下肢亦可小幅度活动，但口涎仍时有流出，仍以续命汤为基本方加味。

药用：炙麻黄9g、桂枝9g、炒杏仁6g、当归15g、野山参15g、川芎6g、干姜6g、生石膏45g、炮附片15g（先煎15分钟）、全蝎3g（冲服）、青葱管（三寸长者）两段、炙甘草6g、桑螵蛸20g、通草6g。五剂，水煎服。

五诊：口涎明显减少，右手可上举过头，并可以自己用汤匙吃饭，右足可在地上倚物站立，并能小步行动。考虑以四诊方再服五剂，服如前法。

六诊：右侧肢体基本恢复，步态有力，右手进食灵活，纳寐尚可，唯语言虽能缓慢对话但尚未完全恢复。

此后以续命汤、河间地黄饮子、《奇效良方》资寿解语汤、通窍活血汤等进退消息，并配合针灸按摩，不越两旬行动便利，语言如故。

按："中风痱"，名出《金匮要略·中风历节病脉证并治》，指因感受风邪而引起肢体偏枯瘫软，语謇，身无痛，或意识障碍的一种疾病。痱者，废也。《灵枢·热病》"痱之为病，身无痛者，四肢不收，智乱不甚，其言微，知可治。"

《金匮要略》载《古今录验》续命汤："治中风痱，身体不能自收持，口不能言，冒昧不知痛处，或拘急不得转侧。

麻黄、桂枝、当归、人参、石膏、干姜、甘草各三两、川芎一两五钱、杏仁四十枚。

右九味，以水一斗，煮取四升，温服一升，当小汗。薄覆脊，凭几坐，汗出则愈，不汗更服。无所禁，勿当风。并治但伏不得卧，咳逆上气，面目浮肿。"

本证营卫素虚，风入经隧，故出现语言謇涩，口时流涎，右半身肢体瘫软无力等临床见证。其舌体胖大边有齿痕，说明阳气不足，湿浊滞留；舌质黯，苔黄滑，意示血脉瘀滞，湿郁化热；脉虚浮小紧乃风寒中虚之象。证属阳虚湿热，汗出当风，风邪入中经隧之中风痱。予续命汤加味治之。方中麻黄、桂枝、杏仁祛风通络开其表，人参、当归、甘草补气养血扶其正，干姜温里逐脏腑之沉寒，石膏清热制麻桂姜之温燥，川芎活血而苁蓉通便，枳壳行气使腑浊得降而腹胀自除。后以野山参、炮附片、全蝎、青葱管、桑螵蛸、通草等品先后伍入其间，起到了补气、扶阳、搜邪、通阳、固津、除湿等作用。

临床上笔者习用续命汤治疗此类疾病，但在使用中有如下体会：

（1）续命汤对脑血管意外，特别是脑梗死、脑血管痉挛等缺血性脑血管病效果明显，但病机上应严格遵循内虚而风邪入中的病理基础，而且以风寒为主。对于阴虚而肝风内动者非本方所宜，当禁用。

（2）麻黄的使用，剂量很关键，根据我的体会，麻黄为本方要药，首用不效应逐渐加量，至于何量为好，因人而异，但以患肢微汗为度；而且先煮去上沫，以涤除麻黄“令人烦”的副作用。这里麻黄利尿可降低脑压，麻黄发汗可畅通玄府；麻黄是兴奋剂（黄煌语），可激活病态的大脑细胞，可兴奋受病的神经纤维，对瘫软无力的半身肢体的恢复有明显效果。所以麻黄在本方中的作用不可小觑。

（3）续命汤方后明训“当小汗。薄覆脊，凭几坐，汗出则愈，不汗更服。”说明续命汤服后微汗出是疗效显现的标志。实践证明，汗与不汗对症状的改善明显不同。

（4）续命汤在发病初期疗效最好，但当在恢复期应根据症状的改善状况可适当配伍补肾、利窍、通络、豁痰、逐瘀等品，若能结合针灸则更有利痊愈。

（5）本方对哮喘、痿证若使用得当，疗效亦不菲。

4. 葛根汤——脊柱病的修复剂

仲景时代，葛根汤是用来治疗因为风寒之邪深入太阳经腧，寒凝经腧、经气不利、筋脉失养而出现“项背强几几，无汗恶风”之见症者，此处之“项背强几几”应该说是属于颈椎之肌肉等软组织被寒而致功能受限的一种疾病。近年来对于一些椎体器质性病变，当出现项背强几几时用葛根汤不但可以缓解症状，甚至还能几近治愈。这样就应重新审视葛根汤证了。

《伤寒论》太阳病篇第32条云："太阳病，项背强几几，无汗恶风者，葛根汤主之。

葛根汤方：

葛根四两、麻黄三两（去节）、桂枝二两（去皮）、生姜三两（切）、甘草二两（炙）、芍药二两、大枣十二枚（擘）

上七味，以水一斗，先煮麻黄、葛根，减二升，去白沫，内诸药，煮取三升，去滓，温服一升。覆取微似汗。余如桂枝法将息及禁忌。"

以上是仲景对葛根汤证及葛根汤方药的主要论述。

"项背强几几"为葛根汤证的主要症状之一。而人体脊柱则是贯穿于上至颈项下至尾椎末端的。所以对项背这个病位应该广义理解，不能仅限于头颈局部范围内。至于项背出现强几几，这个症状可以在许多脊椎病变中出现，如颈椎生理曲度变直、椎体骨质增生、椎体小关节紊乱、椎间盘突出、椎管狭窄、椎体滑脱、颈腰软组织损伤等等。再从葛根汤药物组成来分析，方中葛根为主药，用量独重达四两之多，取其性味辛甘，解表散寒，舒经升津，濡润筋脉。麻黄辛温解表，发汗散寒，解除营郁。桂枝汤调和阴阳，温阳益阴，解肌和营。诸药合用功在温经散寒，濡润筋脉，使颈腰软组织得以修复，紊乱的椎体各骨关节得以平衡，瘀滞的气血得以通和，运行的经气更加活泼。

病案举例：

（1）赵某，男，38 岁，林场工人。2011 年夏初诊。

因不当负重致腰椎间盘突出，经在本地医务室针刺按摩治疗病痛减轻，但腰背僵硬、下肢麻木、俯仰不能、转动受限。观其形体魁梧，素无大恙，唯无汗，大便干燥，舌质淡、苔薄白中间黄，脉沉紧。予葛根汤加味：

药用：葛根 20g、炙麻黄 6g、桂枝 10g、生姜 6g、炙甘草 9g、白芍 25g、生大黄 10g（后下）、枳实 12g、桃仁 9g。五剂，水煎服。并嘱趁热服药，服后温覆微汗。

二诊：上药后，全身微汗出，症状大为减轻，特别腰脊僵硬明显好转。既效，仍以上方增损继进：

药用：葛根 20g、炙麻黄 6g、桂枝 10g、生姜 6g、炙甘草 9g、白芍 25g、大黄 10g（后下）、鹿角霜 10g、通草 10g、桃仁 9g。五剂，水煎服。

三诊：已能下床做小范围活动，腰部可缓慢转侧，拟二诊方去大黄、桃仁加狗脊 20g、片姜黄 12g、全蝎 3g（研末冲服）。继进 5 剂，服如前法。

四诊：证情大瘥，可以在过道随意散步，腰脊僵硬感完全消失。此后仍以葛根汤加薏苡仁、威灵仙、桑枝、青风藤、络石藤、羌活、独活等品进退出入，调理半月诸症消失，唯 CT 检查结果依旧。

（2）田某，女，34 岁，电脑打字员。2012 年 1 月初诊。

患颈椎骨质增生伴颈椎生理曲度变直，去年底因赶制年终报表等材料，加班电脑打字一周劳累而加重，症见项强肩背痛，头重如裹，咽梗如有异物，时自汗出，素经行量多，舌质红、苔黄微腻，脉细滑数。予桂枝加葛根汤：

药用：葛根 20g、桂枝 10g、白芍 25g、生姜 6g、炙甘草 9g、姜半夏 6g、厚朴 9g、茯神 10g、苏梗 6g、黄连 6g、薏苡仁 30g、通草 10g。五剂，水煎频服。

二诊：药后肩颈已不紧张，汗出明显减轻，咽部异物感亦稍瘥，以上方为基础加减继进。

药用：葛根20g、桂枝10g、白芍25g、生姜6g、炙甘草9g、姜半夏6g、厚朴9g、苏梗6g、黄连6g、泽泻15g、白术10g、石菖蒲12g、全蝎3g（研末冲服）。五剂，水煎频服。

三诊：颈项进一步松解，肩背痛止，头部稍清爽，咽部异物感消失。后以桂枝加葛根汤为基本方，或伍半夏厚朴汤、小陷胸汤、百合知母汤、泽泻汤等进退出入巩固半月，再未发作。

讨论："项背强几几，无汗恶风"是使用葛根汤的依据，而颈腰脊椎病变亦可出现项背强几几的症状，所以临床上用葛根汤可以解除颈腰脊椎病变而出现项背强几几的症状。无数次临床实践证明，不论功能性或器质性改变而造成的颈腰脊椎病变，葛根汤都显现出独特疗效。

"项背强"在《金匮要略·痉湿暍病脉证治》中仅只是"痉病"症候群的一个症状。"卒口噤，背反强者，痉病也。"这是张仲景对"痉病"的定义。这里"背反强"是痉病发作时的主要特征，应该说这与颈腰脊椎病变出现的症状有相似之处。从"项背强几几"到"背反强"两个表述只是症结所在相同但轻重程度不同而已。近些年由于脊椎病变多见，我们结合仲景《金匮要略·痉湿暍病脉证治》之"痉病"及《伤寒论》太阳篇"项背强"的有关论述，总结认为葛根汤是脊椎病的修复剂，不论功能性或器质性改变而造成的颈腰脊椎病变，葛根汤都非常管用。但是需要注意几个问题：

①项背的概念：项指颈之后部，严格讲就是后脑勺连及足太阳经脉和督脉循行在颈后之部位。背应扩展到整个腰背脊柱所及之处。这样就拓宽了病位的概念。

②严格体质差异：出汗与否是区别表虚表实的眼目所在。一般而言，无汗用葛根汤（如病例一），有汗用桂枝加葛根汤（如病例二）。若见女子经期或素月经量过多者，抑或身体纤弱者，虽无汗出但亦当以桂枝加葛根汤或栝蒌桂枝汤治之。

③服药后注意事项：覆取微似汗，服用葛根汤后要覆取微似汗；服用桂枝加葛根汤后亦要覆取微似汗；服用栝蒌桂枝汤后更要取微汗，若汗不出，服药顷，啜热粥发之。说明发汗是疗效的关键，发汗可以逐邪外出，发汗可以启动玄府，发汗可以转动枢机，发汗可以使风寒湿诸邪困扰的椎体和肌群得以舒缓，从而减轻对局部的压力。

啜热粥助汗，但汗出不可令如水流漓。忌受风寒及房事干扰乃更为重要。

④久病多有兼夹，施治当有侧重："诸痉项强，皆属于湿""诸暴强直，

皆属于风""痉为病，胸满口噤，卧不着席，脚挛急，必龂齿，可与大承气汤。"文中项强、强直、卧不着席等均与脊椎病的症状有一定联系。应密切关注病机的转变和他邪的兼夹。同时对久病者不忘补肾与活血药的合理使用。我从临床观察到，若湿邪明显，可以葛根剂配合羌活胜湿丸；若夹风寒湿邪者可用葛根剂配合九味羌活丸，这样汤丸搭配疗效亦不错。

⑤用葛根剂治脊椎病，始终不忘温养和疏通督脉；对脊椎软组织损伤，葛根剂与温养督脉、疏理足太阳膀胱经药物有机配合，疗效更为显著。

⑥葛根剂对由水热互结引起的"结胸者，项亦强，如柔痉状，下之则和，宜大陷胸丸"之颈项强者不在治疗之列。

⑦湿热证中，湿热夹风，侵入筋脉导致角弓反张，此湿热侵入经络脉隧中。宜鲜地龙、秦艽、威灵仙、滑石、苍耳子、丝瓜藤、海风藤、酒炒黄连等味可治。非葛根剂所为。

5. 当归芍药散在妇科的应用

（1）经行浮肿

王某，女，38岁，工人。1987年5月26日初诊。

患者每值经期则面肢浮肿，伴少腹疼痛，经行不爽，色黑夹块，经后旬余肿渐消尽，下月经期肿复如故，一年多来月月如此。尿常规检查（-），舌淡红，苔白微腻，脉弦缓。证属肝郁血滞，脾虚湿阻。宜宣郁活血、健脾除湿为法，予当归芍药散加味：

药用：当归9g、赤芍15g、川芎6g、泽泻12g、白术9g、茯苓9g、桂枝9g、香附9g、郁金9g。3剂，水煎服。

5月30日（二诊）：服药后经行爽，腹痛止，小便增多，浮肿大瘥，拟上方继服3剂。

6月5日（三诊）：诸症悉平，以上方5倍量为散剂，嘱每服6g，黄酒开水调服，早晚各服1次。后随访痊愈。

（2）带下

胡某，女，27岁，农民。1986年8月5日初诊。

带下淋漓，少腹胀痛，头晕困顿，胁肋不适，舌淡苔白滑，脉弦缓无力。四诊合参，属肝郁脾虚，湿浊下注。宜疏肝健脾、除湿固带，拟当归芍药散加味：

药用：当归9g、杭白芍15g、川芎6g、泽泻12g、白术9g、茯苓9g、海螵蛸15g、醋艾叶9g、白果5枚（捣）、香附9g。三剂，水煎服。

二诊（8月8日）：药后带减，余症亦轻。原方去醋艾叶，加防风3g、巴戟天 9g、五倍子 12g。三剂，水煎服。

三诊（8 月 12 日）：白带基本正常，他证消失。嘱以中成药归脾丸、逍遥丸早晚分服，坚持一月，以资巩固。

（3）胞阻

樊某，女，25 岁，教师。1985 年 5 月 18 日初诊。

怀孕 5 月，腹中隐痛，初觉尚轻，未作治疗，近日渐重，方来求治。刻诊：小腹疼痛，甚则腰不可伸，口中和，二便可，腰脊酸楚，舌淡红，苔薄白，脉弦细。中医辨证：血亏少荣，胞脉失养，脾肾虚馁，气滞湿阻。投当归芍药散加味：

药用：当归 9g、杭白芍 15g、川芎 3g、泽泻 12g、白术 9g、茯苓 9g、炙甘草 6g、菟丝子 9g、桑寄生 9g、香附 9g、枳壳 6g。三剂，水煎服。

二诊（6 月 22 日）：药后腹痛止，腰痛稍轻，上方加狗脊 18g、女贞子 15g。继进 6 剂而痊愈。后足月顺产，母子均健。

（4）痛经

郑某，女，18 岁，学生。1989 年 5 月 9 日初诊。

患者 15 岁初潮，翌年因经期郁怒感寒致发痛经，嗣后，经期错后，涩滞不行，少腹冷痛不可忍，甚则昏不知人，伴乳胀易怒，纳差便溏，舌淡红，苔黄滑，脉弦涩。此乃恚怒伤肝，寒滞血脉，木失条达，反乘脾土之象。拟养血行滞，温经通痹，扶土抑木为法，当归芍药散加味：

药用：当归 9g、杭白芍 15g、川芎 6g、白术 9g、茯苓 9g、三七 3g（冲服）、桂枝 12g、牛膝 9g、白芥子 6g、郁金 9g。三剂，水煎服。

二诊（5 月 12 日）：服上药后，经水至，腹痛较以往轻，且经行畅。继以上方加益母草 15g，三剂，水煎温服。

另外，要求待本次经后 10 天时，以中成药艾附暖宫丸、逍遥丸、大黄䗪虫丸，分早、午、晚各服，连服 10 天。俟下次经行前 3 天服上汤剂。经治疗两个月经周期，痛经再未发作。

（5）闭经

徐某，女，40 岁，干部。1989 年 3 月 2 日初诊。

停经半年，曾有慢性肾炎史，颜面四肢轻度浮肿，腰痛腹胀，尿检蛋白（++），舌淡胖色黯，苔青灰，扪之湿润，脉沉弦。此为肾失蒸化，饮邪内伏，血病及水，气滞血瘀之象。宜温化、理气、活血、行滞为法。拟当归芍药散加味：

药用：当归 9g、赤芍 15g、川芎 6g、泽泻 12g、白术 9g、茯苓 12g、肉桂 6g（后下）、牛膝 15g、益母草 15g、炮附片 6g、大黄 6g。三剂，水煎，空腹温服。

二诊（3月10日）：药后少腹微痛，肿稍消，拟上方加薏苡仁30g、台乌药9g、黄酒50ml（兑服）。三剂，如前服法。

三诊（3月10日）：经水仅行一日，色紫夹块且量少，但肿全消。嘱二诊方去附片加鹿角胶18g（烊化）。五剂，共为细末，每服6g，早、晚各一服，水酒冲服。

经治2月余，月事以时而下，肾炎亦较前显著减轻，多次尿检蛋白（±）。

（6）积聚

李某，女，35岁，农民。1986年初诊。

患者因左下腹疼痛而在我院妇科检查，诊断为左侧卵巢囊肿，B超提示左侧卵巢3cm×4cm×2.5cm炎性包块，因不愿手术而就诊于中医。刻诊：形体丰腴，乏力自汗，形寒畏冷，左下腹时疼痛，触之痛甚，固着不移。平素带下绵绵，经行不规则，舌淡胖边有齿痕，水滑苔，脉沉弦涩。证属命门火衰，气虚湿滞，瘀浊偏阻。拟温阳益气，逐湿祛瘀，去菀陈莝为法。当归芍药散加味：

药用：当归9g、赤芍15g、川芎9g、泽泻12g、白术9g、茯苓9g、炮附片9g（蜜炙）、黄芪30g、薏苡仁30g、全蝎3g（冲服）。六剂，每剂以冷水500ml加黄酒50ml浸泡半小时，煎两次，兑匀共500ml，一日三次，每次服药时冲白药1/3瓶，全蝎末1g，空腹温服。

二诊：药后腹痛稍瘥，畏寒轻，余症亦减。继以上方为基础，加减用药五十余剂，经复查囊肿消失。

按：当归芍药散出自仲景《金匮要略·妇人妊娠病脉证并治》篇，原方主治"妇人怀妊腹中疞痛"，《金匮要略·妇人产后病脉证治》"妇人腹中诸疾痛"。（药用当归三两，芍药一斤，川芎半斤，茯苓四两，泽泻半斤，白术四两。杵为散，取方寸匕，酒和，日三服）。方中当归、白芍、川芎养血和营行血滞；白术、茯苓、泽泻健脾培中化水湿。尤以芍药用量独重，意在泄肝通痹，抑木止痛。用酒者，取其走而不守，悍利疏达为先导。纵观全方，肝脾并调，气血兼顾，养血行滞，健脾除湿，祛瘀生新，寓攻于补。从经文所示，本方主要证候突出"痛"字，病位在"腹中"。盖女子以血为本，肝为女子先天，经、孕、产、乳使其耗血伤精；血少则经脉失养，肝郁则木来乘土，脾虚则湿浊不化。以方测证，除腹中痛，尚有带下、浮肿、少腹拘急之症。

气、血、水为人体营养物质，若脏腑功能失调，则其可成为病理产物或致病因子。同时，三者尚可互为影响，或气病及血，或血病及水，或气滞水阻，或水瘀搏结，甚则三者合而致病。以上所论6个病案，虽证候各异，然病机大有相径之处，不外肝脾失调，气、血、水为患，故均以当归芍药散加味治愈。《金匮要略》水气篇有"血不利则为水""经水前断，后病水，名曰血分"之训，亦属此理。

汪近垣云："当归芍药散，舒郁利湿，和血平肝，即有兼证，不妨加味治之，诚妇人要方也。"笔者临床经验证明，对妇人腹中痛证，以本方做散剂，醇酒调服，则其疗效更优于汤剂。然本方主治亦并非所有妇人腹中疾痛均可效法，临证当须细审，方可无误。

现代药理研究证明，当归含挥发油、水溶性生物碱、蔗糖、维生素 B_{12} 等物质。其水溶性不挥发的碱性物质，有兴奋子宫平滑肌的作用；其挥发油能抑制子宫平滑肌，使其弛缓，且有镇静作用。当归的这种双向调节作用，对子宫功能的恢复至关重要。白芍药对中枢神经系统有抑制作用，其能降低子宫平滑肌张力和抑制其运动之功能。川芎能增强子宫收缩，兴奋子宫平滑肌。此三药与健脾除湿之白术、茯苓、泽泻合用有良好的镇静止痛消炎作用，同时对调节子宫功能，协调自主神经功能，平衡垂体卵巢等内分泌，改善微循环均效果显著。中国中医科学院蔡连香研究员说："现代实验研究报道，当归芍药散对神经内分泌有调节作用，直接或间接地作用于下丘脑，调节垂体、卵巢功能，促进排卵，提高黄体功能而易受孕。"由斯可见，其是一首不可多得的妇科良方。

6. 麻杏薏甘汤开玄府转枢机治疗皮肤瘙痒

皮肤瘙痒症为一种反应性的皮肤疾患，可见全身瘙痒或局部瘙痒。笔者多年来习用麻杏薏甘汤（《金匮要略》方）加味治疗皮肤瘙痒症，均取得满意效果，总结认为，麻杏薏甘汤加味治疗各类皮肤瘙痒症是一首非常有效的方剂。

麻黄杏仁薏苡甘草汤，出自《金匮要略·痉湿喝病脉证治》："病者一身尽疼，发热，日晡所剧者，名风湿。此病伤于汗出当风，或久伤取冷所致也，可与麻黄杏仁薏苡甘草汤。"其主治风湿在表，且有化热趋势而现身重、身痛、发热等证者。由于本方有开玄府，利枢机，除风湿，通痹滞，宣郁热等作用，所以用治皮肤瘙痒及病机吻合者可获速效。

（1）风邪郁表型：风邪袭表、卫郁营滞，或汗出当风、邪郁肌表。基础方加桂枝9g、赤芍9g、蝉蜕6g、百部9g、大黄9g。

（2）阳明积热型：膏粱厚味，热壅阳明，腑实不泄，表里失和。基础方加大黄9g、芒硝6g（另包冲服）、焦山楂15g、桃仁9g。

（3）湿热阻滞型：湿热内壅，通降失司，熏蒸肌肤，腠理闭塞。基础方加当归 9g、浙贝 9g、苦参 12g、白鲜皮 15g、土茯苓 30g、地肤子 15g。

（4）血虚风燥型：营血亏虚、肌肤少荣，虚燥相合，化风作痒。基础方加生地 15g、白蒺藜 15g、首乌 15g、白芍 15g、鸡血藤 15g、全蝎 3g（研碎冲服）、柏子仁 30g。

（5）血分热盛型：心火亢盛，热伏营血，热极生风，风胜则痒。基础方加紫草 15g、赤芍 9g、生地 15g、童便一盏、大黄 9g、黄连 3g、黄芩 6g（方中大黄、黄芩、黄连以开水渍泡 10 分钟后，入童便，与余药之煎汁混合服用）。

（6）血络瘀阻型：瘀血阻络，络脉痹阻，营气不利，腠理失和。基础方冲服大黄䗪虫丸，每服 1 丸，日服 3 丸。

病案举例：

例 1：杨某，女，36 岁，工人。1987 年 4 月 5 日初诊。患皮肤瘙痒症 2 年。每值春夏时周身奇痒难忍，入夜尤剧，瘙痒时皮肤蜕白屑，瘙痒甚则局部呈血痕，心烦易怒，夜梦纷纭，溲赤便结，舌红，苔黄腻，脉细数。证属血分热盛型，治宜清心凉血，息风止痒。

药用：炙麻黄 3g、杏仁 6g、薏苡仁 30g、甘草 3g、紫草 15g、赤芍 9g、生地 15g、童便 50ml、大黄 9g、黄连 3g、黄芩 6g（方中大黄、黄芩、黄连以开水渍泡 10 分钟后去滓入童便，与余药的煎汁混合，一日 1 剂，分 3 次服）。

二诊：上方 6 剂后瘙痒大减，原方加炙百合 30g，继服 6 剂。服如前法。

三诊：瘙痒消失，此后仍以麻杏薏甘汤加味巩固治疗数日，随访至今未复发。

例 2：李某，男，18 岁，学生。1988 年 2 月 27 日初诊。皮肤瘙痒一周。因骤感风寒，遂致身痒不止，头面四肢为甚。初起皮肤疹团，触目碍手，西医按荨麻疹投以对症药物，服后疹消痒止。二日后复痒，但无疹块。刻诊：瘙痒不止，渐渐恶风、咳嗽鼻塞，舌淡苔白薄，脉浮弦。属风邪郁表型，以祛风止痒、调和营卫为法。

药用：炙麻黄 4.5g、杏仁 4.5g、薏苡仁 30g、炙甘草 6g、桂枝 9g、赤芍 9g、蝉蜕 6g、百部 9g、僵蚕 9g，水煎服。3 剂，药后微出汗，继则痒止。二诊以原方加大黄 9g，3 剂，水煎服。尽剂而愈。

例 3：王某，女，42 岁，干部。1988 年 7 月初诊。皮肤瘙痒一年余，每值经期或出汗时作痒，一年来反反复复，时好时坏。伴有面色无华，心悸怔忡，头晕寐差，月经量多，舌淡红，苔薄白，舌瘦而有裂纹，脉细无力，属血虚风燥型。拟养血息风、和营调燥为治。

药用：炙麻黄 3g、杏仁 9g、薏苡仁 30g、炙甘草 3g、生地 15g、首乌

15g、白芍 15g、鸡血藤 15g、全蝎 3g（研碎冲服）、柏子仁 30g、桑椹子 15g。水煎，头二煎混合 300ml，每服 100ml，日 3 次。

二诊：上方进 6 剂痒止，嘱原方去全蝎、生地，加西洋参 9g、黄精 12g、香附 9g，逢经期连服 3 剂；平时以归脾丸、养血安神片早晚分服，依此法调治两个月，诸症悉平。

例 4：芦某，25 岁，男，工人。1987 年 8 月 5 日初诊。身痒十余日，平时恣食肥甘，致热壅阳明，腑浊不泄，肺受熏蒸，逆于肌腠而作痒。其身痒面赤，便闭身热，气浊出汗，且臀部与两股又发痈疮三处，焮红灼痛无破溃，舌红，苔黄厚，中心微黑，脉滑数。证属热壅阳明，腑浊不泄，逆熏肺金，肌腠闭郁。当泄阳明，转枢机，开玄府为法。

药用：炙麻黄 6g、杏仁 6g、薏苡仁 30g、甘草 3g、大黄 12g（后下）、芒硝 6g（另包冲服）、焦山楂 15g、桃仁 9g。水煎服，3 剂。药后下利数次，身痒顿减，再服 9 剂，痒再未作。嘱饮食宜清淡，忌辛荤。

按：①本方所治对象泛指单纯以皮肤瘙痒为主症，不含癣疥疮疡及药物过敏而致痒者。

②在以上六种证型中，风邪郁表、阳明积热、湿热阻滞三型最为常见，可见于各种年龄组，而血络瘀阻、血虚风燥型则多见于女性、老年人及糖尿病患者。

③麻杏薏甘汤系仲景治疗风湿在表且有化热之势的方剂。其病因不外汗出当风或久伤取冷所致。方中麻黄祛风温经、开太阳玄府；杏仁宣肺利窍、行太阳之滞；薏米行湿健脾而轻身、清金治肺而益气（陈念祖语）；甘草补三焦元气而散表寒（汪昂语）。四药合用，祛风散寒、渗湿通痹，调和营卫，疏达表里，解利肌肤。然痒发每以风邪诱发为多见，故以此为基础方。"诸痛痒疮，皆属于心""肺司大肠外合皮毛""风胜则痒"。若临证能够谨守病机，严格辨证，方药得宜，往往能应手取胜。

④皮肤乃人体内外之枢机，开玄府可启动枢机，枢机一转，可使蕴蓄体内的病气通过玄府而一汗而解。

⑤对糖尿病引起的皮肤瘙痒症，本方亦有很好的疗效，因为此类皮肤瘙痒，主要因内分泌失调，血糖升高，导致全身微血管改变为病机。中医认为，此类患者多属气阴不足，血郁风袭为患，宜益气养阴、活血祛风为治。本方中以桑叶、黑芝麻、白蒺藜、地肤子、炒枣仁、红花、生黄芪、赤芍、乌梢蛇、百合等品进退其间，收效甚捷。事实证明通过这样的治疗，不仅有助于调整内分泌，防止并发症，还可以改善瘙痒皮肤部位的血管、神经功能，使瘙痒迅速消除。

⑥先哲谓：皮肤是人体第二肾脏，因为它有排泄和呼吸功能。治疗皮肤

瘙痒，除药物治疗外，更不可忽视皮肤毛孔的清洁保护，要保证和畅通毛孔的司呼吸、排泄作用。

⑦"膏粱之变，足生大疔"。薄滋味、淡饮食，是杜绝皮肤瘙痒的内在因素。平素若能保持皮肤清洁、胃肠无湿热积滞，一般皮肤光洁不病，更无瘙痒之虞。

⑧情志是治疗皮肤瘙痒重要因素，许多此类患者，由于瘙痒的长期困扰，多伴心烦急躁，夜不能寐之症状。久而久之可致情绪激动、神经过敏等神志损伤。所以注重患者睡眠状态和情志变化对治疗皮肤瘙痒是非常重要的。

7. 甘遂半夏汤治久利

甘遂半夏汤出自《金匮要略·痰饮咳嗽病脉证并治》："病者脉伏，其人欲自利，利反快，虽利，心下续坚满，此为留饮欲去故也。甘遂半夏汤主之。

甘遂半夏汤方：

甘遂大者三枚、半夏十二枚（以水一升，煮取半升，去滓）、芍药五枚、甘草如指大一枚（炙）

上四味，以水二升，煮取半升，去滓，以蜜半升，和药汁煎取八合，顿服之。"

余于1985年秋，曾治一男性患者，46岁，罹患腹泻二十余年。其人素嗜酒。病始于恣食冷饮兼复感风寒，初时治疗及时而内外皆瘥，但惟腹泻多有反复。因病程冗长，且有时日，可以说久病沉疴。据患者自述，20多年来，前医按脾虚、肾虚、肝脾不调、中焦寒湿、阳明湿热、气血失和等法或汤、或丸、或散、甚至中药煎剂灌肠，时好时坏。西药除输液营养支持外亦难以根治。观其精神不振，形气虚弱，纳差少食，心下坚满，背寒如掌大，肠鸣辘辘，脘腹胀痛，痛则欲便，便若白黏冻状，泻后稍觉舒缓，约数小时后脘腹续坚满，痛胀如故，欲复泻之。如此痛泻往复日达3~4次。每遇贪凉、饮冷、郁怒、感寒、恣食油腻或辛辣醪醴病必加重。舌质淡、苔滑微浮黄、舌底静脉瘀紫，脉沉弦。病机：本为酒家，湿热困脾，恣食冷饮兼复感风寒，致寒热中阻，斡旋失职。然病程日久，脾气更伤，停湿积饮，留恋肠胃，饮欲去则下利，利后饮邪更复则肠胃续坚满。饮邪既有欲去之势，留饮亦非攻逐不除，当此之时，只有攻逐水饮，直捣巢臼，下而去之，方可以绝病根。宜仲景《金匮要略》痰饮篇甘遂半夏汤加减：

药用：煨甘遂2.0g（分三次冲服）、姜半夏12g、白芍15g、炙甘草6g、茯苓15g、桂枝6g、木防己12g。三剂，每剂水煎二次去滓混匀，纳蜂蜜三汤匙，再煎片刻，分三次服用。

二诊：上药服一剂，尚无动静。当服到第二剂头服后，腹部自觉重坠欲利，急切入厕，泻下大量黏冻如涕样物，顿觉脘腹舒畅不少。令将余药服完，翌日又陆续便出黏冻及黄白色黏液多量，白色黏液尚能延丝，宛若带下。此后药尽便止，脘腹豁然。予资生健脾丸以善其后：

药用：党参9g、白术9g、茯苓9g、甘草6g、陈皮6g、木香6g、藿香6g、桔梗9g、薏苡仁15g、白扁豆12g、莲子肉12g、怀山药12g、芡实15g、麦芽9g、砂仁3g、川黄连9g、白蔻仁6g、泽泻12g、山楂肉9g、白芍12g、补骨脂15g、荷叶9g。五剂，共为细末，水泛为丸6g重，每服一丸，一日三次，米汤送服。

后访痊愈。

按：甘遂半夏汤在仲景书中凡一见，主要是为留饮（停在心下胃肠）欲去不去而设。而本例久利为何要以留饮论治呢？其根据如下：

（1）留饮下利的特有症状：①其人欲自利，利反快。②下利物多见黏冻涎沫。③虽利，心下续坚满。

（2）患者背部寒凉：《金匮要略》痰饮篇第三条："夫心下有留饮，其人背寒如掌大。"

（3）脉沉弦："沉"脉主里，"弦"脉属阴而主饮主痛。

既已确定为留饮为患，治疗上应根据《黄帝内经》"留者行之，结者散之"之治则，运用仲景甘遂半夏汤加味攻逐水饮，以利根除。

方中煨甘遂为本方君药，其攻逐膈膜心下留饮，祛水饮由胃肠随大便而去，以除邪务尽。佐姜半夏散结除痰，降浊而补甘遂之不逮。芍药、甘草、白蜜酸收甘缓以安中。茯苓、桂枝温化饮邪，机合"病痰饮者，当以温药和之"之义。木防己、桂枝一苦一辛，行水饮而散结气，既可除"心下坚满"，又使嗜酒残结之热邪得解。

甘遂反甘草，乃出于古代药性之十八反歌，考十八反歌首见于张子和《儒门事亲》一书，但历代医家（包括张仲景）均有使用范例，且效用不菲。笔者曾查阅大量资料，对十八反褒贬不一，有肯定者，亦有利用药性的相反作用而克顽疾者。今人有通过动物药理实验得出："甘草、甘遂二药合用的结果表明，毒性的大小主要取决于甘草的用量，当甘草用量等于或大于甘遂用量时，毒性较大"这样的结论。难怪仲景甘遂半夏汤中"甘遂大者三枚、甘草如指大一枚（炙）"，显然甘遂量大于甘草，不愧是医圣。其深谙《伊尹汤液》和《胎胪药录》，不畏其反之弊而用其相反相激之利，充分发挥甘遂攻逐水饮，甘草甘缓培中之效，协同诸药而建功。正如尤在泾在其

《金匮要略心典》中所云："甘草与甘遂相反，而同用之者，盖欲一战而留饮尽去，因相激而相成也。"

当饮邪祛除后，即以缪仲醇《先醒斋医学广笔记》资生健脾丸加味以补益中土，清利湿热，健脾助运，理气和中，使脾胃充润，津液日滋，输脾归肺，五脏皆受其荫，五脏气充，则生机勃然而饮利不复作矣。

先贤谓：夫甘遂之破水饮，葶苈之泻肺胀，皂荚之消胶痰，此可称鼎足而三。可见甘遂在此案中的独特疗效。

8. 腹重如带五千钱与肾着汤

庞某，女，38岁，农民。2009年秋初诊。

腰部重着，腿如铅注，少腹如扇，倦怠乏力，尤其是小腹沉重如累物，带下淋漓，色白清稀，舌淡胖，苔白滑，脉沉缓。证属肾着，乃脾肾不健，寒湿困阻之故。予仲景甘姜苓术汤加味：

药用：茯苓30g、焦白术20g、炙甘草6g、干姜6g。三剂，水煎服。

二诊：上药服后小便特多，浑身顿觉较前轻松，予前方易药继进。

药用：茯苓30g、焦白术20g、炙甘草6g、干姜6g、醋艾叶9g、香附10g。五剂，水煎服。

三诊：腹重腿沉均减轻，少腹转温，白带减少。拟上方加红参9g继服五剂。

四诊：诸症大瘥，唯咽喉稍作痛，乃虚阳上浮，龙火失潜之象。拟上方调整以观消息：

药用：炙甘草9g、砂仁6g、炮附片9g、白糖参9g、磁石30g（先煎）、龟甲15g（先煎）、黄柏9g、牛膝15g、芦根20g。三剂，水煎频服。

五诊：诸症悉愈，嘱四诊方旋进五剂以善其后。

按：本例病程较长，曾被乡医误治，初来时一派寒湿外象，掩盖了阴津亏虚之内证；治疗时单刀直入，虽寒湿外象速解，然药无监制，使潜在津亏露出端倪，急以郑钦安氏潜阳丹加味收关。

在病人自述病情时讲到尤其是小腹沉重如累物，不由让人想到仲景的"腹重如带五千钱"的形象比喻，这是肾着的一个重要标记，亦是使用肾着汤的重要指征之一。

考肾着一病，首见于《金匮要略·五脏风寒积聚病脉证并治》。仲景在篇中曰："肾着之病，其人身体重，腰中冷，如坐水中，形如水状，反不渴，小便自利，饮食如故，病属下焦，身劳汗出，衣里冷湿，久久得之，腰以下冷痛，腹重如带五千钱，甘姜苓术汤主之。"方中甘姜苓术汤即肾着汤。乃治疗寒湿犯及肾之外府，导致身重腰冷，如坐水中，腹重如带五千钱为主要见证的一首名方。方中炙甘草、干姜补中暖土，茯苓、白术健脾利湿；四药协同，有暖土胜湿，温脾阳、散寒湿、温分肉、利筋脉之功。

尤在泾在其《金匮要略心典》中云："清湿袭虚，病起于下者也。然其病不在肾之中脏，而在肾之外府。故其治法，不在温肾以散寒，而在燠土以胜水。甘、姜、苓、术，辛温甘淡，本非肾药，名肾着者，原其病也。"诠释详尽，切中肯綮。

《难经·二十九难》曰"带之为病，腹满，腰溶溶若坐水中"。本例带下淋漓，色白清稀，亦用肾着汤治愈。因为带脉匝腰一周，而体重，腰中冷，如坐水中，正是"腰溶溶若坐水中"的互辞，揭示了寒湿痹着，带脉困扰之病机所在，故用肾着汤温脾利湿，振奋带脉而使愈。如果说"腹重如带五千钱"的形象比喻，是肾着的一个重要标记。那么，"腹满，腰溶溶若坐水中"的形象比喻，则是带脉为病的一个重要标记。

《素问·痹论篇》云："风寒湿三气杂至合而为痹，风气胜者为行痹，寒气胜者为痛痹，湿气胜者为着痹。"这里肾着与着痹，有一个共同的"着"字。着者著而不去也，言指湿邪痹着于身，体重腰冷，腰腹困重的一种表现。说明"着痹"与"肾着"在病因和症状上有着密切的内在联系。

另外，甘姜苓术汤（肾着汤）与苓桂术甘汤仅一药之差，即干姜与桂枝的区别，然而功用则大相径庭，甘姜苓术汤中用干姜温肺燠土以逐湿，而桂枝蠲饮降逆助气化；前者主以除湿，后者蠲饮为擅。

9. 血府逐瘀汤治验

血府逐瘀汤，出自清人王清任《医林改错》一书。方药组成：当归三钱、生地三钱、桃仁四钱、红花三钱、枳壳二钱、赤芍二钱、柴胡一钱、甘草二钱、桔梗一钱半、川芎一钱半、牛膝三钱。

王清任罗列血府逐瘀汤所治之症目有：头痛，胸痛，胸不任物，胸任重物，天亮出汗，食自胸后下，心里热（名曰灯笼病），瞀闷，急躁，夜睡梦多，呃逆，饮水即呛，不眠，小儿夜啼，心跳心忙，夜不安，俗言肝气病，干呕，晚发一阵热等约十九种病症。可见其应用之广可居诸逐瘀汤之首。以上十九种病症有一个共同的病机，即"血府有瘀血"。然而王氏所指血府者，即膈上胸中也。笔者根据这一原则，临床有选择的用血府逐瘀汤治疗某些久治不愈之顽疾，取得了意想不到的疗效。

（1）顽固性呃逆

曹某，男，83岁。2010年8月初诊。

因心绞痛住院，治疗中间突发呃逆，先后服中西药甚多尚无效验，家属提议找余一诊。窃思耄耋之躯，脏腑功能减退，气行缓而血易滞，血滞久则必成瘀。"阳微阴弦、心脉瘀阻"乃其病机之所在。呃逆乃客气动膈之症，而清任所述"血府"，实指横膈膜以上之胸廓。瘀阻胸廓，客气动膈，实与《医林改错》书中"血府瘀血"之义甚吻合。故以血府逐瘀汤治疗：

药用：当归9g、生地9g、赤芍6g、川芎4.5g、桃仁6g、红花9g、枳壳6g、柴胡3g、桔梗4.5g、牛膝9g、甘草6g。水煎频服，一日一剂。

二诊：上方服一剂则呃逆止，待三剂服完胸膺舒展，呃逆痊愈。嘱停止中药，由住院医师继续原病治疗。

按： 王清任在《医林改错·血府逐瘀汤所治之症目·呃逆》条下曰："呃逆（俗名打咯忒），因血府血瘀……吸气不能下行，随上出，故呃气……无论伤寒、瘟疫、杂症，一见呃逆，速用此方，无论轻重，一付即效。此余之心法也。"可见血府逐瘀汤治呃逆，实乃清任先生广泛实践，诚经验之谛。

（2）右胁痛（胆囊摘除术后）

刘某，男，39岁，药材经销商。1994年8月初诊。

去年3月，因胆结石而住院行胆囊摘除术，手术成功。但术后一直感觉右胁不适，本人以为术后身体未恢复好，一俟体力复原症状自然消失，故未作治疗。今年春节期间，因饮食不节而脘胁痛甚。此之后，右胁隔三岔五作痛不已。本人略知医，曾自服小柴胡汤、大柴胡汤、柴平煎、消炎利胆片等方药不效，遂门诊治疗。观其身魁形盛，面色油光，肚腩硕大，右胁疼痛；素膏粱厚味，嗜酒肥甘，便稀不爽，舌淡红苔黄腻，舌下脉络青紫，脉滑微数。生化检查：肝功（−），甘油三酯（5.6mmol/L）。B超示：胆囊摘除，轻度脂肪肝；余无异常。病机分析：痰湿之体，久郁化热，湿热痰瘀蕴蒸，胆汁浓缩，久必凝结成石，虽经手术摘除，结石去而瘀热仍留，络道未畅，经气不利，气机升降通道失常，故胁痛不已。先拟血府逐瘀汤调升降，逐瘀滞：

药用：当归9g、生地9g、赤芍9g、川芎4.5g、桃仁9g、红花9g、枳壳9g、柴胡9g、桔梗9g、牛膝9g、桂枝6g、青葱管一尺。三剂，水煎服，一日一剂。

二诊：药尽而胁痛大瘥，其人依原方又服了三剂，胁痛再未发作。现证：口干苦而不思饮，脘腹扪觉冰凉，肠鸣辘辘，考虑胆热脾寒、饮郁三焦。拟柴胡桂枝干姜汤加味：

药用：柴胡12g、黄芩9g、桂枝9g、干姜6g、天花粉12g、牡蛎12g、炙甘草6g、枳壳6g、片姜黄12g、葶苈子9g。三剂，水煎服。

三诊：先后服用柴胡桂枝干姜汤加减进退十余剂，诸症均有明显改善，其人胁痛一直再未发作。

按：本例明显系术后气机升降失调，因为两胁为气机升降的通道，而血府逐瘀汤的四味核心药物（枳壳、柴胡、桔梗、牛膝）具有调升降、畅气机，启枢机，利三焦的作用。再加桃红四物活血化瘀，桂枝温经通阳，青葱管辛润通络。药证吻合，胁痛立止。

另外，根据近些年的临床观察，有相当部分胆囊摘除患者，术后出现胁痛症状；阑尾炎病人术后仍可见右下腹疼痛（不包括脏器粘连者）症状。一般而言，胆囊炎、胆石症与肝胆湿热有直接关系；而阑尾炎（肠痈）亦多由大肠湿热而为。即使进行了对胆囊或阑尾的手术摘除，但是体内或局部的"湿热"不是一刀能清除的。同时足少阳胆的经脉与手阳明大肠的经脉依然存在。所以对术后的此类疼痛，应做好对原有致病因子的清除性治疗（如清热利湿）。其次，疏通受病经络，不使络道因各种原因而痹阻，令"通则不痛"。第三，不忘"术后多虚，术后多瘀"，客观权衡虚、瘀的孰轻孰重，以期合理施治。

(3) 灯笼热

牟某，女，58岁，陇南农民。2011年6月初诊。

心中烦热伴胸背发热两年，以入夜热为甚，汗出则身凉。一年多来不论寒暑，天天如斯，周而无旷。儿子随诊带来前医所服药方有知柏地黄、丹栀逍遥、青蒿鳖甲、清骨散、四逆散等，初服都有效，再服复如故。西医曾按内分泌失调、交感神经紊乱治疗，发热如故。刻诊：形容清瘦，耳聪目明，纳佳便通，行踤思敏，唯心中烦热伴胸背发热一证，困扰两年，始于外感失治，舌体瘦、质微红、边有一小紫斑，苔薄黄，脉细微涩。斯证似属《医林改错》中所述"灯笼热"，而且中医有"久病入络，久病干血，久病及肾"之说。本证病延二载，舌边有一小紫斑，脉细微涩，而热发于夜（阴），可见病已入血成瘀，故以王清任血府逐瘀汤投之：

药用：当归9g、生地9g、赤芍9g、川芎4.5g、桃仁9g、红花9g、枳壳9g、柴胡9g、桔梗9g、牛膝9g、白薇12g、竹茹12g。三剂，水煎，头二煎混合均匀，入热童便100ml，分三次食后服，一日一剂。

二诊：服第一剂药后的当天晚上，汗出特别多，嘱药继服。次日晚自觉热退七八，汗再未作，说明药已中的。待第三剂药服完，再未发热。本人感觉住亲戚家不方便，要求带药返里。拟上方加淮小麦30g，七剂，服如前法。

三诊：半月后，患者儿子来电话，说热已完全消除，再未出汗，唯有些口苦，问要否吃药？嘱服小柴胡汤丸，以大麦粥送服，以善其后。

按：灯笼热，王清任给出的定义是"身外凉，心里热，故名灯笼热。"

其病机为"内有血瘀。"治疗上"认为虚热，愈补愈瘀；认为实火，愈凉愈凝。"予"（血府逐瘀汤）三两付血活热退。"本例心中烦热伴胸背发热，符合《医林改错》中所述"灯笼热"，故予血府逐瘀汤加竹茹、白薇。方中血府逐瘀汤逐胸膈瘀血以清瘀热；加竹茹、白薇，义取仲景竹皮大丸之意，旨在甘寒清热。兑童便者，童便乃还原汤，咸寒有降火清瘀之功，"入药多取热饮，以热则真气尚存，其行自速。"（吴仪洛语）。二诊加淮小麦，以麦为心谷，寓和营益阴，养心除烦之能。区区三诊热退烦除，可见清任之语不我欺。

（4）饮水即呛

常某，男，62 岁，2006 年 11 月初诊。

患肺源性心脏病经年，入冬以来已因咳喘甚住院治疗，出院不久，即见饮水作呕，继则饮水呛咳不止。邀余往诊，按支饮饮邪上犯治，予小半夏加茯苓汤二剂，服之后入水呕吐则止，但饮水呛咳如故。闻后专事造访，见其语声低微，睑肢浮肿，面青唇紫，咳唾喘满，呼吸不利，背若负冰，脘痞腹胀，舌淡胖，边青紫有齿痕，灰浊腻苔，脉沉弦。窃以为，素为饮家，心肾阳虚，肺脾少气，心肺瘀滞，应为本患病机所在。但饮水呛咳一症，却从治饮无效。因有心肺瘀滞之由，与血府逐瘀汤"饮水即呛"可做联想，故径投血府逐瘀汤以候消息：

药用：当归 9g、赤芍 9g、川芎 4.5g、桃仁 9g、枳壳 9g、柴胡 9g、桔梗 9g、牛膝 9g、红花 9g、熟地 24g、熟附片 15g（先煎）、上沉香 4.5g（另煎兑服）、灵磁石 45g（先煎）。3 剂，水煎趁热频呷之，一天一剂。

二诊：上药服之，果如清任所言："饮水即呛，乃会厌有血滞，用此方极效。"诚然本证并非会厌有血滞，乃心肺瘀滞也，故用之亦效。依患者要求，上方复饮两剂，饮水即呛再未发作。

按： 支饮家饮水即呛，临床并不少见，余多按支饮饮邪上犯施治，每予小半夏加茯苓汤或苓桂剂则饮而愈，然而此例则依常法不效，故联想起《医林改错》之"血府逐瘀汤"条下有治"饮水即呛"之论，故贸然投之，不意获效如此之捷，出乎意料。本例虽属个案，但其治疗的成功，却开阔了治饮思路，补充了治饮手段，在"当以温药和之"的同时，更要不忘"心肺瘀滞"这一活血化瘀的治疗措施。

讨论： 王清任，一名全任，字勋臣（公元 1768-1831 年），直隶省（今河北省）玉田县鸦鸿桥河东村人。清代著名医学家。平生以医为业，名噪京师。勇于冲破封建礼教羁绊，亲临义冢、刑场，实地解剖、勘察，访验 42 载"方得的确，绘成全图。"其著作《医林改错》倾毕生心血，既有人体解剖之立异，又有气虚、血瘀致病之标新。著名的血府逐瘀汤乃其诸多逐瘀汤

（血府逐瘀汤、膈下逐瘀汤、少腹逐瘀汤、通窍活血汤、通经逐瘀汤、会厌逐瘀汤、身痛逐瘀汤）之一也，其所治病种冠诸逐瘀汤之首。可以说，血府逐瘀汤等是王清任活血化瘀学说的代表作。

对王氏诸多逐瘀汤的运用，要用活的眼光去认识。因为王氏所见乃尸体器官残存之凝固血块，可以说除了瘀血外更不可能有正常人所具有的鲜活的流动血液。所在部位的区别，以及书中所及各方主治病证外，还应综合人体全身瘀血的具体特征如：腹不满而自言胀满、口干但欲漱水却不欲咽、少腹硬满但小便自利、腹部青筋显露、口部环唇青紫、舌下脉络怒张、舌边瘀斑片片，或见善忘、两目黯黑、肌肤甲错、午后潮热、脉涩沉结等。这样相互参照，方可准确施治。另外，王氏诸多逐瘀汤，多以桃红四物汤为基本方，随着瘀血所在部位的不同而各有所异。如通窍活血汤，因有麝香、老葱、黄酒，故通窍作用好，常用于头面四肢瘀血证。膈下逐瘀汤，由于有五灵脂、乌药、枳壳、香附故善治膈下瘀血、肝脾肿大、肚腹包块等证。而血府逐瘀汤由桃红四物汤配桔梗、枳壳（一名枳桔汤）和柴胡、牛膝四药，此四味应为血府逐瘀汤的眼目所在，因为气机在人体运行的形式是"升降出入"，《素问·六微旨大论》云："出入废则神机化灭，升降息则气立孤危。"正是这四味看似平常之品，却调整了人体气机的正常动态运行轨迹——升降出入，此其一；其二，此四味亦为启动人体气机运行之枢机，枢机动则大气转，大气转则病气去。同时两胁是气机升降的通道，所以活血化瘀配以启动升降气机之枢纽，血府之疾得到良好的治疗应在情理之中。总之，血府逐瘀汤是笔者最为推崇的良方之一，它在内科中的广泛应用必将受到更多医者的重视。

10. 消渴病与古瓦汤

笔者经过数十年临床探索，自拟古瓦汤一方，用治消渴，投之临床，屡验不爽。

古瓦汤由古瓦、黄连、乌梅、百合、山药等组成。古瓦，《本草纲目》谓："甘寒无毒，以水煮及渍汁饮，止消渴，取屋上年深者良"。《唐本草》云"煎汤服，解人心中大热"。甄权谓"止小便，煎汁服"。黄连、乌梅苦酸化阴，清热生津；百合味甘微寒，养心肺之阴，除烦热而止消渴；山药甘平、色白入肺、味甘归脾、液浓益肾，更为补中益气、燮理肺肾之佳品。诸药合用有除烦热、止消渴、益肺肾、养气阴之作用。

本方妙在古屋上积年既久之瓦、击碎，用水先煮时余，澄清去渣，再纳余药而煎汁服用；亦可以古瓦煎汁，代茶频饮，宜久服，不拘时日。数年来以此法治疗消渴病多例，均获满意的近期疗效。特别对经济拮据，深居僻壤之患者，只以后法亦可达缓解症状，稳定病机，防止并发病症之效。但一定要积年陈旧之屋上瓦，非此则功效不显。

消渴，《素问·奇病论》称消渴、消瘅，《本经》谓消中。仲景书中曾列专篇论述。然考仲景所述消渴尚有消渴证与消渴病之别；消渴证者"其人渴饮，小便不利"，而消渴病者"小便反多，以饮一斗，小便一斗"。验之临床，消渴证多数剂可愈，消渴病则抽丝剥茧非持之以恒而莫能收功。

今之糖尿病当属消渴病范畴，究其病机不外本虚标实，阴虚为本，燥热为标，且时有兼夹痰、瘀、湿、食者，治之当以益气养阴固其本，清热润燥治其标，对各种并发症则在上述治则指导下视其兼夹而随证治之。

病案举例：杜某，女，42岁，农民。1995年8月6日初诊。患者因停经半年，少腹疼痛而前来就诊。刻诊：面色黧黑，虚羸少气，渴饮善饥，腰酸数溲，烦躁易怒，夜不成寐，手足心热，大便三四日一行，月经半年未至，少腹时痛近来逐渐加剧，舌质黯红，苔黄腻，舌下脉络青紫，脉细数微弦。化验尿糖（++++）、空腹血糖21.7mmol/L。病始于郁怒，久则志郁化火，"壮火食气"则气阴耗伤，"阳邪杀谷"则消饥善食，"水泉不止者，是膀胱不藏也"，阳主开，膀胱多开少阖则数溲。阳明内燥欲渴饮自救。郁则血滞，久滞必瘀，则经闭而腹痛。予古瓦汤加味：

药用：古瓦半片、黄连6g、乌梅24g、百合24g、山药15g、芒硝9g（烊化）、生水蛭6g（冲服）、肉桂2.1g、火麻仁30g。七剂。先以古瓦半片煎水，过滤澄清，再用此水煎药频服。

8月16日（二诊）：药后腑通寐安，渴饮稍瘥，自觉精神清爽，然小便时感坠痛，尿糖（++），因进食而血糖未查。以一诊方加减继进：

药用：古瓦半片、黄连6g、乌梅24g、百合24g、山药15g、生水蛭6g（冲服）、肉桂6g、火麻仁30g、瓜蒌15g、桃仁9g。七剂，服如前法。

8月24日（三诊）：渴饮消失，二便正常，月经已来潮第二天，腹痛减，尿糖（+），空腹血糖9.4mmol/L。病大瘥，拟以二诊去肉桂加香附9g，七剂，服如前法。

9月5日（四诊）：诸症豁然，尿糖（±）、空腹血糖6.8mmol/L。患者因经济困难，要求丸药缓服。予古瓦一味煎汁代茶频饮三月，并每日加服大黄䗪虫丸一粒。

翌年元月初因冬温不解来诊，与前判若两人，嘱查尿糖（－），空腹血糖4.5mmol/L，消渴未作，月经应时而至。

按：本文旨在介绍古瓦在消渴病治疗与防治并发症中的作用，因古瓦在农村药源丰富、价格低廉，均可就地取材，用之得当，功不可没。若地处阴湿患者，可古瓦与少许佩兰煎汤频服。窃以为，瓦乃土泥火烧而成，置屋上历经寒来暑往、斗转星移、风雨雷电、雾露雪霜，其深得天地之灵，故甘寒无毒，能制阳光，虽经久服亦无助湿之虞，诚属消渴上品。然，节食、戒怒、寡欲等将息之法必不可少，方能事半功倍。

11. 加味下瘀血汤与脑部疾患

考仲景《金匮·妇人产后病脉证治》："产妇腹痛，法当以枳实芍药散，假令不愈者，此为腹中有干血著脐下，宜下瘀血汤主之；亦主经水不利。

下瘀血汤方：

大黄二两、桃仁二十枚、䗪虫二十枚（熬，去足）

上三味，末之，炼蜜和为四丸，以酒一升，煎一丸，取八合，顿服之，新血下如豚肝。"

（1）狂犬病疑似

二十年前曾治一女性患者，时年 41 岁，家住天水农村，因冬季无事串门，不料遭邻里家犬咬伤小腿，幸好有棉裤隔阻，伤势不甚重，仅在小腿皮肤上留有齿痕，有少量出血，但疼痛不已。急送公社卫生院，经外科清创包扎处理，并注射狂犬疫苗及消炎止痛治疗。此后一段时间，患者渐觉胆怯怕惊，声音稍大即惊悸不安，公婆亦觉得其性格变得多疑猜忌。延医数人未效，曾去某西医院就诊被疑为狂犬病，建议住院留观治疗，因手头拮据而邀余以中药调治。刻诊：居室门窗紧闭，患者向隅而倚，畏光胆怯，恶闻人声，交睫无寐，纳谷不馨，舌淡苔薄白，脉出寸口、微弦而无力。观病人一派阴证表现，且见症虚弱。询其病史，两月前被家犬所咬并受惊吓。辨证：惊则伤胆，恐则伤肾，持无所倚，胆冷无眠。惊则气下，恐则气乱，气无所主，故畏光胆怯，恶闻人声。舌淡苔薄白、脉弦示肝脾不调，故纳谷不馨。脉出寸口，肝郁不疏则郁郁寡欢。治宜温胆燠心阳、安魂平惊悸为法。予吴茱萸汤合桂枝加龙骨牡蛎汤：

药用：吴茱萸 9g、党参 9g、生姜 12g、大枣 6 枚、桂枝 9g、炙甘草 6g、龙骨 15g（先煎）、牡蛎 15g（先煎）、百合 24g、磁石 30g（先煎）。二剂，水煎服。一日三次。

二诊：服上药后，除小腹不时疼痛外，余症如故。余寻思，何乃不效？阴盛阳虚，机能衰减明征也，理应为主因。予上方加熟附片 9g，继服二剂，以观消息。

三诊：其夫云：二剂服完，病人心烦意乱，小腹更痛。始问其月经，病人说已三月未行。复诊尔脉，并非有孕。决意先调经，俟经行再议。予《金匮要略》下瘀血汤加味：

药用：生大黄6g（后下）、桃仁9g、地鳖虫6g（研末冲服）、桂枝9g、香附9g。水煎二遍兑匀，入黄酒100ml，空腹服下，日二服。三剂，一日一剂。

四诊：服下第二剂后不久，大便下泻污秽之物，亦有紫黑杂块，小便亦随之，宛如酽茶般。但少腹仍坠痛，令其次日坚持服完第三剂。

五诊：两日来连泻七、八次，自觉污浊泻尽，小腹软且不痛，经水乃行。情志明显好转，且称饿索食。瘀尽经通，神静志安。拟疏肝健脾之剂和二阳，滋化源以利康复：

药用：柴胡9g、白芍15g、党参9g、白术9g、茯神12g、菟丝子15g、香附9g、降香4.5g（后下）、荷叶9g、甘草6g、淮小麦30g、百合24g。六剂，水煎服。

六诊：夫妻二人来诊，妻子喜形于色，言月经已止，腹无不舒，自觉全身轻快。诊其六脉冲和平稳。本应停药，其夫恐先恙再发，要求继服以便根除。拟五诊方加味：

药用：柴胡9g、白芍15g、党参9g、白术9g、茯神12g、甘草6g、菟丝子15g、杜仲15g、熟地24g、熟附片6g、山茱萸9g、香附9g、降香4.5g、荷叶9g、炒枣仁15g、百合24g、芡实子24g、鸡内金12g、黑芝麻30g、陈皮6g、莱菔子9g。五剂，共为细末，每服9g，一日二次，经期、感冒勿服。

按：本例实属误治案例，初起按阴盛阳虚，机能衰减，胆虚气寒论治，投以吴茱萸汤温胆气、暖肝寒，桂枝加龙骨牡蛎汤燠心阳、制惊悸。服后其效平平，审证恐扶阳不足，复加熟附片9克，服汤已，非但斯症如故，复见心烦意乱，小腹更痛。显然辨证有误，方药乖投。后因女性痛在少腹，遂顺便问及月经，方知经水三月未至，豁然顿悟此乃瘀血所为，因为"下瘀多狂，中瘀善忘"。唐容川在《血证论》中云："血虚则神不安，有瘀血亦怔忡。"故以仲景下瘀血汤加味主之，不尔药后瘀血下而经通神安，诸症皆瘥。

按仲景本意，下瘀血汤是为妇人产后腹中有干血凝着于脐下而症见小腹刺痛拒按而设。然而本例患者，虽曰血瘀小腹，但并未出现小腹疼痛。虽非产后而只是停经三个月，然而其主要是以精神意识的改变为主要表现，此种因瘀在少腹而致精神意识的改变，在发病上与"疑似狂犬病"只是一种时空上的巧合。所以我在治疗上并未带狂犬病的框框，而仅是以传统中医辨证论治的思维方法着手。经过治疗，显然是瘀血所为。

另外，妇道多胆小，偶遭犬伤，惊恐难免，志伤情易，气变多舛，所以这种因素更不能不究。《灵枢·本神》："恐惧而不解则伤精，精伤则骨酸痿厥"。

治以下瘀血汤加味，方中大黄荡逐瘀血，桃仁润燥活血化瘀，䗪虫逐瘀破结，黄酒温通血脉，桂枝通阳行瘀，香附理气解郁、调经止痛。诸药合用使瘀从二便而除，达到瘀去神安志定之效。后以柴芍六君子合甘麦大枣汤加味以胆脾心肾共调，诸症永安不复。

（2）癫痫

赵小健，男，16岁，学生，2008年6月初诊。患痫证七年。5岁曾患流脑，治愈后除间或短时间头痛外，余皆正常。9岁时因怄气而在课堂上呆坐不动，两眼直视，呼之不应，双手轻微抽动，约三、四分钟后，渐渐好转，老师当即令学生护送回家。因为家长并未见到发病时的情形，故未加介意。以后又有几次类似发作，其母亲带其去医院，医师以癔病治疗，服药后一段时间再未发作。翌年冬季感冒持续高热，突然出现昏仆，不省人事，口吐痰涎，四肢抽搐，经解热、镇静、输液而愈。此后一月至数月不等每有发作，最频时一月数发，症状相似，持续时间长短不一。曾到市精神病院诊治，脑电图提示癫痫。当时该院医师遂按癫痫处治，在服用西药期间仍时有发作。此次经人介绍前来中医治疗。刻诊：精神尚好，思维清晰，前额有钱币大小伤疤；纳食可，睡眠佳，唯大便干结，不欲饮水；自述记性差，背会的课文容易忘记。问及平时什么原因可使发病，其家人言郁闷、生气、长时间饮食过饱、感冒等均可导致本证发生。舌体瘦小，质黯红，苔白微腻，脉小细数。脉证合参，证属痰瘀阻滞，脑络不和，机窍失聪。治宜豁痰逐瘀，益智健脑。拟仲景下瘀血汤加味：

药用：生大黄6g（后下）、桃仁9g、地鳖虫6g（研末冲服）、桂枝9g、白芥子3g、礞石12g、石菖蒲9g、郁金6g、生白矾10g。三剂，水煎服。服法：水煎二遍兑匀，入黄酒100ml，空腹服下，日三服。一日一剂。

二诊：服上药后，除大便自调外，无明显改善。重审方证，并无不妥，且病程冗长，恐不能速效，宜上方加味，制大其服，缓取微效可矣。

药用：生大黄6g、桃仁9g、地鳖虫6g、桂枝9g、白芥子3g、礞石12g、石菖蒲9g、郁金6g、生白矾10g、炒枣仁9g、百合24g、太子参15g、山药12g、赤茯苓9g、鸡内金12g、核桃肉6枚、龟甲胶12g、紫河车24g、神曲15g、生麦芽15g、荷叶9g、黑芝麻30g、桑椹子24g。六剂，共碾细末，每服6g，一日二次，黄酒开水送服。感冒勿服。

三诊：上药服用近达3个多月，服药期间共发病三次，是在刚服药的当月有过两次发作及次月有一次小发作，但症状均明显减轻，且持续时间短。此后再未见发病。刻见患者精神好，体重增加，记忆较前增进，宛若不病之人。既效，宜不更方，以二诊方原方继续配服一料，服如前法。

后访至今未复发。令其去精神病院脑电图检查，示脑电图大致正常。

按：本例幼年即患脑炎，脆稚大脑初受温邪创伤，热灼阴液，精伤髓耗，脑络受损；复因恚怒而气郁血滞，痰瘀犯脑，脑络不和，机窍失聪。复感外邪，诱发脑疾。《灵枢·癫狂》："癫疾始生，先不乐，头重痛，视举，目赤甚……"王清任亦有癫狂系气血瘀滞所致之论述。依证所见，温邪传脑，气郁血滞，口干不欲饮，便结易怒，头痛健忘，舌瘦质红苔腻，脉细小数，一派津亏瘀热痰浊之象。豁痰逐瘀，养阴生津，疏达脑络，益智健脑不失为最佳治则。借用仲景下瘀血汤为主，并伍豁痰开窍之品为先行，方中下瘀血汤活血逐瘀，促进大脑血液循环；礞石化顽痰，白芥子祛皮里膜外之痰；白矾、郁金乃《医方集解》白金丸（一名癫痫白金丸），取白矾化顽痰、郁金开郁结之功，系清人汪昂专为癫痫而设，功能豁痰、镇惊、安神。石菖蒲芳香开窍，黄酒通络疏畅经隧。二诊方又佐入益阴补髓健脑诸药为散缓图，用核桃肉、龟甲胶、紫河车、黑芝麻、桑椹子填精补髓，益肾健脑，以利先天作强技巧。太子参、山药、赤茯苓、鸡内金、神曲健脾益气，以滋气血生化之源。生麦芽、荷叶出于中土而清升生发、领清阳出上窍。炒枣仁补肝安魂而养血宁神，百合清心肺之热可益阴和营。诸药相合，缓缓图之，以收到预期疗效。

讨论：以上所治两例，均为脑系瘀血证病变，通过活血化瘀的方法，均取得了显著的近期疗效。现代医学认为，血瘀的本质具体表现在：①微循环障碍；②血液流变学异常；③血流动力学异常等三个方面。其主要特征是血液呈浓、黏、凝、聚状态、血细胞聚集、血流缓慢和瘀滞、血管狭窄或闭塞、出血、血流量下降、血液流动减少减慢。

瘀血证可涉及内、外、妇、儿、皮肤、五官等临床各个领域，瘀血证的临床表现亦随所瘀部位不同而各有特点，就脑系瘀血而言，由于大脑微循环障碍，血黏度增高，瘀血阻滞，可见于脑梗死，脑中风（缺血性）、脑出血后遗症，脑外伤后遗症，癫痫，惊狂等多种疾病。历代医家张仲景、王清任等早就认识到瘀血对大脑功能和神志的影响，其所制桃仁承气汤、抵当汤、癫狂梦醒汤均是治疗因瘀而致神志异常的名方，临床疗效确切。王清任在《医林改错》中云："癫狂一症，哭笑不休，詈骂歌唱，不避亲疏，许多恶态，乃气血凝滞，脑气与脏腑气不接，如同做梦一样。"这里王氏明确提出癫狂与气血凝滞相关，脑气与脏腑气不接的观点。

但是瘀血证有夹虚夹实之辨，上举狂犬病者为瘀证实者，故以仲景下瘀血汤单刀直入以求速效；而癫痫案者，属瘀血虚证，故以仲景下瘀血汤佐填精益髓之品苟且缓图。从瘀证部位而言，先贤有"下瘀多狂，中瘀善忘"之论。仲景桃仁承气汤、抵当汤，其病位在下，但表现在脑府、神志，本文第一例狂犬病案，则即属此类。脑府的瘀证亦可直接引发神志的改变，如第二例癫痫案。如前所述，大脑瘀血阻滞，可直接导致脑梗死，脑中风（缺血性）、脑出血后遗症，脑外伤后遗症，癫痫，惊狂等多种脑府疾病。

对于仲景下瘀血汤，所针对的病因是"干血"，症状是"腹痛"，但病程亦较长，因为干血乃瘀血久者，何以故？依常法投以枳实芍药散而不愈者。特别其病位是在"脐下"，"脐下"指什么部位？仲景之义是指包括子脏、膀胱、血室在内的部位。所以仲景对膀胱蓄血、热入血室等瘀热在下的如狂、谵语、如见鬼状等神志病变均以逐瘀通腑泄热而愈。那么下瘀血汤，其病变部位亦在脐下，也有神志异常症状，所以用仲景下瘀血汤治疗脑部疾患就不难理解了。

关于活血化瘀药物的使用，仲景下瘀血汤用药只三味：桃仁、大黄、蟅虫。但其很有特点：①化瘀与通腑同行。②虫类药物补虚通络，搜剔余邪，逐瘀止痛。③峻药为丸，藉蜂蜜甘缓，补益濡润，缓取全功。④借悍疾之酒性而助药力，使干血速去。其制方法度与大黄蟅虫丸风格一致。现代药理研究显示，许多活血化瘀的中草药对脱氧核糖核酸（DNA）和核糖核酸（RNA）代谢有影响，而核酸是生命活动的重要物质，其影响蛋白质及有关酶的生物合成，又传递遗传信息，机体的生长、发育、衰老和疾病的发生与此有密切关系。由斯可见，某些活血化瘀的中草药对具有元神之府的大脑，有着极为重要的激活作用。

12. 黄芪桂枝五物汤对肌肤病的修复作用

黄芪桂枝五物汤出自《金匮要略·血痹虚劳病脉证并治》，是仲景专为血痹证治而设。其原文为"血痹阴阳俱微，寸口关上微，尺中小紧，外证身体不仁，如风痹状，黄芪桂枝五物汤主之。"本条以脉可见病人本为阴阳俱微而营卫气血不足者。从外证身体不仁，如风痹状可测知病人以局部肌肤麻木为主要症状。病机为外风袭虚，阳气不足，阴血涩滞，血行不畅。治疗遵《灵枢·邪气脏腑病形》"阴阳形气俱不足，勿取以针，而调以甘药也。"主以黄芪桂枝五物汤和营之滞，助卫之行。

由于本方侧重于病在轻浅肌肤的病变，所以本人多用以肌肤病的治疗中，不论脱发、硬皮病、肌肤溃烂、皮肤瘙痒、面色黑斑等随着配伍各异均能收到满意效果。临床证明黄芪桂枝五物汤对肌肤病变的修复功能不可小觑。

（1）脱发

童某，女，32岁，陇西某厂工人。2013年6月初诊。

脱发1年余。自述两年前因腹泻住院，出院后发现头发零星脱落，梳头时可见大量脱落。此后曾在洗发护发用品上特加重视，但头发脱落依旧。后咨询几位医师，让其服用"养血生发胶囊"，一服数月，自感似效非效。又复经当地中西医多方医治效不显，遂经人介绍前来就医。刻诊：患者头戴假发，掀去假发可见稀疏短寸，观其面带焦虑，心事重重，时作太息，问其月事，言差前错后已半年，本次月经已衍50余天未潮。纳差，无食欲，便溏，疲乏无力，夜梦多。舌淡胖，苔薄黄，舌底脉络青紫怒张，脉虚浮无力、寸关微数。证属脾虚肝郁，血运痹阻，肌肤失养，毛发少濡之象。宜健脾益气，疏肝解郁，养血通痹，濡润肌发。方用仲景黄芪桂枝五物汤加味：

药用：黄芪45g、桂枝9g、赤芍9g、生姜12g、大枣6枚、鸡内金12g、透骨草30g、白芥子3g、桑椹子20g、合欢皮15g、麻黄3g。6剂，水煎服，一日一剂。

同时加服中成药逍遥丸、大黄䗪虫丸早晚各一次。

服药方法：每剂药用冷水浸泡半小时，大火煮开后文火慢煎20分钟；二煎如前法文火慢煎40分钟，两煎和匀共500ml，分早、午、晚3次，饭后1小时温服。并将每剂所剩药滓，重煎去滓温洗头皮，一日浸洗头皮3次，最好让药液浸透到头皮毛孔中。

二诊：上药服罄，月经来潮，脱发明显减轻。患者如释重负，纳寐均有改善。既效拟上方加减继进：

药用：黄芪45g、桂枝9g、赤芍9g、生姜12g、大枣6枚、鸡内金12g、透骨草30g、白芥子3g、桑椹子20g、合欢皮15g、炒枣仁12g、麻黄3g、白鲜皮15g。6剂，水煎服。服洗如前法。

三诊：脱发基本停止。心情豁然，纳谷知味，安卧寐香。治已中的，继应以毛发生长为要旨。拟黄芪桂枝五物汤合七宝美髯丹加减，以黄芪桂枝五物汤养血通痹，七宝美髯丹补肾元、乌须发、延龄益寿：

药用：黄芪45g、桂枝9g、白芍9g、生姜12g、大枣6枚、鸡内金12g、透骨草30g、制首乌30g、补骨脂20g、赤白茯苓各20g、菟丝子20g、全当归30g、旱莲草30g、黑芝麻45g、桑椹子20g、合欢皮15g、炒枣仁20g、麻黄3g、三七6g、血竭5g、炙百合30g、白鲜皮15g、白术15g、生大黄9g、香附15g。5剂。服用方法：共为细末，炼蜜为丸9g重，早晚各服1丸，淡盐汤送下。经期、感冒勿服。并嘱每天用牛角梳子干梳头3次，每次5~10分钟，以头皮发热为度。

其后该患者又介绍前来就医者云：童某药服过半，可见浓密细绒黑发覆盖头皮，目前情况甚好，余药继服。

按：脱发一证，在我历经多年的临证治疗中，可以概括出两个阶段：一二十年前，由于人民生活水平普遍低下，此类脱发气血亏虚者多见，所以治疗上多用八珍、首乌生发、七宝美髯等多效，这是第一阶段。而近几年来随着人民生活水平不断改善，脱发则多以痰瘀阻窍者为众，因为膏粱厚味滋生痰湿，痰湿蕴久，必致郁热，痰、湿、热搏结，气血运行受阻，经隧瘀滞，玄府滞塞，症见头皮铮亮多油，毛发因营养失供而断裂，故脱发、斑秃在所难免。治疗上以祛痰、化瘀、泄热、通络、宣窍为法。本例的治疗就反映出这个辨证思路。

（2）肌肤久溃不愈合

某男，右下肢外髁上3寸处肌肤溃烂1年。缘于患处曾有一瘢痕，无意间被本人抓破流血，后结痂。半月后自觉局部痛痒，手触皮肤红肿发热，用力压有脓液流出，诊所医生按化脓疮对症处理，待好转后即赴南方务工。春节返家过年，局部肌肤溃烂，仍有脓液流出，于年后即来就诊。患者素嗜酒乃湿热之躯，肌肤损伤易致腠理逆乱，湿热内攘加临逆乱腠理，则血沸肉腐痈脓生也。若湿热不除，久则痈脓益彰而正气愈虚。故投以黄芪桂枝五物汤加味。

药用：生黄芪65g、桂枝9g、白芍9g、生姜12g、大枣6枚、白及15g、金银花30g、薏苡仁30g、血竭5g、蒲公英30g、皂角刺10g、蜈蚣2条（研冲）。5剂，水煎服。服药期间宜饮食清淡，忌酒及膏粱厚味。

二诊：流脓大为减轻，伤口开始愈合，总体情况向好。效不更方，上方继服6剂，忌宜同前。

三诊：脓已止，溃烂处已愈合七八。唯觉局部皮肤发痒，此为佳兆，宜一鼓作气，上方调整继进：

药用：生黄芪65g、桂枝9g、白芍9g、荆芥9g、地肤子12g、白蒺藜15g、白及10g、金银花20g、薏苡仁30g、血竭3g、蒲公英20g、芡实子15g、蜈蚣2条（研冲）。6剂，水煎服。服药期间忌宜同前。

四诊：伤口彻底愈合，肌肤完好，唯愈合处肤色稍发青，全身状况良好。

按： 伤口久不愈合明显是一个本虚标实的问题。痈脓的形成多为湿热痹郁，久而酝酿成脓，初为实证热证；若创口久不愈合，易成虚证，气虚多见。所以本例的治疗，以黄芪桂枝五物汤养血通痹为大法，黄芪重用65克，突出了补气托里作用；金银花、薏苡仁、蒲公英、皂角刺加强了排脓消痈功能；用血竭、白及者意在活血收敛创口；伍蜈蚣以其血肉有情扶正止痒而搜剔久蕴之余邪。诸品配伍合理，1年之疾仅三诊而告愈。

（3）颜面黑斑

陈某，女，29岁，公务员。2011年8月初诊。

颜面黑斑2年，发于产后。伴皮肤粗糙瘙痒，产后至今月经只来过3

次，且量少色紫。舌体胖大，舌质淡黯，苔黄白相间，舌下脉络青紫怒张，脉沉细涩。证属气血不足，脉络痹阻，瘀留肌腠，肌肤少濡之象。方用黄芪桂枝五物汤合大黄䗪虫丸：

药用：黄芪30g、桂枝9g、白芍9g、生姜12g、大枣6枚、白芥子3g、鹿角霜9g、皂角刺9g、淫羊藿20g、透骨草20g、赤茯苓15g。5剂，水煎服。另加大黄䗪虫丸一盒，每服1丸，一日两次。

二诊：上药服后皮肤瘙痒稍减轻，余如故。拟上方加酒炒大黄8g，继服5剂，以观消息。

三诊：药服3剂月经来潮，来电询问，嘱勿停，余药继服。

四诊：经行甚多，且色紫夹块，随着经行颜面黑斑有所减退，面色较前红活，投自拟消斑散缓服。

药用：黄芪30g、桂枝9g、白芍9g、生姜12g、大枣肉6枚、白芥子3g、鹿角霜9g、皂角刺9g、淫羊藿20g、仙茅20g、鸡血藤15g、白芷6g、芒硝9g、合欢皮15g、炒枣仁15g、炮山甲5g、天麻6g、麻黄5g、僵蚕10g、水蛭6g、白蒺藜15g、透骨草20g、赤茯苓15g。5剂，碾细末，过筛，炼蜜为丸9g重，每服1丸，早、晚饭后服用，经行、感冒勿服。

后访痊愈。

按：心主血其华在面。颜面色泽的改变多以血的动态形式有关。血虚多见面色无华，血瘀则见面色黧黑，血滞可见面色晦黯，血热更见面色绯红。《外科正宗》："女人面生黧黑斑者，水亏不能制火，血弱不能华肉，以致火燥，结成黑斑，色枯不泽。"并要求治疗期间"兼戒忧思、动火、劳伤，日久渐退"。本例气血不足，脉络痹阻，瘀留肌腠，肌肤少濡。用黄芪桂枝五物汤养血通痹，首投大黄䗪虫丸以祛除干血、通经消癥。俟经潮后则以自拟消斑散欲达养颜洁肤之效。消斑散以黄芪桂枝五物汤为基础方，内伍二仙补肾固本，水蛭吮瘀消癥；合欢皮、炒枣仁安神怡情能减轻心理压力，天麻、白蒺藜祛风养肝而止肌肤之痒；麻黄宣肺开玄府启内外之枢机，白芥子辛散行气分祛皮里膜外之痰白；白芷行阳明之经直达颜面，芒硝通阳明之腑更泻污浊；盖赤茯苓能清热利湿先贤少弃，夫透骨草善除湿止痒炳南多选。本方功用齐全，是近年来我治疗女性皮肤色斑常用效方。

13. 冯兆张全真一气汤

冯兆张，字楚瞻，清康熙年间著名医家，浙江海盐人，13岁学医，从师访道十余载，医名远播两浙等地，毕生长于儿科。历时三十余年，于公元1702年撰写完成丛书《冯氏锦囊秘录》（一名《冯氏锦囊》）。全书介绍包括内、外、妇、儿诸科病证证治及汇选各家精要，并结合自己毕生学验编纂而成。同时书中还记载了冯氏收集的诸多民间实用效方。著名的全真一气汤就出自该书。

组成：熟地黄（如大便不实焙干用，如阴虚者加倍用）八钱，制麦门冬（去心，恐寒气可拌炒，米炒黄色去米，肺脾虚弱者少减）三钱，白术（炒深黄色，置地上一宿，出火气，不用土炒，如阴虚而脾不甚虚者，人乳拌透晒干，炒黄）三至六钱，牛膝二至三钱，五味子八分至一钱五分，制附子一钱至二钱余，人参（肺脉大，元气不虚者不用）一至五钱（甚者一至二两）。

服法：以前六味，必先煎好，另煎人参，以人参浓汁冲服。

功用：两补脾肾阴阳，清肺宁心润肝，滋阴降火，健运水土，水中补火，土内藏阳，土、金、水一气化源。

主治：脾肾阴阳两虚，上焦火多，下焦火少，脾阴不足，肾阴虚损；或斑疹阴分焦灼，热极烦躁，上喘下泻，上实下虚，上热下寒之证；或中风大病，阴虚发热，吐血喘嗽，一切虚劳重证；或沉重斑疹，喘促躁热欲绝者；或劳伤中气发热诸疾。

方义：熟地、白术专补脾肾，乃先天后天，首以重之，但一润一燥，何能逐队，水土忌克，难成一家，用炒麦冬和之，俾土生金，金生水，水生木，化源有自，既相克所以相成，复相生所以相继。

再入牛膝、五味，则更得纳气藏源，澄清降浊，收浮散之气，敛上越之火。

更入乌附，补真火以生土，既助药力，复可行经，且使真阳能交于下，真阴自布于上，既济之象一得，燥涸偏枯之势自和，附子大力通达经络；附用阴药为君，则唯有回阴制火之力，尚何存辛热强阳之性哉！古云附子无干姜不热，殊不知附子随引异功，可阴可阳，可散可补，同补气药，可追失散之元阳，同养血气可扶不足之真阴，有发散药则扶在表之风邪，引温暖药则祛在里之寒湿。

复入人参以驾驭药力，益中气以健运，健运一行，清浊自分。托住中气，延纳饮食，精气自生；补助真元，元气生而火自息矣。参力多则宣通，少则壅滞。

诚如冯氏自称"此方阴阳具备，燥润合宜，驱邪扶正，达络通经，药虽七味，五脏均滋，保护森严，外邪难入，功专不泛，补速易臻，滋阴而不滞，补脾而不燥，清肺而不寒，壮火而不热，火降而心宁，荣养而肝润。"

用药要领：燥涸则熟地倍之，肺热则麦冬多用，脾虚则白术重投，阳虚则附子多加，元气大虚则人参大进，气浮气散则牛膝、五味略多，倘有假阳在上者去参用之。

服用注意事项：此方诚滋阴降火之神剂，然假热一退，真寒便生，切勿过剂，反增虚寒滑泻之证。以前六味，必先煎好，另煎人参，浓汁冲服，则参药虽和，而参力自倍，方能驾驭药力，克成大功。若入剂内同煎，则渗入群药，反增他药之长，而减人参自己之力。

制方之由：冯氏自序云："守千古以上之成方，奈千古以下之人病情不合。"基于这种思想，冯氏所制全真一气汤，即古方附子理中汤，去炮姜、甘草，加熟地、炒麦冬、牛膝、五味子四味而成。盖此之前，如水不足者有六味，水火不足者有八味，气不足者有四君，血不足者有四物，气血不足者有十全八珍，心脾不足者有补中、归脾。独脾肾不足，兼心肺之火宜抑，而肝肾之阳宜温者，实无其药，余梦寐求之，始定此方，加减出入，亦水中补火之法，土内藏阳之义，为土金水一气化源之药也。

全真一气汤方名之由：冯氏云："此则更为脾肾阴阳两虚，上焦火多，下焦火少，脾阴不足，肾阴虚损，盖少阴脏中，重在真阳，阳不回，则邪不去，厥阴脏中，脏司藏血，血不养，则脉不起，故用此以使火降水土健运如常，精气一复，百邪外御，俾火生土，土生精，水中补火，土内藏阳，实为土金水一气化源，全此一点真阴真阳镇纳丹田，以为保生之计而已，即名之曰：全真一气汤。"其义在于补脾肾阴阳两虚，使真阴真阳镇纳丹田，故曰全真；火降水土健运如常，精气来复，土金水一气化源，如此则生之兆寿、保全长生，故云"全真一气汤"。另外，此汤还寓真元一气化生阴阳而滋生万物，亦即气血水火、四肢百骸、脏腑经络皆真元一气所生。

本方特点：纵观全真一气汤，全方药仅七味，但寒热共用，升降并存，开阖有序，敛散得宜。方中有辅君之臣，有将兵之帅，有行军之使，有协调兼制。补而不壅，温而不热，凉而不寒，敛而不凝，实乃有制之师。

立方理念：

（1）强调水火归位：冯氏提倡"水火立命"论，认为"水火为气血之根，水火为真阴真阳之所""有形之火，水之所克，无形之火，水之所生"。基于这种观点，兆张特别强调"水火得其所"（即水火归位）。他认为"火在下而水在上，则循环转运，百病俱无，生之兆寿之征也。火在上而水在下，则机关绝灭，百病踵起，死之由夭之象也。水火互藏其根，故心能下交，肾能上摄。"

在《冯氏锦囊》锦囊治疗方论篇首曰："火无水制，难免浮越，随以重浊大料壮水之剂继之，以助主蛰封藏之势，则水火得其所矣。"所以，全真一气汤在药物配伍及药量权衡上，附子壮火助真阳，仅用1钱，至甚加至2钱余；而熟地多达8钱，至甚亦可倍量使用；麦冬每以3钱；尤其牛膝、五味，对于降火潜阳功力昭彰。始终以心肾相交，水火既济为旨。所以本方每用大剂熟地，其义即在于水火得其所矣。

冯氏这种强调水火归位的理念，顺应自然，象天法地，深合乾坎运行规律。

（2）重视脏腑协调：在全真一气汤的制方理念中，兆张非常重视脏腑之间的协调机制，冯氏认为，"大病久病必兼五脏"。在四脏之中，生理上"心以虚灵为事，肺以输降为功，肝以疏泄为能，脾以健行为用。而肾尤为主纳不出之司，是以五脏调和无过，则脏腑之气血精华，何一不输归于肾?"所以他在治疗上提出了"养心、育脾、和肝、清肺、滋肾"的五脏治疗原则。由于遵循此原则而制方用药，所以达到"五脏均滋，补脾而不燥，清肺而不寒，壮火而不热，火降而心宁，荣养而肝润"之目的。

另外，冯氏在生理上对脏腑生克承制十分重视，如方中"熟地、白术"共用，一补肾一补脾，乃先天后天首以重之，但"一润一燥，一水一土，况水土忌克，难成一家"。此时兆张"巧用炒麦冬和之，俾土生金，金生水，水生木，化源有自，既相克所以相成，复相生所以相继。"实为深谙脏腑生克承制之道者。在治疗上对脏腑的隔治之法则运用娴熟，且颇有深悟。冯氏说："若隔一隔二为治者，其效虽缓，其力甚长，盖如源深则流远，根深则蒂固，况脏得生气，自相长养，便无偏胜之害矣。"冯氏此论，方中均有体现。

（3）主张一气化源：冯氏认为"火降则水土健运如常，精气一复，百邪外御，俾火生土，土生精，一气化源。水中补火，土内藏阳，为土金水一气化源。"一气化源者，《淮南子·天文训》说："道者，规始于一，一而不生，故分为阴阳，阴阳生而万物生。""这里'一'即元气，再化生阴阳而成万物，说明道如同太极，是万物化生之始源。"（引自《周易与中医学》）。《庄子》云："人之生，气之聚也，聚则为生，散则为死，故曰通天下一气耳。"《灵枢·决气》云："余闻人有精、气、津液、血、脉，余意以为一气耳。"从全真一气汤方中，熟地、附子补肾生精，白术、人参健脾益气，麦冬巧和水土而滋润燥金，如斯则火生土，土生金，水中补火，土内藏阳，为土金水一气化源。此寓真元一气化生阴阳而滋生万物，亦即气血水火、四肢百骸、脏腑经络皆真元一气所生。若真元充盛则五脏平衡协调，阴阳负抱冲和，水火交泰既济，真阴真阳镇纳丹田，全真保生一气天成。

（4）立足阴阳平衡：冯氏根据《素问·生气通天论》"阴平阳秘，精神乃治，阴阳离决，精气乃绝"之思想，认为"阴阳盛衰之道，诚为疾病安危之大关"，其学术受景岳、养葵之学影响，立法遣方多显"壮水制火""阴中求阳""益火消阴""引火归原"之遗风，制方力主水中补火，土内藏阳，益阳配阴，补阴配阳之法。在全真一气汤中他还以脏腑之阴阳属性结合药物之阴阳属性，合理配伍，譬如"脏为阴可胜纯阳之药，腑为阳必加阴药制其僭热。其目的务使五脏调和，互为灌溉，脏脏气血自生，脏脏有邪难匿。"

（5）提倡以补为攻：冯氏云："百病之客乎人身也，必有因以客之。经曰：邪之所凑，其气必虚。'必'字何等有力，后人当进思矣"。方中皆备补气之人参，补肾之地、附，补脾之白术，滋肺之麦冬，潜敛正气之膝、味。爆火有附子，滋水寓麦、地，潜阳唯牛膝，宁心宜麦、味。肺脾肾面面俱到，阴阳水火层层护持。待精气一复，百邪外御，脏脏气血自生，脏脏有邪难匿，枝叶之所自荣，邪不待攻而解矣。冯氏深谙《黄帝内经》"正气存内，邪不可干"之训，突出了五脏之虚的内环境治理，充实五脏之精，增强御邪之能，对已患之疾逐之于外，对外来之邪拒而不入。除全真一气汤外，冯氏诸多制方如溯源救肾汤、十全补正汤等均能体现出这一观点。

（6）务求唯肾唯要：冯氏谓"是以五脏调和无过，则脏腑之气血精华，何一不输归于肾？及其失调既病，而欲理血调元，或补气还元，及纳气藏元者，而欲舍肾，谁于与归？"他认为真火一归于下，阴翳自解于外，荣阴一润于中，百脉灌溉于表，自然肌肤润泽，脏腑调和，表里不病，寿域颐年。兆张重视先天真元的思想随处可见，全真一气汤之"全真"二字就是其保全真阴真阳、镇纳丹田的明征。

五脏虚极穷必及肾，全真一气汤中突显唯肾唯要的制方理念，方中多用熟地、麦冬、五味以润水枯金燥，更使肺气注于肾而有所归；附子有煦濡长养上奉之益，其补肾生精，补真火以行经，且使真阳能交于下，真阴自布于上，既济之象得成；五味子补肺肾、涩精气；牛膝补肝肾、强筋骨；全方用药七味，仅补肾之品就达其五，可谓全真而唯肾唯要。

用药特点：

（1）早晨补肾而午后补脾：如治长儿之太翁咳嗽吐血案，先用全真一气汤，数剂之后，咳嗽吐血俱止，身凉进食而瘥。后早晨生脉饮送加减肾气丸，午后以归脾汤加减服之。又如治新行洪飞涛之四令郎劳伤发热头疼，咳嗽胁痛误治案，当以全真一气汤大瘥后，其后晨用生脉饮送服十补丸四五钱；午后以归脾加减，煎膏成丸，如弹子大，圆眼汤化服一丸。

（2）汤、丸结合：病重多以全真一气汤煎剂力峻效宏荡涤逐邪，一俟大瘥后，即用丸剂缓服以巩固疗效竟至痊愈。

[治验举例]

（1）虚劳

赵某，男，46岁，企业病退。1988年11月初诊。

形容憔悴，虚赢少气，颧红唇紫，动则喘息，干咳胸痛，痰中带血，脘痞纳呆，腹痛便溏，潮热盗汗，寐差易惊，滑泄无度，腰脊酸痛，下肢冰冷，步履维艰，舌体瘦小，质黯红，苔灰微腻。西医诊断：①支气管扩张；②肠结核；③萎缩性胃炎；④腰椎结核。曾多次住院治疗，近期疗效尚可，但总不能痊愈。

中医诊断：虚劳。辨证分型：属脾肾两虚，阴阳不调，上热下寒，气虚血瘀之证。脾虚则脘痞纳呆，大便不实；肾虚则滑泄无度，腰脊酸软。上热则干咳胸痛，痰中带血；下寒则下肢冰冷，步履维艰；气虚则少气喘息，痰中带血；血瘀则憔悴唇紫，胸痛舌质黯。治宜培补脾肾，燮理阴阳，交通心肾，益气活血。拟全真一气汤加味：

药用：熟地20g、麦冬10g、焦白术9g、怀牛膝9g、五味子6g、炮附片6g、白人参12g（另煎兑服）、荷叶9g、茯苓12g。三剂，先煎前七味两遍，滤汁合匀，然后冲入白人参另煎液，置保温杯中频频温服。

二诊：药后无明显效果，亦无不适。本例久病内伤，"治内伤如相"，宜善遣稳守，步步为营，上方增损继进：

药用：熟地20g、麦冬10g、焦白术9g、怀牛膝9g、五味子6g、炮附片6g、白人参15g（另煎兑服）、荷叶9g、干姜6g、黄连3g。三剂，服如前法。

三诊：药后脘腹宽快，知饥尚能纳谷，但不敢多食，余症如故。知脾运稍健，胃气来复，堪为佳象，宜按图索骥，效不更方。二诊方续服六剂，服如前法。

四诊：食量增加，大便成形，精神略有好转，痰中再未见血。先安中土，坤运则乾健，故拟全真一气汤合资生健脾丸加减：

药用：熟地30g、麦冬20g、焦白术9g、怀牛膝9g、五味子6g、炮附片6g、白人参15g、荷叶9g、干姜6g、黄连3g、茯苓12g、扁豆12g、芡实子24g、山药15g、金樱子15g、三七9g、神曲12g、莲子15g、薏苡仁30g、桂枝9g、升麻3g、陈皮6g、山萸萸15g、炙甘草6g、焦枣5枚（擘）。三剂，共杵粗末，分72包，每次一包，水煎服，一日二次，感冒勿服。

五诊：上药共服一月半，服药之初，尚有几次感冒，此后再未外感。现面色微润，能食寐佳，体重增加1.5kg，遗精滑泄时作，腰疼有所好转，已达预期目的。刻下宜"继资先天，根深则冠阔"。拟全真一气汤合龟鹿二仙胶加味：

药用：熟地30g、麦冬20g、焦白术9g、怀牛膝9g、五味子6g、炮附片6g、白人参15g、荷叶9g、龟甲胶15g、鹿角胶15g、枸杞子20g、山萸萸15g、芡实子24g、金樱子15g、刺猬皮12g、水蛭6g、黑芝麻30g、炒杜仲20g、桂枝9g、白芍9g、陈皮6g、莲子15g、山药15g、扁豆12g、茯苓12g、木香6g、神曲12g、鸡内金12g。五剂，共碾细末、过筛，炼蜜为丸，9g重，每服一丸，淡盐汤空腹送服，一日早晚二次，感冒勿服。

六诊：服丸药近三月，容颜润，咳喘止，遗泄愈，纳寐香，精神好，下肢明显转温，步履亦觉轻劲。

此后仍以全真一气汤进退消息，制大其服，缓图收功，治近一年许，诸恙皆息，并自开商店营生。

按：本例属脾肾两虚，阴阳不调，上热下寒，气虚血瘀之虚痨病。罹病经年，百药不效，虽屡住院，疴终未去。然观其脉证，究非不治，所施之法，应宜图缓，若欲速效，必将偾事。先予全真一气汤，培补脾肾，燮理阴阳，交通心肾，益气活血。不尔服后，其效平平，竟无寸功，寻思痞满不食，中焦滞塞，遂予姜、连辛开苦降，斡旋枢机，大气一转，中宫顿苏，胃纳脾运，始行其职。三诊更予全真一气汤合资生健脾丸加减，因脾虚不胜药力，故杵粗末而每以小量煎服，久之则药显其能而脾喜受之。此谓"先安中土，坤运则乾健"。待后天安妥，拟全真一气汤合龟鹿二仙胶加味，乃云"继资先天，根深则冠阔"。且以蜜为丸，缓取其功。"虚劳"一病，其来也渐，其去更缓，抽丝剥茧，藕断丝连，非时日莫能愈之。全真一气汤进退消息守方如一，更视病情改变制服之法深为其妙，如斯者顽疾竟瘳。

（2）肌衄

刘某，女，21岁，大三就读生。2009年8月初诊。

患肌衄三月，以前均按血小板减少性紫癜论治，屡服中西药，但效果不稳定。趁学校暑假期间专事来诊。

刻诊：头晕乏力，神情倦怠，心烦悸动，手足心热，纳差寐少，月经先期而量多，四肢皮肤可见大小不等青紫斑块，多呈点状，亦有少量片状者，压之不色褪。从其所带检测报告单中提供：彩超脾大；血检血小板计数$35×10^9$/L。舌红苔少，脉细数（曾有齿衄史）。此属气阴亏虚之证，气虚不能摄血，阴虚内火燔灼，血络损伤，瘀滞肌肤使然。治宜益气养阴，降火宁血。拟全真一气汤加味：

药用：熟地30g、麦冬20g、生白术12g、怀牛膝15g、五味子9g、炮附片3g、白茅根30g、西洋参30g（另煎兑服）、三七3g（研冲）、热童便一盅（兑服）。三剂，先煎前七味两遍，滤汁合匀，然后冲入西洋参另煎液及热童便，温服四次（一日内），一日一剂。

二诊：药后精神好转，心悸乏力亦减轻，余症无明显变化。说明方证尚属的对，宜守方以观其变，拟原方继进七剂。服如前法。

三诊：全身肢体青紫斑块基本消退，纳寐正常，诸恙大瘥。拟上方加味予以巩固：

药用：熟地30g、麦冬20g、生白术12g、怀牛膝15g、五味子9g、炮附片3g、白茅根30g、紫草15g、炮姜4.5g、三七3g（研冲）、西洋参30g（另煎兑服）、热童便一盅（兑服）。七剂，服如前法。

四诊：紫癜再未发作，全身亦无不适。血检血小板计数 $135×10^9/L$，彩超脾轻度肿大。应患者要求开学带药返校常服，遂以三诊方为基础，调整药味并制成膏剂缓图：

药用：熟地30g、麦冬20g、生白术15g、怀牛膝15g、五味子9g、炮附片3g、白茅根30g、紫草15g、炮姜4.5g、三七6g、炒蒲黄15g、西洋参30g、白人参30g、黄芪30g、山药30g、龟甲胶30g、阿胶30g、桑椹子30g、香附9g、陈皮9g、生大黄6g、生麦芽15g。七剂，诸药冷水浸一宿，重煎三次，滤汁纳诸胶，再文火慢熬浓缩，储瓷罐中，置阴凉处，每服一汤匙，空腹含化，一日两服。感冒及经期勿服。

三月后患者来电话告知，膏药尚存不多，紫癜也一直再未出现，多次检查血小板逐渐上升，且稳定无反复，月经亦趋正常，是否再配膏药。嘱不可余药，服完后停药观察。

按：本例气阴不足，始终坚守全真一气汤加味，获得满意疗效，足以说明冯氏通过多年临床历练，探古求真，总结出治疗脾肾阴阳俱损的"补肾健脾、补水制火、补阳配阴"的脾肾阴阳双补法之代表方——全真一气汤，其顾及根本，立意深刻，是一首不可多得的传世名方。血小板减少性紫癜，属中医肌衄范畴，成因甚众，然不外"血络损伤"之结果，《灵枢·百病始生》云："阳络伤则血外溢……阴络伤则血内溢"。本例乃气阴亏虚为由，气虚不能摄血，阴虚内火燔灼，导致血络损伤，血溢脉外，瘀滞肌肤形成肌衄。这种气虚血瘀，阴虚火旺，血络受损，火燔灼，血离经之局面正是全真一气汤的所治范围。在一诊方中，以西洋参取代人参以加强益气养阴摄血之功，麦冬、熟地滋阴降火，白术、熟地莫安二天，牛膝、五味子引火归原，附子通达经络，顾护真阳；荷叶升发胆中清阳，寓"火郁发之"之义；白茅根凉营止血；三七止血更祛离经之血；热童便咸寒止血而不留瘀。二诊复入炮姜温中止血为反佐，与参、术遥相呼应，使络损之血立宁，溢出之血速散，气固而脉管易复，土健而砥柱坚牢，经温而瘀血难留。诸品协同，肌衄尽消，后制膏药，绩在痊愈。

章次公先生生前最赏识冯兆张之全真一气汤，他曾说：其"温阳而无升浮之势，育阴而有气化之功。"他治湿温，只要有心衰之端倪，多用此方化裁，高热亦在所不忌；若兼见谵语迷蒙，则加用胆星、川贝、远志、菖蒲之类，甚则加用紫雪之凉开，一面育阴扶正，一面慧神祛邪，采取了振奋功能以消除病原之手法。

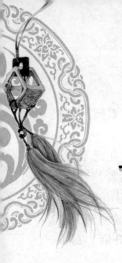

三、诊余医话

1. 漫话耳聋

耳聋，亦称耳闭、聋聩。乃音声闭隔，一无所闻或听力消失为主要症状的一种疾病。其引起原因甚多，但治疗尚为棘手，特别是发病久者，每难速愈。临床可分为先天性耳聋和后天性耳聋，对先天性耳聋此不赘言，但后天性耳聋，每有所咎，通过辨证多能获效。

然而，由于脏腑与耳有特定的络属关系，如肾开窍于耳，心寄窍于耳，肺结穴于耳，胆之络脉附于耳，脾之清阳上荣于耳等。所以五脏六腑无不对耳产生直接或间接影响。

《灵枢·脉度》说："五藏常内阅于上七窍也……五藏不和则七窍不通。"这里提出了五脏不和与七窍不通的关系，当然耳窍更不例外。生理上，吴鞠通云："上窍统为阳，耳目视听，其气清为阳；鼻嗅口食，其气浊则阴也。耳听无形之声，为上窍阳中之至阳，中虚而形纵，两开相离甚远。"

耳为何能听？《灵枢·邪气脏腑病形》说："十二经脉，三百六十五络，其血气皆上于面，而走空窍……其别气走于耳而为听。"这里别气应为脏腑之精气。

耳何以能聋？《诸病源候论》谓："然五脏六腑十二经脉，有络于耳者，其阴阳经气有相并时，并则有脏气逆，名为厥，厥气相搏入于耳之脉，则令耳聋。"这里"厥"指阴阳气血不相顺接（阻滞不通）也。此言邪在诸经因阻滞入于耳之经脉，皆可导致耳聋。正如南京中医药大学干祖望教授所云："耳为空清之窍，受气血津液煦濡，其窍通畅，则视闻音息功能正常；其窍被阻，气血津液不能上荣，则盲聋暗格，诸病易生。"

由斯可见，精气亏虚（精脱者耳聋），气血津液不能上荣，耳之经脉失养则致耳聋；六淫阻滞，浊邪害空，耳之经脉传导受阻（厥气相搏入于耳之脉，则令耳聋）亦致耳聋。由于五脏皆有精气赖经络通达于耳，所以，五脏皆可致聋。

(1) 耳聋治脾

《内经》云："耳鸣、耳聋、九窍不利，肠胃之所生也。"《素问·玉机真脏论》云："脾不及则令人九窍不通。"

李东垣《脾胃论》："盖谓，脾不受胃之禀命，致五脏所主九窍不能上通天气，皆闭塞不利也，故以五脏言之。"又云"此属脾虚耳鸣者，皆因脾虚湿阻，中气不足，清阳不升，耳窍失养之故"。《素问·阴阳应象大论》有"清阳出上窍"之论，所以治疗应补中益气，健脾升阳，化湿利窍为法。《东垣试效方》卷五所载益气聪明汤（由黄芪、甘草、人参、升麻、葛根、芍药、黄柏、蔓荆子组成）临证应用多有效验。

笔者曾治一耳聋患者，素苦胃下垂。因赴南方游览旬余，适值淫雨霏霏，连日不开。返里前就觉两耳似聋似聩，瞀塞不聪，伴胸窒脘痞，身困乏力，头重如裹。舌淡苔白腻，脉濡缓。脉证分析：素体脾虚，健运失司，中气下陷，清阳不升。涉足南地卑湿之乡，复加旅途劳顿，身被雨露，内外之湿邪同气相感，中失枢转，升降悖逆，阳不当位，浊邪害清，机窍失聪，耳聋可见。予东垣益气聪明汤加桂枝、葱白、通草等，数剂而两耳复聪。"通阳不在温，而在利小便"。湿为阴邪，易伤阳气，阳气损则机窍失灵，阴邪盛则浊邪害空。所以利尿湿随去，湿去阳即升，依法治脾而聋瘳，不拘于肾开窍于耳耶！

张从正有"上郁夺其下"之说，认为大承气汤有通九窍之功。其实也是耳聋从中土（阳明）论治之法。

(2) 耳聋治肺

手太阴肺经之结穴在耳中，名曰"龙葱"，专主乎听。肺为华盖，至轻至肃，不耐邪侵。倘若外邪袭肺，太阴经气不利，邪滞龙葱，听觉聋昧而失闻也。

王孟英："坎为耳，故耳为肾水之外候，然肺经之结穴在耳中，名曰龙葱，专主乎听，金受火烁则耳聋。凡温热暑疫等证耳聋者，职是故也，不可泥于伤寒少阳之文，而妄用柴胡以煽其焰。古云耳聋治肺，旨哉言乎。"

东垣谓："耳者上通天气，肾之窍也，乃肾之体而为肺之用，盖肺长生于子，子乃肾之舍而肺居其中，而能听声音也。"

"耳聋治肺"确能发人深省，然亦不可概言，温热暑疫等证耳聋，皆是金受火灼所致。

笔者曾治一人，罹病风温，初起热多寒少，鼻塞浊涕，咳唾不已，两耳气闭欠聪，越三日，听力骤降，竟聋聩无闻，口苦口干而不欲饮。按风温犯肺，邪蒙清窍论治。吾予杨栗山升降散加通草、石菖蒲、葱白、黄芩、柴胡等进退数剂风温愈而两耳能闻其声。

另外，肺气虚亦可致耳聋者。如《素问·脏气法时论》："肺病者，喘咳逆气，肩背痛，汗出……虚则少气不能报息，耳聋嗌干。"张介宾谓："手太阴之络会于耳中，故气虚则聋。"临床每用保元汤或《幼幼集成》人参五味子汤（人参、白术、茯苓、五味子、麦冬、炙甘草、生姜、大枣）少佐补肾摄精之品治愈因肺气虚而致耳聋者不乏其例。

干祖望教授常用三拗汤等宣肺解表剂治耳咽管阻塞所致之耳聋多效。

甘肃省医学科学院裴正学教授，曾用耳聋汤治一 29 岁男性患者，因感冒发生右耳暴聋，用耳聋汤服 5 剂痊愈。耳聋汤方：灵磁石 60g、葛根 60g、骨碎补 30g、白芍 15g、石菖蒲 9g、山药 30g、川芎 15g、大黄 9g、大枣 15g、甘草 12g。水煎服，每日一剂。

南京中医药大学黄煌教授介绍其学生用葛根汤（葛根 60g、生麻黄 6g、桂枝 12g、赤芍 12g、生甘草 6g、制大黄 6g、干姜 6g、红枣 20g）治愈突发性耳聋，值得借鉴。

（3）耳聋治肝（胆）

《素问·脏气法时论》："肝病者，两胁下痛引少腹，令人善怒。虚则目无所见，耳无所闻，善恐，如人将捕之。"《素问·五脏生成》："徇蒙招尤，目冥耳聋，下实上虚，过在足少阳、厥阴，甚则入肝。"

《素问·热论篇》："少阳主胆，其脉循胁络于耳，故胸胁痛而耳聋。"《素问·厥论》："少阳之厥，则暴聋颊肿而热，胁痛。"

猝然耳聋，有因肾虚肝热，肝胆郁火勃发，阻塞清窍者。

如曾治王姓女，年近五旬，因暴怒而猝然耳聋，伴面热如醉，口苦胁胀，呃气频频，大便秘结。舌红苔黄厚，脉弦数。更年之躯，阴血亏竭，水不涵木，肝阳易动。暴怒伤肝，郁火勃发，清灵失聪，乃发猝聋。以百合地黄汤合羚角钩藤汤五剂而复听。

"少阳之上，相火主之"。当少阳枢机不利，相火郁于膈上，气火蒙闭清窍，必从诸窍而出，燔灼诸窍，而见口苦、咽干、目眩、耳聋者。

例如：刘某，男，45 岁。数月前感冒后听力减退，耳鸣如蝉，伴口苦咽干目眩，大便不爽，舌苔薄黄微腻，脉弦数。按少阳枢机不利，气火郁闭清窍论治。宜清胆疏郁，通窍达邪为法。予小柴胡汤加龙胆草、僵蚕、木通、灵磁石、山茱萸等进退，三剂知，又五剂而听力如初。

陈实功《外科正宗》聪耳芦荟丸是一首治疗肝胆有火，耳内蝉鸣，渐至重听，不闻声息者的良方，吾临证每用多有良效。方由芦荟、熟大黄、青黛、柴胡各五钱，龙胆草、当归、山栀、青皮、黄芩各一两，木香一钱，南星三钱，麝香五分（无麝香可用冰片 2 克代替）等组成。上药共为细末，神曲糊为丸，绿豆大，每服二十一丸，食后姜汤送下，日服三次渐效。

对于肝胆蕴热而夹湿者，龙胆泻肝丸加减化裁不啻是良好选择。

（4）耳聋治肾

《素问·阴阳应象大论》曰："肾主耳……在窍为耳。"《灵枢·脉度》："肾气通于耳，肾和则耳能闻五音矣。"《灵枢·决气》云："脱精者耳聋，脱气者目不明。"

肾藏精，肾的精气不能上注于耳，可致耳聋。由于肾开窍于耳，耳聋治肾乃医者常法也。临证耳聋治肾，虚证居多，实者间有之。在治法上，朱丹溪提倡宜泻南方之火，补北方之水，并认为：凡耳鸣耳聋，皆是阴虚火动，或虎潜丸，或滋阴大补丸皆好。李东垣滋肾丸（黄柏盐酒炒一两、知母酒浸一两、肉桂五分）加味治耳鸣耳聋临床效果也不错。然亦有少阴阳虚，阴霾害清而致耳聋者，四逆辈更为首选。

《温病条辨》："温病耳聋，病系少阴，与柴胡汤者必死，六、七日以后，宜复脉辈复其精"。注：瑭于温病六、七日以外，壮火少减，阴火内炽耳聋者，悉以复阴得效。

曾治一男患，年逾四旬，耳聋耳鸣久矣。细询病史，乃素好姣娥、滑泻不蛰、真元屡戕所致，伴见形容憔悴，倦怠乏力，头晕眼花，腰膂酸困，舌黯尖红、苔薄黄，脉细数无力。证属斫丧太过，肾精虚馁，经脉失养，机窍失聪。治宜填精补髓，益气养荣。予大补元煎加味：白人参10g、枸杞子15g、熟地24g、山药15g、杜仲15g、当归9g、山萸肉12g、炙甘草6g、龟甲胶15g、鹿角胶9g、西洋参12g、炒枣仁12g、芡实子24g、紫河车15g、鸡内金12g、陈皮6g、三七6g、石菖蒲12g、通草6g、神曲15g、黄连6g、肉桂3g、莲子心15g、百合24g。十剂，共为细末，炼蜜为丸，9g重，淡盐汤空腹送服，早晚各一次。并嘱严戒房事、静心涵养、乞臻微效。后访随着滑泄控制而耳聋逐渐复闻。

又一例肾精亏虚、兼肝经湿热之耳聋患者，经用耳聋左慈丸、龙胆泻肝丸、大黄䗪虫丸配合服用，月余而愈。

（5）耳聋治心

《素问·金匮真言论》云："南方赤色，入通于心，开窍于耳，藏精于心"。《黄帝内经太素》曰："又手太阳心之表，脉入于耳中，故心开窍在于耳也。"

赵以德论耳聋说："盖肾治内之阴，心治外之阳，合天地之道。精气无不变通，故清净精明之气上走空窍，耳受之而听斯聪矣。"

《伤寒论》76条："未持脉时，病人手叉自冒心。师因教试令咳，而不咳者，此必两耳聋无闻也。所以然者，以重发汗，虚故如此。"此言汗为心之液，重发汗，损心阳，而心阳不足，不能上充于耳，故耳聋无闻。仲景用桂枝甘草汤主之，以温通心阳，振奋心气，使手少阴阳气充养则耳窍复聪。临床证明，对于因过汗损伤心阳的耳聋，于桂枝甘草汤中加以补填肾精之品如山茱萸、磁石、细辛、鹿角霜、龟甲胶等则疗效更捷。

然，伤寒之耳聋又有虚实之分，虚则责于少阴阳虚精亏，实则责于太阳风寒邪蔽，临证辨治当细审。

暑热闭于心窍而耳聋者清心开窍为是。一人暑厥，神昏肢冷，经西医急救热退、肢温、神志稍清，然苔厚便闭，两耳无闻，吾予牛黄清心丸一粒，生菖蒲、鲜竹叶煎水送服，日二服，翌日而神清聋愈。

南京市中医院王湘认为，"心与耳有其生理攀系，其一为心主血脉以荣耳。其二为心气通于耳以司听。其三为心神系于耳以明意。"可谓深知其要者。

除上述五脏致聋之外尚有：

①热入血室致耳聋：吴瑭：妇女温病，经水适来，脉数耳聋，干呕烦渴，辛凉退热，兼清血分，甚至十数日不解，邪陷发痉者，竹叶玉女煎主之。（竹叶玉女煎方：生石膏六钱、干地黄四钱、麦冬四钱、知母二钱、牛膝二钱、竹叶三钱）（清·吴鞠通《温病条辨》）

②伤寒瘥后耳聋：伤寒身凉后，尚有耳鸣耳聋等症，乃余邪留于少阳故也。宜养阴药中加勾丁、池菊、通草、荷叶之类，以清解少阳之郁。邵评：耳聋一症，半属少阳，然其因不一，有虚实之不同。肾开窍于耳，肾虚精脱，则耳聋也。痰火上升，阻闭清窍，其耳亦聋。又温暑热病之耳聋，由于阴亏邪盛，不关少阳，禁用柴胡升提。种种各因，虚实不同，当分别施治。（《伤寒指掌》）

又丹溪曰：大病后耳聋，及阴虚火动而聋者，宜补阴降火，四物汤加黄柏主之。

③老年精竭"重听"：耳聋乃音声闭隔，一无所闻，也有不至无声，但听不真切，称为"重听"，多因下元衰弱，精气不足，以老年为多，宜常服河车大造丸。（秦伯未《中医临证备要》）

④鼓膜外伤、耵聍、脓耳等外源性因素亦可造成耳聋，因损可致瘀阻，应以王清任通窍活血汤治疗或可有效。

⑤长期服用对听神经有损害的药物：长期使用部分药物（如链霉素、庆大霉素、新霉素等）可导致内耳损伤，使内耳细胞萎缩变性，造成药物性耳聋，因为抗生素对肾脏及听神经有一定的毒副作用。另外有一些强力利尿剂如利尿酸钠，丁尿胺等，不仅能抑制肾小管的再吸收功能，同时也可影响内耳功能，而损害听神经，导致药物性耳聋。

⑥另外西医学认为，肾功能严重受损或衰竭病人，血中尿"毒"潴留，此类毒素对肾脏及听神经有着严重损害的，可直接造成耳聋。

耳聋除分先天性耳聋（遗传性）和后天性耳聋，另外尚有暴聋与渐聋之辨，暴聋现代医学称为突发性耳聋，又称突聋（俗称耳中风）。暴聋一般多见于肝阳暴张（高血压）、情志抑郁、急躁易怒、外感风邪。而渐聋则多见于肾精亏虚，少阴经脉失养。暴聋系骤然发作，而渐聋其来也缓。暴聋每见实证，渐聋虚证居多。张景岳曾说："耳聋其证有五：曰火闭、曰气闭、曰邪闭、曰窍闭、曰虚闭……凡此数者，有从外不能达者，其病在经；有从内不能通者，其病在脏。当各随其宜而治之，自无不愈者，然暴聋者多易治，久聋者最难为力也。"

秦伯未云："耳聋多由耳鸣而来，除气闭暴聋无耳鸣外，其他都是先耳鸣而后渐失听觉，因此前人虽分'风聋''湿聋''虚聋''劳聋''厥聋''猝聋'等，但临床上多从耳鸣治疗。"所以有些医家有"鸣为聋之始，聋为鸣之极"之说。总而言之，分清虚实、辨明阴阳气机之升降，则是耳聋治疗的眼目所在。

然而临床所见耳聋每多虚实夹杂，有心火上炎，客蒙清窍，肾水亏虚，经脉少濡，而心肾不交致耳聋者，如干祖望教授治一耳聋耳鸣患者，虚实相兼，实者心火亢，虚者肾水亏，治以泻离补坎，取导赤散合知柏地黄汤加减而愈。

有肝郁脾虚，气机怫郁，清阳不升，机窍蒙蔽致耳聋者，吾每用逍遥散合益气聪明汤加减而愈。

亦有肾水亏竭、水不涵木，肝阳暴张，清窍蔽塞致聋者，吾予羚角钩藤汤加减冲服紫雪丹而瘥。

更有因痰蒙清窍而致耳聋者，如谢兆丰治一许姓女，35岁。患耳聋、耳鸣3月余，一月前因烦劳突然加剧，发现听力更减，耳鸣益甚，伴头重脘痞、纳呆泛恶，按饮邪上扰清空，耳窍阻遏治。用仲景小半夏加茯苓汤伍石菖蒲15g、灵磁石20g、龙齿20g、苍术10g、黄芩6g、厚朴10g。先后加减共服15剂，听力恢复，耳鸣消失。

对于耳聋的治疗法则，除以上五脏常法治疗外，干祖望教授出于"邪自外入，七窍首当其冲，邪由内生，五脏苗窍受累，而上窍空清，滥用滋补，最易闭门留寇"的思考，还特别提出"空清之窍，以通为用"和"宁可失之于攻，不可误之于补"的观点，主张对窍闭之病用"冲击法，挥戈一击，通开窍闭，使邪气得去，正气得达，其病不治自已"的治则。可谓独得其道者。

张璐玉介绍一外治方，药物及用法：用磁石豆大一块，鲮鲤甲三片（烧灰存性），绵裹塞耳中，口衔生铁少许，觉耳中如风雨声即愈。对窍闭耳聋有效。

清太医用气闭耳聋方给光绪皇帝治气闭耳聋，用"甘草五分、甘遂五分、麝香一分。共研细末，入葱管内，塞耳中，有效"，可以一试。

孙思邈治耳聋久不效，用大蒜一瓣，中剜一孔，以巴豆一粒（去皮、筋），慢火炮极热，入蒜内，用新绵包定塞耳中，三次效。

耳聋左慈丸（《王旭高医书六种》）主治因肝肾阴亏，虚阳上亢引起耳聋、耳鸣。由大熟地八两、粉丹皮三两、白茯苓三两、泽泻三两、山萸肉四两、怀山药四两、煅磁石一两、软柴胡一两（一方去软柴胡加五味子一两），共为细末，炼白蜜为丸，每服三钱，淡盐汤送下。本方对神经性耳聋常服有效。

耳聋左慈丸（《重订广温热论》）主治因温热病之后肾虚精脱引起的耳聋、耳鸣。由熟地八两、山萸肉四两、怀山药四两、粉丹皮三两、白茯苓三两、泽泻三两、煅磁石二两、五味子五钱。共为细末，炼蜜为丸，每服三钱，淡盐汤送下。

裴正学教授常用生地12g、山萸6g、山药6g、丹皮6g、茯苓12g、泽泻9g、葛根12g、五味子3g，加磁石、柴胡治疗突然发作性耳聋，临床疗效明显。庚午春，兰州纺织系统一领导同志，患暴聋，裴老以上方合当归、白芍、桂枝、木香、木通、胆南星、麻黄、细辛、菖蒲等品进退10剂大效。（摘自《裴正学医学笔记》）

对于老年人，由于机能衰退，一旦出现耳聋，药物很难治愈。但是通过长时间食疗，如平时常服桑椹黑芝麻糊，避免高脂、高糖的摄入，多食富含铁、锌的食品如黑芝麻、黑木耳、虾皮、紫菜、动物肝脏、坚果、蘑菇、蛋类等，经常晒太阳补充钙质，每天坚持耳穴按摩、搓涌泉、鸣天鼓等。可以预防老年性耳聋，或有效地延缓老年性耳聋的进程，甚至使耳聋减轻。

2. 不寐笔谈

不寐是以经常不能获得正常睡眠为特征的一类病证。主要表现为睡眠时间深度不足，轻者入睡困难，或寐而不酣，时寐时醒，或醒后不能再寐，重则彻夜不寐。本人通过多年的临床总结，认为祖国传统医学对不寐理念独到，认识深刻，思路宽阔，疗效斐然。其主要体现在：

（1）营卫协调与有序的运行是睡眠的生理基础

关于卫气的运行，《灵枢·卫气行》说："卫气之行，一日一夜五十周于身，昼日行于阳二十五周，夜行于阴二十五周，周于五脏。"《灵枢·营卫生会》曰"如是无已，与天地同纪。"而卫气运行与睡眠的关系为"卫气昼日行于阳，夜半则行于阴，阴者主夜，夜者主卧"（《灵枢·口问》）。"气至阳而起，至阴而止"（《灵枢·营卫生会》）。以上是《黄帝内经》对卫气与睡眠内在联系的论述。依《黄帝内经》本义，白昼卫气行于阳则寤，入夜卫气行于阴则寐。而卫气行于阳，这个阳一指脉外，二指白天。卫气行于阴，这个阴一指五脏，二指夜间。但卫与营"夜半而大会""故五十度而复大会于手太阴矣"，显然卫气的运行决定了人的寤寐。这种昼夜寐寤规律其实质就是卫气的运行规律。

由营卫引起的不寐，结合临床分析，大致有营卫不足、营卫不谐、营卫运行不畅等三方面情况。

营卫不足：若卫气不足，运行迟缓，不能应时行于阴，则亦可影响睡眠规律。对于此类患者，如用黄芪建中汤、桂枝加附子汤、保元汤等均有良效。《灵枢·营卫生会》："老者之气血衰，其肌肉枯，气道涩，五藏之气相搏，其营气衰少而卫气内伐，故昼不精，夜不瞑。"老年人及久病虚弱之人，营卫虚衰，可致昼不精而夜不寐；营阴亏虚，精血不充，失于内守亦可导致不寐，仲景酸枣仁汤、黄连阿胶汤每有良效。

营与卫不相谐：营为阴，卫为阳，卫无营则独阳不长。虽曰营行脉中，卫行脉外，但是在正常运行中又具阴阳相随、内外贯通的关系。所以卫营相谐，相随而行，营卫协调与有序的运行才是睡眠的生理基础。当营与卫运行不相谐调时，调和营卫应当属于治疗不寐的重要手段之一。例如，邓铁涛教授以桂枝汤煎水浴足治失眠；张仲景以桂枝加龙骨牡蛎汤治疗失眠亦应属此义。

营与卫运行不畅：阻碍营卫之气运行的原因较多，应明辨病因，排除障碍，疏通络道，以利营卫之气运行。如安徽省立医院尚启东先生立足于卫气的运行，对湿郁肌表，阻滞卫气，使卫气失其昼行于阳、夜行于阴之常态而引起的不寐，选用香薷、木贼草、威灵仙、法半夏、羌独活、薏仁等化湿通卫之品，治愈了很多久治乏效的不寐证。

（2）阴阳之气自然而有规律的转化，决定人的寤寐

《灵枢·口问》说："阳气尽，阴气盛，则目瞑；阴气尽而阳气盛，则寤矣。"阴阳之气自然而有规律的转化特征是昼夜变换，阴阳消长，是阳出阴或阴纳阳。寤属阳，为阳气所主；寐属阴，为阴气所主。古代人类日出而作、日落而息的生活规律，正是顺应阴阳之气自然而有规律的转化的体现。日出阳气盛，阴出于阳，气行于阳经则醒寤；日落阳气潜藏，阳入于阴，气行于阴经则成寐。正如《灵枢·寒热病》所云"阳气盛则瞋目，阴气盛则瞑目。"

林珮琴说："阳气自动而之静，则寐；阴气自静而之动，则寤。"这说明人的正常睡眠，是阴阳之气自然而有规律的转化的结果。现代社会使人们告别了古人日出而作、日落而息的生活规律；虽然日月的运行未变，日落日出依旧，但夜生活的出现与工作时间的频频调整，打乱了人们固有生物钟的昼夜节律，彻底改变了人们阳寤阴寐的起居习惯。起居习惯改变的结果是导致阴阳之气运行失于常态，阳入于阴或阴出于阳的规律发生了变化。病理上出现阳亢不入于阴或阴虚无以纳阳的局面；在表现形式上症见失眠不寐或寤寐颠倒。正常情况成人睡眠每天应控制在 6、7 个小时左右，但是阴阳之气运行失常的人却很难达到。

对于这种不寐的治疗，首先要建立有序的生活规律，尽量使自身的生物钟节律与自然时间节律保持同步。在药物治疗上，我的办法是多选用交通心肾之剂，如交泰丸（黄连、肉桂）、磁珠丸（磁石、朱砂、神曲）于子、午时分进药或有疗效。另外吾邑庆松年老先生曾授静神丹，功效重镇安神、养血宁心，该方由金箔、猪心血、朱砂、远志、丹参等十余味中药组成，若再配以交泰丸，对顽固性不寐有显著作用。近年有学者提出赤脚站立于草地之上，两手托天，舌抵上腭，平心静气，以交天地阴阳之气，坚持时日每获良效。

（3）营血的流向与营血的盈亏是睡眠的重要因素

人动血运于诸经，人卧则血归于肝脏。肝血充足则神魂守舍，可以更好地保障睡眠质量；相反，良好的睡眠可以使肝血涵养，神静魂安。正常的睡眠能保证人体气血正常运行及脏腑功能协调。

白天阳气充盛，阳气行于表，血运于诸经，机能振奋，精力充沛，寤而不寐。夜间阳气潜藏，阴气主时，血归于肝，加之劳作一天，精力匮乏，机能减退，阳入于阴，当寐而不寤也。这里营血的流向又是寐寤的重要因素。《普济本事方》云："平人肝不受邪，故卧则魂归于肝，神静而得寐。"此论充分说明人卧血归于肝，肝血充养则魂归神静而得寐。若血运诸经或肝血不足，则魂不归舍而不寐。临床上对经行量多，失血过多等贫血、血虚之人，血少不能濡肝，肝失所藏，阴不涵阳，神魂不养而致不寐者，此类病人多以酸枣仁汤为主要选方。

仲景在《金匮要略·血痹虚劳病脉证并治》中谓："虚劳虚烦不得眠，酸枣仁汤主之"。文中突出了一个"虚"字，全文屈屈十三字，两处提到"虚"，足见本条强调了"虚劳"这个病因。而"虚烦"乃肝血不足，虚热内扰，热而不实，为本条的眼目所在。"不得眠"则是主要症状。生理上，人卧血归于肝，魂亦藏于肝，阴涵阳纳，寤寐和谐。所以，本证虚劳虚烦不得眠应以养血益肝，滋阴除烦，涵阴纳阳为治则，仲景选用酸枣仁汤来治疗。方中酸枣仁味酸，入肝而补肝虚（云：夫肝之病，补用酸，助用焦苦，益用甘味之药调之）、养阴血、摄肝魂、安心神为君；茯苓宁神，知母除烦；甘草缓肝，与枣仁相配酸甘化阴而养血和营、益气补虚。对于血虚不寐者，临床加味使用效若桴鼓。方中尤妙在川芎一味，现代药理研究显示，川芎上能通过血脑屏障，下能通过血睾屏障，若在治疗不寐的处方中加入一味川芎可明显改善睡眠。这与《本草汇言》中"川芎上行头目，下调经水，中开郁结，血中气药……非第治血有功，而治气亦神验也"之论不谋而合。

老年人多见寐少。老人夜不瞑，其实质还是肝血虚。年高营卫气衰，精血耗竭，肝魂不摄而心神不静，故白天无精打采，晚上欲睡无眠。仍以酸枣仁汤合黄连阿胶鸡子黄汤化裁多能获效。对于老年之人阴精亏竭，水亏火旺、心肾不交不寐者黄连阿胶汤最为适合。《伤寒论》云："少阴病，得之二、三日以上，心中烦，不得卧，黄连阿胶汤主之。"条文中揭示心肾阴虚，邪从热化，水亏火旺、心肾不交为病机所在，黄连阿胶汤能育阴潜阳，泻南补北，使心肾交合，水升火降。更适合老年人之不寐。

（4）胃不和则卧不安

《素问·逆调论》："阳明者，胃脉也。胃者，六腑之海，其气亦下行。阳明逆，不得从其道，故不得卧也。《下经》曰：胃不和则卧不安，此之谓也。"这里"胃不和"概括了脾胃功能失常所出现的一切病证，如胃脘饱胀、痞满不舒。由于胃脘部的饱胀痞满，导致阳明经气上逆，阳明逆，不得从其道，故不得卧也。

从卫气的运行可以看出，卫气由阳入阴的最后经脉是手阳明大肠经和足阳明胃经，而由阴出阳的最后经脉是足太阴脾经，这就更能说明脾、胃、大肠是卫气由阳入阴和由阴出阳的关键脏腑。所以现代有学者认为胃肠是人的第二大脑，睡眠是大脑的一项功能，是符合《黄帝内经》精神的。如果胃肠功能不好，就可以影响大脑功能的正常行使，如记忆减退，睡眠不佳，诱发大脑功能早衰等。另外，导致胃脘饱胀、痞满不舒的主要原因还是胃气虚弱、食饮积滞、寒热中阻、阴阳不交。对于此类不寐，《灵枢·邪客》曰："补其不足，泻其有余，调其虚实，以通其道而去其邪，饮以半夏汤一剂，阴阳已通，其卧立至。"《黄帝内经》以半夏秫米汤为主要治方，但临床实践证明仲景半夏泻心汤亦不失为最有效的治疗方剂，若把其中半夏改为清半夏并加大剂量，效不复杯。

曾治一长期失眠男性患者，45岁，患不寐近一年，素心下痞硬，脘腹胀满，嗳气干呕，大便干稀不调。胃镜检查：慢性萎缩性胃炎。B超：胆囊炎。舌淡红，苔黄白相间，脉滑数。证属胃虚食滞、胆胃失和、阴阳不交、阳明气逆之象。予《黄帝内经》半夏秫米汤加味，药用：清半夏30g、秫米60g、黄连6g、鸡内金12g、荷叶9g。三剂，水煎频服，并嘱当天禁食晚饭。

头剂药尽寐立至，三剂熟睡可达旦。按：本方半夏、秫米调和阴阳为主，半夏味辛，直驱少阴厥逆之气，使其上通于阳明；秫米甘寒，能泄阳补阴，致使阴阳调和；半夏伍黄连，辛开苦降，斡旋中土，寓阴阳交泰之势；鸡内金清胃消积，以降阳明之逆；荷叶清香，醒脾悦胃，升发胆中清阳。考秫米《本草从新》谓："即黄米……甘微寒……阳盛阴虚，夜不得眠……粱米、粟米之粘者为秫。"临床上，我每以陕北小米或东北高粱米代秫米疗效亦不错。吴鞠通有"半夏一两降逆，二两安眠"之论，所以，方中半夏的用量很重要，笔者经验，若半夏的用量超过30g，可先煎20分钟以减小毒性，安眠作用尤显著。

（5）跷脉司目之开阖而主寤寐

阳跷脉从足外踝上行，阴跷脉从足内踝上行，两跷脉均上会于目，以阴阳相交，阳入于阴，阴出于阳，交于目锐眦。"气并相还之则为濡目，气不营则目不合。"《灵枢·大惑论》："卫气不得入于阴，常留于阳。留于阳则阳气满，阳气满则阳跷胜，不得入于阴则阴气虚，故目不瞑矣。"

以上论述了跷脉主寤寐，司目之开合的生理与病理。所以燮理阴阳二跷，使之功能协调，是治疗不寐的主要方法之一。

余曾治疗一久不寐者，45岁，女性。病失眠逾五年，百药不效，以至久服镇静西药致肝功能有轻度损害。原棉纺厂挡车工，每日来回走动，约达十余里。来诊时见其下肢肿胀至足，踝以下冰凉，行走迟缓。自述五年来睡眠一直不好，起初还可睡4~5个小时，以后愈加不行，甚则彻夜无眠，伴哈欠频频，每欠必涕泪俱出，心悸烦渴，腰困溲少，经水不利，舌质红，脉细数。初按仲景少阴阴虚，水热互结投以猪苓汤加味，但药尽而不寐依旧。窃思《伤寒论》有"少阴病，下利六七日，咳而呕渴，心烦不得眠者，猪苓汤主之。"此证不寐烦渴，腰困溲少，下肢浮肿，舌红脉细数，均符合猪苓汤证病机，何乃不效？偶然间忆起《黄帝内经》《奇经八脉考》有关跷脉运行及功能的论述。既然阳跷脉起于足外踝，阴跷脉始于足内踝，而该患者原系棉纺厂挡车工，每日频繁走动，多有劳伤，况且其下肢肿胀至足，踝以下冰凉，行走迟缓。两跷脉劳损，经气受阻已为明征。但虑其哈欠频频，又肾主欠，数欠伸乃阴阳相引之象。则以补肾濡养跷脉，调气疏通奇经为治疗大法。予肾气丸合柴胡加龙骨牡蛎汤增损，药用：熟地24g、山茱萸15g、山药15g、茯苓9g、桂枝9g、柴胡9g、黄芩9g、清半夏30g、生龙齿15g、大黄9g、泽兰12g、磁石30g（先煎）。五剂，水煎服。另将服后所剩药滓重煎过滤，浸泡双足及踝部。并加服大黄䗪虫丸，一次一丸，一日两次。二诊：患者云药服至第三剂时，大便呈稀水样泻下数次，小便随之增多，当晚已能睡3个多小时。五剂尽下肢肿微消，皮肤亦稍温，可熟睡5个多小时。既效，上方加鹿角霜9g、百合24g继服五剂。三诊：肿消足温经水至，寐佳烦除哈欠止。嘱以金匮肾气丸、大黄䗪虫丸、小柴胡汤丸，按早、午、晚分服。后访纳寐俱佳。按：本例先以阴虚而水热互结论治，显然未尽疾病本质，故而无效。究其原因，忽视了跷脉司卫气而主寤寐及目之开合的作用。"治病必求其本"，该患者两跷脉病，病在劳伤与跷脉经气不利。烦劳伤肾，累及跷脉，继而踝肿而跷脉经络滞塞，使阴阳跷脉不得交于目锐眦，直接影响了目之开阖及寤寐。所以治疗上通过补肾益跷、活血化瘀、疏通跷脉、燮理阴阳，而达到肾固奇脉健，气行络道通，阴阳出入有序，寤寐交替规律之目的。另外卫气行于阳为阳跷所主而目睁，行阴为阴跷所主而目闭。而少阳为三阳之枢，枢机的作用与目之开阖关系至密，这亦是本例用柴胡剂的依据。肾主欠，又主五液，每欠必涕泪俱出者，阴阳气相引故数欠，肾不摄津则涕泪俱出。用《金匮》肾气丸"阴中求阳、补肾益跷"。大黄䗪虫丸，见于仲景《金匮要略·血痹虚劳》篇中，以其能"祛瘀生新、缓中补虚"；另外，仲景又有"血不利则为水"之训，故用大黄䗪虫丸以疏通跷脉之滞，活血以利行水。诸药所至，无不披靡，丝丝入扣，竟释顽疾。

（6）热邪是睡眠的干扰因素

《尚书·洪范》："火曰炎上"。火、热同性，火为热之极，热为火之渐。六淫之中，火热对睡眠危害最甚。

1）热邪在经

①热扰胸膈：无形邪热郁扰胸膈，证见"虚烦不得眠，反复颠倒，心中懊憹。"仲景主以栀子豉汤。张锡驹云："栀子性寒，导心中之烦热以下行，豆豉黯熟而轻浮，引水液之上升也。阴阳和而水火济，烦自解矣。"因外邪导致热扰胸膈虚烦不寐者，此方投之可使烦热除而眠自安。

②热在上焦：笔者临床每遇斯证，对若无外感者常以仲景泻心汤（黄连、黄芩、大黄）用沸水渍服多获良效。本方的使用贵在"沸水渍服"，因为渍服可取其气而弃其味，三黄之味轻，清上焦无形之热非渍之而不可得。倘若煎煮三黄，则弃其气而留其味，其过病所而直达中下焦，非但无功恐殊伐无过，此乃仲师服法之妙。另外加味栀子豉汤、黄连上清丸、凉膈散均可选用。

2）热邪在腑

①瘀热下焦（膀胱）：瘀热搏结下焦血府，神明受扰，轻则不寐，重则如狂。曾治一女患，年届四旬，不寐三月。伴面色黧黑，便干经闭，心烦焦虑，狂躁不安，甚则彻夜无眠。舌黯红、苔黄厚，脉沉涩。证属瘀热搏结，神明受扰。治宜通腑泄热，逐瘀安神。予桃仁承气汤加味，三剂尽而便通经水至，夜能交睫，六剂烦除而熟睡通宵。

②热结水腑：少阴病水热互结，证见心烦不得眠者，猪苓汤主之。《伤寒论》333条云："少阴病，下利六七日，咳而呕渴，心烦不得眠者，猪苓汤主之。"对于少阴阴虚，虚热上扰而心烦不得眠者宜之。本方重在下焦蓄热，阿胶养血育阴，滑石清热利尿，猪苓渗泄而疏浊热，茯苓宁心以安神志。

③热积阳明之腑：《素问·太阴阳明论篇》曰："故犯贼风虚邪者，阳受之……阳受之则入六府……入六府则身热不时卧"，这里的"不时卧"就是应睡眠而不能睡眠之意。贼风虚邪由阳经内传六府，与内在糟粕相结合故身热而不得眠。对此类不寐，仲景诸承气汤尤为效验，腑通热退，睡眠转佳。

"承气者，承胃气也""夫诸病皆因于气，秽物之不去，由于气之不顺，故攻积之剂必用行气之药以主之，亢则害，承乃制，此承气之所由，又病去而元气不伤，此承气之义也。"在仲景三承气汤中，诸多条文都提到了"烦躁""谵语""心中懊憹而烦"等神志表现，这是无形邪热与有形燥屎结于阳明之腑的结果。有人提出胃肠是人的第二大脑，既然邪热与燥屎结于胃肠，难免会影响大脑功能，可以想象"烦躁""谵语""心中懊憹而烦"的患者睡眠肯定不好。所以仲景以承气汤通腑泻浊，使病邪一泻了之，减轻了大脑的压力，脑府清而睡眠立至。

（7）气机逆乱严重影响睡眠规律与质量

七情皆可影响人体气机运行，《素问·举痛论篇》曰："余知百病生于气也，怒则气上，喜则气缓，悲则气消，恐则气下，寒则气收，炅则气泄，惊则气乱，劳则气耗，思则气结。"《灵枢·邪客》所云："今厥气客于五脏六腑，则卫气独卫其外，行于阳不得入于阴，行于阳则阳气盛，阳气盛则阳跷陷，不得入于阴，阴虚，故目不瞑。"由于逆气邪客，扰乱了人体正常气机的运行，从而影响了阴阳、营卫、跷脉运行等常态，故目不瞑。气机逆乱影响营卫的正常运行近些年来越发突出，由于生活、工作节奏的加快，致使失眠症、焦虑症、抑郁症的发病率呈上升趋势。资料显示，当前不少（约半数）失眠症是由精神心理因素造成的，快节奏的生活使人心情亢奋，身体想休息，脑子却静不下来，很难成寐。长期夜班、加班或无规律的生活，扰乱生物钟亦可导致失眠。长期失眠使患者产生一种恐惧心理，对于这类不寐，药物作用甚微，患者要调整心态，理性面对，并通过体力劳动、体育锻炼、唱歌、音乐欣赏、旅游等积极的动态方式进行调理。药物可辨证试用柴胡加龙骨牡蛎汤、百合地黄汤、甘麦大枣汤、柴胡桂枝汤、黄连温胆汤等或可获效。

3. 类比与中医实践

类比是一种通过此类事物以逻辑思维的方式去认识彼类事物的认识方法。通俗一点讲，就是根据两种事物在某些特征上的相似，做出它们在其他特征上也可能相似的结论。其属于中医形象思维模式范畴。

(1) 古代哲学思想是类比的理论渊源

阴阳五行是中国古代哲学思想的基础，长期以来，自然界阴阳变化和木、火、土、金、水等五种物质的生克乘侮有规律的演绎，对人类产生巨大影响，人类自觉不自觉地对其进行简朴地观察和探索，从而得出具有实用价值的成果。

阴阳的昼夜交替，使人观察到事物的昼夜变化与人体的寤寐关系，从而进行理性的类比，进一步运用到中医临床。范文甫曾治黄某不寐，百药不效，范只以百合30g、紫苏叶9g，三剂而安。有问其理，范曰："吾尝种百合花，见其朝开暮合。又种紫苏，见其叶朝仰暮垂，取其意而用之。"范文虎先生从花草的昼夜活动规律，使之联想到此二药配合，则可治疗不寐之证。

五行（木、火、土、金、水）是自然界的五种物质，它客观存在了亿万年之久，但有文字记载则始见于《尚书·洪范》，书中对"木、火、土、金、水"五种物质的特征、性质做了简略叙述。从木、火、土、金、水的生克乘侮演绎，联系脏腑配属，进而类比，揭示了脏腑的生理病理与相互间联系，突出了五行对脏腑的说理与临床运用。如自然界的风可以把地面上的水渍吹干，由此而联想到"风能胜湿"，那么在中医临床上对脾虚水泄一病就可以用防风、羌活、葛根等风药以鼓荡脾阳而燥湿止泻；同理，自然界火烧尽之后，可以产生大量的灰烬（土），所以人们就可以联想到火能生土，通过取类比象，就模拟用补火生土的方法去治疗由命门火衰而引起的泄泻病，如用补骨脂、附片、杜仲之属以补命门火的药物健脾培土而止泻；水能生木，肝阴不足当用女贞子、旱莲草、黑芝麻之类以子虚补其母而滋水涵木；余此类推。由于五行间的生克生理及乘侮病理规律，随之相继出现"亢则害、承乃制"的亢制理论。这种相生相克的动态形式，保障了自然界五种元素（五行）的相互协调、无穷变化和有规律地动态发展。这无不是类比思维对中医的巨大贡献。

(2) 类比是一种逻辑思维方法

类比是一种逻辑思维方法，但它有一定的局限性。它来源于感性的观察，通过分析比较，最后上升成为理性的东西。它不需要严格的科学试验，只需朴素的逻辑推理，便可运用于生活、养生、防病治病。例如核桃外观有沟有回，形似人的大脑，所以多食核桃可以补肾健脑。有对花粉过敏者，在的对方药中可掺入蜂蜜，以寓蜜蜂采花粉能酿蜜，有拮抗花粉过敏之意。据《奇症汇》载：一妇项下忽生一肿块，渐缘至奶上肿起莫知何病。偶用刀刺破，出清水一碗，日久不合。有道人见之曰："此蚁漏耳，因用饭误食蚁故耳。"询之果然。道人云："此易治，但用穿山甲数片，烧存性为末，敷遂愈，盖穿山甲，蚁之所畏也。"此示人穿山甲为蚁的天敌，故山甲能愈因蚁而所为病者。

以上所例，只限人们对生活的朴素观察，并没有进行严密的科学实验。逻辑思维是其类比的唯一桥梁。

（3）类比是一种创新思维

类比是一种创新思维，这种创新思维源于人们丰富的联想。而联想是创造性思维的主要形式。在中医药的各个方面都可以找出类比的例子，治法上的类比，《丹溪翁传》有这样一段记载："肺为上焦，而膀胱为下焦，上焦闭则下焦塞，譬如滴水之器，必上窍通而后窍之水出焉。此亦提壶揭盖之法也。"这是治疗小便不利的下病上取之类比。还有上病下取者，如上焦热盛，眩晕不寐，口舌生疮，狂躁不宁，以下泄邪热的方法为治，此法类比为"釜底抽薪"。无疑这些类比联想是成功的。

（4）类比是特定时代的产物，本质上带有一定的局限性和主观臆断性

在科学不发达的特定时代，类比通过逻辑思维与感性经验自觉不自觉地融合在中医理论体系当中，虽然在某些方面起到了积极作用，但其本质上仍带有一定的局限性和主观臆断性。据《奇经八脉》载："鹿运尾闾，能通督脉；龟纳鼻息，能通任脉，故二物皆长寿。"所以养生者多用龟鹿为基，或药饵或食疗，或仿鹿龟之形技以导引吐纳之术而寻求长寿。再如鳖头加升麻治疗脱肛，意为鳖头伸缩自如，再加升麻的提升，可使脱垂的直肠收缩而复位。另外如牛鼻子疗子宫脱出，亦属此义。还有猪脊髓配鹿角治疗髓病，可改善症状，缓解病情。李时珍认为：鹿乃仙兽，纯阳多寿，能通督脉，又食灵草，故其角肉食之有益无损。猪乃水畜，浊阴之物，其性平甘寒，以髓滋阴，以脏补脏，壮肾水，生肾精，添精髓，以鹿角相配，一阴一阳，相得益彰。这几例属于脏器疗法，血肉有情，以精补精，验之临床确有一定作用。所以说，类比的正确与否，取决于临床实践，而决不是主观臆断。

另如对动物药的使用，有人以蝉蜕疗失音（声哑）用全体，其意为用全体者，蝉善鸣，故全身入药取其扬声发音也，可使失音者声能响亮。而在治疗小儿夜啼时则用后半部，故去其头（则无口也）乃以息其鸣也。其实蝉之发音，以高频率的振翅而产生声鸣，并非口腔发音也。《志异续编》载叶天

士儿媳临盆后交骨不合，投药不效，恰天士足踩一物，拾起观之乃蛎壳也，即令煎汤，服之乃愈。取其蛎壳之形皆两片相合，性本喜合不喜开，用治交骨不合实取其意也。像这种类比全凭主观臆断，到底有无效验尚需进一步考证。

通过对两个或几个研究对象对比，找出它们某些属性的相同或相似，推论它们的其他属性也可能相同或相似的结论，这就是取类比象的实质。历史上类比对中医药学的发展发挥过积极作用，有些通过类比手法启迪了人的思维，成就了中医学术领域的飞跃；有些通过类比开拓了人的视野，创立了医学里程碑式的跨越。类比促进了医学的前进，反过来医学实践又在检验着类比的正确性。实践是检验真理的唯一标准，事实证明，符合逻辑的并经临床反复实践而被肯定的类比，就是医学真理，就是对类比的充分肯定。否则，若只具备臆想推测，但被临床反复实践而否定了的类比则要考虑其正确性了。

然而社会在进步，医学在发展。"医者意也"的思维终被科学的现代中医模式所替代，意念、隐喻、顿悟、类比等已不再完全适合中医学发展的现代步伐。坚持中医药学的科学发展观，让具有中华民族特色的中医药学更加规范、更具有现代气息。

4. 肝病治肺发微

《金匮要略·脏腑经络先后病脉证》篇云："酸入肝，焦苦入心，甘入脾。脾能伤肾，肾气微弱，则水不行；水不行，则心火气盛；心火气盛，则伤肺；肺被伤，则金气不行；金气不行，则肝气盛。故实脾，则肝自愈。此治肝补脾之要妙也。"这就是著名的"十七句"，历代医家对此颇有争议。但是，对于"十七句"之争，不论怎么讲，"十七句"有其积极的实用价值。首先它注重五行承制观点；其次强调隔治理论。

五行承制，正如《素问·六微旨大论》所云："亢则害，承乃制，制则生化"。只有生、克这一生理机制的存在，方可防止乘、侮病理变化的发生。五脏（行）之中，肝与肺即木与金的关系，在生、克、乘、侮动态形式中属金克木的格局，有了金克木的制约关系，肝木不亢，亦不侮金，肝肺协调，和谐相安。

肝病治肺系隔三治法。肝属乙木，为阴中之阳，以息息条达行其用。肺乃辛金，为阳中之阴，以清清肃降为其事。承制为其二者维持五行动态平衡的重要形式。近些年肝病频发，见证各异，临证对某些顽固之疾，往往每苦无良法，发难之余，重谙经旨，从肺论治，常获佳效。

（1）黄疸——宣肺调肝法

慢性肝炎湿毒阻滞，肺气䐜郁，津布失常，湿酿成毒，肝失条达，黄疸不退。

张某，男，52岁，某事业单位职工。1986年7月初诊。

曾因单项黄疸指数异常增高而转治于兰州、上海等地，虽有下降，但幅度不大。刻诊：巩膜黄染，溺黄，素头重如裹，胸闷多痰，脘痞不欲饮冷，情绪低落，时作太息，肝功能诸项均正常，唯黄疸指数32单位（正常值7以下），肝、胆、脾、胰B超多次检查均正常。舌淡略黯，苔白腻，脉寸滑尺沉缓。治宜宣肺调肝法，宣肺开痹，利水泄湿，疏郁调肝，清瘀除黄。拟上焦宣痹汤合柴胡桂枝干姜汤：

药用：枇杷叶9g、郁金9g、射干9g、淡豆豉9g、通草6g、柴胡12g、黄芩9g、桂枝6g、干姜6g、桑白皮9g、水蛭3g（冲服）、白芥子3g。七剂，水煎服。

二诊：药后胸闷多痰明显减轻，小便量多且色如茶水，拟上方继服七剂，以观消息。

三诊：自觉周身较前清爽，头重消失，纳谷知味，心情亦随之好转。服药甫及半月，患者因症状减轻而自作主张去化验肝功能，结果：黄疸指数30单位，较前下降了2个单位。见此结果，患者有了信心。此后用上方加减进退又服四十余剂，并加服自拟硝石矾石散（火硝30g、枯矾30g、白人参60g、水蛭30g、鸡内金30g。共末，每服1~2g，一日二次，服药后嚼核桃肉5枚）。时达两月，肝功能化验黄疸指数（5单位）降至正常。

按：黄疸多以湿邪为患，而本例先前多用健脾除湿利小便之法退黄，但越利气机愈趋下，结果使水之上源——肺发生气机痹阻，导致宣肃失常、治节不行，所以湿不去而黄不退，并伴头重如裹，胸闷多痰。此乃斯证主要病机所在。故采用宣肺调肝法以宣肺开痹，利水泄湿，疏郁调肝，清瘀除黄。方用吴鞠通上焦宣痹汤合仲师柴胡桂枝干姜汤加减治之。考上焦宣痹汤出自《温病条辨·卷一·上焦篇》第46条："太阴湿温，气分痹郁而哕者，宣痹汤主之。"本例虽未哕，但上焦肺气䐜郁，气机痹阻，导致宣肃失常、治节不行为明征。宣痹汤轻宣肺郁，肺宣则上源得通，治节得行，水湿因下而黄患自除。合柴胡桂枝干姜汤者，和解少阳，温化水饮。加水蛭活血化瘀（治黄先治瘀，瘀去黄自退）。白芥子豁痰利气，能驱胁下及皮里膜外之痰，非此不达，"发汗，主胸膈痰冷上气，面目黄赤。"（《别录》语）。桑白皮泻肺气，有利水消肿之效，其可以代梓皮入黄疸方而去黄消疸。伍柴胡桂枝干姜汤者，本证病位在肝（胆），所以用柴胡、黄芩清肝利胆，和解少阳，启动枢机；桂枝、干姜温化水湿，培健太阴，实脾御侮。诸药共济，功在宣肺开痹，利水泄湿，疏郁调肝，清瘀除黄。至于二诊中佐入自制硝石矾石散者，方源于仲景，原为黄家肾虚有瘀之剂，后经本人多年临床改制而成，运用于多种黄疸的治疗，屡有效验。

（2）胁痛——清金制木法

肝阴不足，肺热炽盛，肺火灼肝，瘀热不泄，络脉少濡，胁肋灼痛。

齐某，女，43岁，护士。2009年9月初诊。

患乙型肝炎十余年，胁肋灼痛两个月，服诸药不效。素易怒，嗜辛辣，口干苦，目赤涩，烦热夜甚，干咳气逆，潮热盗汗，小便短赤。舌质红，苔少，脉弦细数。证属肺火灼肝，瘀热不泄。治宜清金制木，泻肺凉肝。方予泻白散合化肝煎加味：

药用：桑白皮24g、地骨皮24g、丹皮12g、焦栀子6g、泽泻9g、白芍12g、贝母9g、青黛6g（包煎）、水牛角20g（先煎）。三剂，水煎服。

二诊：药后胁肋灼热减轻，烦热亦好转。拟上方加味继进：

药用：桑白皮24g、地骨皮24g、丹皮12g、焦栀子6g、百合24g、知母9g、白芍12g、青黛6g（包煎）、水牛角20g（先煎）、贝母9g、泽泻9g。三剂，水煎服。

三诊：诸症明显好转，胁肋痛已见微，脉弦较前平缓，病已渐趋佳境，然肝宜柔，肺宜肃，此非濡润而将军不能敷和，无辛寒恐辛金复为坚成；善后之计为大补肾水，"甘守津还"，肝肺悉惠而无相害也。故易弦更张，以百合地黄汤合桑麻丸加味：

药用：百合24g、生地15g、桑叶30g、黑芝麻30g、桂枝4.5g、枸杞子15g、旋覆花9g、茜草15g、葱白三寸、生石膏24g（先煎）、荷叶9g、甘草9g。三剂，水煎服。

四诊：胁肋再未作痛，溲利气降咳平，烦热除，盗汗止，嘱以三诊方为基础，先后增损更进十余剂以善其后。经肝功能化验检查除HBsAg（＋）、HbeAg（＋）外，再未见其他阳性体征。

按：本例患乙肝十余年，胁肋灼痛两个月，据临床见症分析，实属肝阴不足，肺热炽盛，肺火灼肝，瘀热不泄，络脉少濡，胁肋灼痛之证。治宜清金制木，泻肺凉肝为法。清金泻肺选方泻白散，制木凉肝选方化肝煎。考泻白散出自钱仲阳《小儿药证直诀》，功能泻肺清热，止咳平喘。由地骨皮、桑白皮、炙甘草、粳米等组成。方中桑白皮甘寒泻肺中之热，通降司清肃之令，以正本清源，导热出溲。地骨皮甘寒，上能清肺、入肺泻火，下能清肾、入肾凉血，"主表里浮游之邪"（李东垣语）。化肝煎由明·张景岳所制，由青皮、陈皮、丹皮、栀子、泽泻、白芍、贝母等组成。主治怒气伤肝，或肝郁化热，气逆动火，致烦热胁痛，痛势急迫、心烦易怒、口干口苦、动血等证。方中丹皮、栀子清肝泻热以制木；白芍养血柔肝而缓急止痛；贝母化痰止咳以清肺热，事清金泻肺之能；泽泻导热行水以泻肾浊，又寓金实泻子之义。加青黛泻肝经实火，散厥阴火郁。伍水牛角者以其功同羚羊，惟力稍逊，咸寒而清乎肺肝，平肝息风，清热解毒。当病势大瘥，机转佳境之时，立即顾其体而坚其根——柔肝、肃肺、补肾水。故以百合地黄汤合桑麻丸加味收功。

（3）肝咳——降肺升肝法

肺气腆郁，升降无序，肺不清肃，肝失条达，咳则两胁痛，转则两胠满。

单某，男，34 岁，营业员。1998 年 3 月门诊。

春温有日，恶寒已罢，身热未尽，口苦咽干，久咳不已，咳则两胁痛，转则两胠满，舌淡红、苔薄黄，脉弦数。前医初投麻杏石甘汤，继进桑菊饮，非但身热不降，咳嗽如故，复添胁痛胠满之症。窃以为身热未尽，口苦咽干属邪郁甲木（少阳胆）也，而两胁乃乙木（厥阴肝）之分野，肝胆互为表里。《素问·咳论篇》云："五藏六府皆令人咳，非独肺也……肝咳之状，咳则两胁下痛，甚则不可以转，转则两胠下满。"根据经旨应属肝咳。此乃春温之邪首先犯肺，肺气失于宣发，腆郁不解，导致气机升降无序，肺不清肃，肝失条达，咳则两胁痛，转则两胠满。治宜肃金达木、降肺升肝为法。方用小柴胡汤合升降散：

药用：柴胡 9g、黄芩 9g、川贝母 6g、知母 9g、天花粉 12g、僵蚕 9g、蝉衣 6g、片姜黄 4.5g、大黄 6g（后下）、白蜂蜜一汤匙（烊化）。三剂，水煎服。

二诊：药服两剂，便稀热退，咳嗽即少。三剂尽，胠满大瘥，胁痛稍减。既效，上方予作调整，考虑热退咳少，胠满大瘥，胁痛则为主要矛盾，拟以小柴胡汤合推气散为是：

药用：柴胡 9g、黄芩 9g、川贝母 6g、知母 9g、天花粉 12g、枳壳 6g、桂心 6g、片姜黄 6g、炙甘草 3g、桑白皮 12g、白蜂蜜一汤匙（烊化）。三剂，水煎服。

三诊：咳愈，胁痛已瘥十之五六，上方加全蝎更进三剂。

随访痊愈。

按：本例肝咳，源于春温，肺气腆郁，升降无序，肺不清肃，肝失条达，导致发热而咳，口苦咽干，胁痛胠满。用肃金达木、降肺升肝之法治疗。先宗杨璿《伤寒瘟疫条辨》卷三咳嗽条下："邪在半表半里而咳嗽者，小柴胡汤加贝母、知母、天花粉。"患者口苦、咽干、胁痛乃邪在半表半里之明征，故用杨氏法以小柴胡汤加味为主；又缘病始于春温，发热而咳，配以升降散（由僵蚕、蝉蜕、片姜黄、大黄组成，杨谓温病亦杂气中之一也，表里三焦大热，其证治不可名状者，此方主之），则降阴中之浊阴赖其降（肃）肺，升阳中之清阳藉以升（达）肝，如斯则热去咳减胠满蹇。二诊仍以杨氏以小柴胡汤加味伍《重订严氏济生方》推气散（由枳壳、桂心、片姜黄各半两、炙甘草一钱半等品组成，功能理气散满，活血止痛。主治气滞血瘀，两胁胀痛，不思饮食等）为法专注胁痛，使胁痛已蹇十之五六。三诊谨步二诊之尘而加入全蝎，叶天士曾说："久则邪已混处其间，草木不能见效，当以虫蚁疏泄。"故以全蝎血肉有情之品，搜剔络道沉疴，解除胁肋疼痛。方中使用桑白皮、白蜂蜜者，桑白皮配柴胡一降一升，升降相因，降肺升肝；白蜂蜜色白入肺，甘能缓急，有润肺通便，使肺气肃降之能。治疗全程始终恪守肃肺达肝的原则，故效如桴鼓。

讨论：《医宗金鉴》在论述"十七句"时谓："上工不但知肝实必传脾虚之病，而且知肝虚不传脾，虚反受肺邪之病，故治肝虚脾虚之病，则用酸入肝，以补已病之肝；用焦苦入心，以助不病之心；用甘入脾，以益不实之脾。使火生土，使土制水，水弱则火旺，火旺则制金，金被制则木不受邪，而肝病自愈矣。此亢则害，承乃制，制则化生，化生不病之理，隔二隔三之治。故曰此治肝补脾之要妙也。"

何谓隔治法？隔治法是根据五行学说中五种物质属性而产生的"相生（母子）""我克（己所胜）""克我（己所不胜）"等相应的治疗方法。也是五行学说在治法上的具体应用，临床上一般分为"隔一"治法、"隔二"治法、"隔三"治法等三种治法。

①"隔一"治法：是针对与本脏有"相生（母子）"关系的脏腑进行治疗，从而达到治疗本脏的方法。此法多在相邻母子脏腑之间，或实则泻其子，虚则补其母。

②"隔二"治法：是针对与本脏有"我克（己所胜）"关系的脏腑进行治疗，从而达到治疗本脏的方法。此多用于两两相克之脏腑间，当本脏实时，即可对己所胜之脏产生相克太过的相乘（乘虚侵袭）局面；当本脏虚时，己所胜之脏反过来凌侮其所不胜之脏。治疗除了对本脏的虚实进行调整外，另外还要分两种情况处理，即对己所胜之脏产生相克太过的相乘者，宜"补其不足"；对己所胜之脏反过来凌侮其所不胜之脏者，宜"泻其有余"。

③"隔三"治法：是针对与本脏有"克我（己所不胜）"关系的脏腑进行治疗，从而达到治疗本脏的方法。当本脏虚时，己所不胜之脏恃强凌弱而乘之（即相乘关系）；若本脏实时，对己所不胜之脏反而侮之（即相侮关系）。治疗上在对本脏的虚实进行调整外，对前者宜"泻其有余"，对后者

宜"补其不足"。

隔治理论是以五行学说为基础，生克制化规律为依据，结合"亢则害，承乃制"的原则，采用"虚则补之、实则泻之"的方法去调整机体脏腑失调病变，使之归于平衡，达到痊愈目的的一种学说。有人谓隔治法为"五行相制疗法"。《黄帝内经》云："五脏相通，移皆有次，五脏有病，则各传其所胜。"《素问·玉机真脏论》云："心受气于脾，传之于肺……脾受气于肺，传之于肾……肺受气于肾，传之于肝……肾受气于肝，传之于心"，是五行相制疗法最原始的理论依据之一。

本文从隔二、隔三治法的角度，通过翔实案例探讨了临床所遇肝病治肺的感悟。肝病治肺，除以上所列举宣肺调肝法、清金制木法、降肺升肝法、制肺扶肝法、补肺制肝法之外，资料尚载有佐金平木法、疏肺达肝法、制金疏木法等。《素问·六微旨大论》之承制理论，揭视五脏之间正常的相互制约机制，才能保证人体内部的动态平衡和化生不息的活泼局面。肝与脾、脾与肾、肾与心、心与肺都存在类似肺与肝的关系，都有各传其所胜的问题，但是作为脏器本身亦有规律可循：那就是实则不受邪，并可传其所胜，虚则受邪，并易致所不胜之侮。而隔治法是承制理论在临床实践的具体体现，也是五行（脏）正常运行的必要措施。隔二、隔三治法广泛应用于五脏功能失衡之疑难病症，对有效治疗和缩短病程发挥着更大作用。

5. 老年支气管哮喘中寒喘之中医治疗

老年支气管哮喘当属中医哮证和喘证范畴，依据临床见证之异，自金元朱丹溪以降，将哮喘分论而治。哮以声响言、喘以气息言，哮分寒热、喘辨虚实，哮必兼喘、而喘未必兼哮，此乃简略之辨。然而多年临床所见，喘证寒热虚实皆有之。就西北地域而言，喘多而哮少。喘证中不论虚实，因热致喘者少，而因寒者十居七八，故人称为"冬病"，亦有"冬病夏治"之说。体弱者发病率高，而体强者发病率低。在一天当中夜间或清晨发作或加重者多，而其他时间发作者相对较少。由是观之，本证：①有明显的季节性，好发于秋、冬季。②高发人群为儿童和老年。资料证实儿童发病高于成年人，老年时期是哮喘病发生的第二个高峰期。③有明显的时间节律，多在夜间或清晨发作。可见"寒"与"虚"是致喘的主要原因，而对寒喘的治疗就尤当重要。

【辨证论治】

我根据寒喘之发病机理，总结为：在肺为实，在肾为虚，痰为宿根。

"治外感须于实中求虚，治内伤须于虚中求实"（王孟英语）。所以在寒喘的治疗中，首辨虚实，二辨久暂，三辨兼夹，此为起手之肯綮。

（1）实证寒喘

张景岳：实喘者有邪，邪气实也。共同见证为感寒而发、起病急骤、气逆喘急、声高息粗、胸胁胀满、痰涎壅盛、甚则张口抬肩。其治在肺，以散寒解表平喘为法。

①风寒：除上述症状，亦可见恶寒无汗、身疼而喘。当以麻黄汤温肺散寒，宣肺平喘。《伤寒论》36 条云："太阳病，头痛发热，身疼腰痛，骨节疼痛，恶风无汗而喘者，麻黄汤主之。"

麻黄汤：炙麻黄 9g，桂枝 6g，炙甘草 6g，杏仁 6g。水煎服。服本方要点：水煎温服取汗是关键，但以遍身漐漐汗出为佳，不得大汗淋漓。方中麻黄通经络而透解皮毛之郁，杏仁利肺气以助麻黄宣发之力，桂枝和营卫而解肌腠之邪，甘草和中以调节麻桂之发散。

②寒饮：除共同见证外，尚有咳逆倚息不得卧、干呕发热、背部发凉、吐痰清稀冰冷、落地成水且味咸量多、面部见对称性色素沉着、眼胞虚浮、面色黧黑等水斑、水色、水气症状，当以小青龙汤散寒蠲饮、宣肺平喘。

《伤寒论》41 条："伤寒表不解，心下有水气，干呕，发热而咳，或渴，或利，或噎，或小便不利，少腹满，或喘者，小青龙汤主之"。《金匮要略·痰饮咳嗽病脉证并治》："咳逆倚息不得卧，小青龙汤主之"。本条仲景所示为喘之重证，与支饮有内在联系。

小青龙汤：炙麻黄、白芍、干姜、炙甘草、桂枝各 9g，五味子 9g，细辛 3g，半夏 9g。水煎温服。方中麻黄发汗平喘、兼能利水，配桂枝则增强通阳宣散之功。桂芍相伍调和营卫、燮理阴阳。干姜、细辛散寒化饮，五味子敛肺止咳喘，此三药为仲景治疗寒嗽之药组，有温肺平喘、化饮止咳、调节肺气的功效。半夏降逆化痰湿，甘草和中。干姜、甘草同用有甘草干姜汤之义，可温肺运中阳。故本方对水寒射肺之咳喘或支饮重症多有效验。

对于虚夹寒饮咳喘者，仲景厚朴麻黄汤不失为一首效方，该方仲景为"咳而脉浮者"而设。厚朴麻黄汤方：厚朴五两、麻黄四两、石膏如鸡子大、杏仁半升、半夏半升、干姜二两、细辛二两、小麦一升、五味子半升。右九味，以水一斗二升，先煮小麦熟，去滓，纳诸药，煮取三升，温服一升，日三服。方中厚朴宽胸利气，麻黄宣肺平喘，石膏清热除烦，杏仁降气平喘，半夏化痰止咳，干姜、细辛温肺止咳，五味子益气温敛，小麦养正安中。以方测证，本症除咳嗽外尚有逆气喘息、浮肿、腹胀、发热或烦等临床表现，非常适合于虚夹寒饮咳喘者，若用之得当则效若桴鼓。

③宿喘兼感风寒：症见喘息汗出，鼻鸣气逆，微恶风寒，脉浮缓，舌淡苔白。素为喘家，新感风寒，引发宿喘，当以桂枝加厚朴杏子汤以解肌祛风、降气平喘。《伤寒论》18 条云"喘家作，桂枝汤加厚朴杏子佳"。《伤寒论》43 条"太阳病，下之微喘者，表未解故也，桂枝加厚朴杏子汤主之。"

桂枝加厚朴杏子汤：桂枝 9g，芍药 9g，生姜 9g，炙甘草 6g，大枣 6 枚，厚朴 9g，杏仁 6g，水煎温服，覆取微似汗。本方以桂枝汤解肌调和营卫、杏仁宣肺降气、厚朴下气消痰，故治气逆作喘。本方笔者临床常用之，每以补肾纳气之品相伍，多应手而效。

另外，《外台秘要》所载一方，名曰"久嗽坐卧不得方"，由麻黄、杏仁、厚朴、陈皮、甘草、柴胡、苏叶等七味药组成，对"久患气嗽，发时奔喘，坐卧不得，并喉里呀声气欲绝"者最有捷效。

④寒瘀郁肺：症见喘咳多年，汗出恶风、啬啬恶寒，胸痛胸闷，痰稀色白，口干不欲咽，唇绀舌紫。宜桂枝加厚朴杏子汤合参三七、旋覆花以解肌平喘，降气行瘀。

方用：桂枝 9g、芍药 9g、炙甘草 6g、生姜 9g、大枣三枚、厚朴 9g、杏仁 6g、参三七 3g（冲服）、旋覆花 9g、热童便 100ml（兑服）。《医林改错》"瘀阻肺气上逆者加参三七，旋覆花"。王清任本意此处应以血府逐瘀汤合三七、旋覆花为治，我每于临床对寒瘀郁肺而致气逆喘息者则以上方再加桔梗、枳壳温经通络，活血利气，调理升降常获良效。

⑤寒痰胶黏：症见喘咳不得安卧，痰浊胶黏不易咳出，形寒身冷喜少量热饮，纳差便溏，疲乏无力，病程多冗，反复无常，遇寒或进食荤腥则加重。舌质淡或黯紫、边有齿痕，苔白腻；脉滑缓或滑紧、以寸口尤著。治以逐顽痰，开胸窍为法，方用《金匮》皂荚丸。《金匮要略·肺痿肺痈咳嗽上气病脉证治》："咳逆上气，时时吐浊，但坐不得眠，皂荚丸主之。

皂荚丸方：皂荚八两（刮去皮，用酥炙）

上一味，末之，蜜丸梧子大，以枣膏和汤服三丸，日三，夜一服。"

本方一味皂荚，确为顽痰之启锁之钥。考皂荚辛温，入肺、大肠经，功专祛顽痰，开九窍。通肺及大肠之气，能除痰嗽囊结。《本草图解》指出，皂荚味辛散，其性燥烈，吹喉鼻则通上窍，导二阴则通下窍，入肠胃则理风湿痰喘肿满，涂肌肤则消风去痒。

临证对寒痰胶黏不解，喘咳气逆而诸药不效者，用皂荚剂可直捣痰臼，当吐出大量痰浊后，喘可顿消。然而皂荚毕竟辛散走窜，性极锐利，莫可用久，当胶痰吐出后，应立即以健脾和胃之剂补益中气而臻培土生金。

本人临床有时以《金匮》皂荚丸和《医学入门》清金丸（皂荚30g、莱菔子60g，共为细末，每服3g，一日两次，枣膏煎汤送服）合用，一般均可速效。

另外，谢海洲有一方，吾恒用之亦获显效。药用：猪牙皂3g、白芥子12g、杏仁9g、白矾1.5g、细辛3g，水煎服。对胶痰日久者适宜，但是服后应给予百花膏以扶正。

（2）虚证寒喘

张景岳："虚喘者无邪，元气虚也"。主要见证为起病缓慢，畏寒形怯、呼吸短促、少气难续、声低息微、动则喘甚。其治在肾，以温肾纳气为法。

①肾阳虚：除上述见证外，尚有喘促日久、汗出肢冷、面浮胫肿、腰酸尿频、痰稀清冷、呼多吸少、以长引一吸为快等症状，当以金匮肾气丸温肾纳气。

金匮肾气丸方：熟地黄24g、山药12g、山茱萸12g、泽泻9g、茯苓9g、丹皮9g、炮附片6g、桂枝6g。水煎温服。方中六味地黄丸补益肾阴，桂附温补肾阳，寓善补阳者必于阴中求阳，阳得阴助则生化无穷之意，使阴阳互根，肾气得以固摄，则喘息短气渐平。临床亦可酌情加磁石、紫石英、人参、补骨脂、童便等品，以增强温肾、固摄、益气、活血之功。

另外，本人临床对肾阳虚极、阴寒过盛者习用《外科全生集》阳和汤加紫沉香、紫菀、紫苏子、童子便等品以温肾和阳、散寒通滞，以达固本、纳气、平喘之用，效果亦不错。

阳和汤：熟地黄30g、白芥子6g、炙麻黄3g、鹿角胶9g、肉桂3g、炮姜1.5g、生甘草3g，水煎服。方中熟地黄温肾补血、鹿角胶乃血肉有情生精补髓、炮姜温中破阴回阳、肉桂入营通脉、麻黄达卫散寒、白芥子祛皮里膜外之痰、生甘草调和诸药、南沉香纳气平喘、紫菀温润清肃、苏子消痰降气、童子便活血潜降。阳和汤原系王洪绪为阴疽而设，吾每借此方治虚证寒喘之阳虚寒盛者，以益火消阴，振奋颓衰之肾阳，犹如离照当空，阴霾四散，肾气得纳，喘息自平。

②肾虚水泛：证见喘息短气，痰涎颇多，面红足冷，五心烦热，心下痞坚，面色黧黑，腰脊酸软，背部发凉，面肢轻浮，小便不利，舌质红，苔白微腻，脉滑细数。此证多见阳损及阴或久病阴虚而致支饮喘满者。《金匮要略》痰饮篇虽有"病痰饮者，当以温药和之"之训，然而此之时养阴化饮应为正治之法，宜金水六君煎。

金水六君煎：当归9g、熟地24g、陈皮6g、姜半夏9g、茯苓12g、甘草6g、生姜6g、乌梅6g。水煎温服。方中当归、熟地滋肾养阴、纳气归肾以治其本，二陈汤化痰蠲饮、平喘降逆以治其标。生姜辛散化寒饮，乌梅酸平敛正气。方中可酌加山茱萸、南沉香、蛤蚧、西洋参之属。若舌红痰稠浊，可与千金苇茎汤配合使用；若饮热互结，拟金水六君煎合木防己汤；若虚重饮轻，七味都气丸亦可化裁径用。对于寒喘肾失摄纳者，《摄生方》之鸭掌散（以银杏配麻黄、甘草）加味亦效。

③脾肾阳虚：证见喘息多痰，腹胀便溏，四肢不温，面肢浮肿，纳差不食，腰胫酸软。此乃肾虚摄纳无权，脾寒运化失司，火不燠土，痰浊内生，清阳不升，命火式微，真阳不煦，气不归根。《金匮要略·血痹虚劳病脉证并治》："脉沉小迟，名脱气，其人疾行则喘喝，手足逆寒，腹满，甚则溏泄，食不消化也。"方宜附子理中汤温脾补肾。

附子理中汤：炮附片9g，党参、白术、干姜、炙甘草各9g。水煎温服。方中参草益气扶中，姜术温脾散寒，附子温肾固本。亦可加茯苓、沉香、熟地以除湿豁痰，纳气归肾，补肾养血，使全方温而不燥。

（3）虚夹实寒喘

临证此类最多见，每以本虚标实为病机。主要见症为遇寒、饮冷或过劳而发，甚者每逢节气时令更易发作。痰浊壅肺与肾不纳气并见，脘腹胀满与大便溏薄并见。每以病程冗长，易反复发作为特点。治疗上多采用标本兼治，邪动（发作时）则实中求虚，邪静（缓解期）则虚中求实。吾于临床，习用自拟三黄磁白定喘汤为基本方，通过加味可通治邪之动静各期，每有捷效。

三黄磁白定喘汤：生黄芪、炙麻黄、熟地黄、灵磁石、桑白皮等。

加减法：①发作期：宿喘加新感：与桂枝加厚朴杏子汤合用；痰浊壅盛：与金水六君煎合用，若顽痰胶着可冲服清金丸；脘腹胀满：与三子养亲汤合用，并加熟附片、干姜、白术；背寒畏冷：与苓桂术甘汤合用，加熟附片、鹿角霜；汗出不止：与桂枝加附子汤合用，加山茱萸、生牡蛎。

②缓解期：三黄磁白定喘汤合陈夏六君丸加熟附片、山茱萸、鹿角胶、紫河车、牛膝、童子便等。如此进退久服，可使病情稳定，直至向愈。

《百一选方》中的皱肺丸亦可选用，药物组成：人参、桂枝、五味子、紫菀、款冬花、白石英、羯羊肺等。我在临床习以皱肺丸加紫河车、紫衣核桃、紫丹参、紫沉香、紫苏子、紫石英（去白石英），名为七紫皱肺丸，诸药共为细末，炼蜜为丸9g重，每服一丸，姜汤空腹送下，久服疗效非常。此方最大优点在于能增加肺活量，使肺叶的吐故纳新功能得以改善。方中羯羊肺可用健康山羊肺代替，必不可少。

【食疗方】

(1) 清太医满福洲疗光绪咳喘方

药用：麻黄 21g、百部 21g、人参 15g、桔梗 15g、贝母 15g、紫河车一具、公鸭 1 只。

用法：令鸭禁食 1~2 天，将胎盘切碎令鸭一天内食完，再将鸭禁食一昼夜，宰杀后弃毛及内脏，然后将诸药用布包好置鸭腹中，以丝线扎捆，不入油盐，隔水炖熟为度，然后汤肉并食，1~2 天内食完。按上法每周食 1~2 次，4~8 次为一疗程。

按：本方制作程序较繁缛，但安全稳妥、疗效确切。

(2) 中国中医研究院蒲辅周老先生治寒喘食疗方

高粱酒 0.5kg，麦芽糖（四川称白麻糖）0.5kg。将糖放入酒内浸化，到了冬至节，每夜饮一杯（勿令醉），服至九九尽，年年照此法，久服自愈。

按：蒲老此方确实有效，但必须坚持服用。另外对热喘者用麻油取代高粱酒。

(3) 朱丹溪猪肚丸：治喘，年深或作或止

猪肚丸方：雄猪肚一个，如食法，入杏仁五两，线缝其口，醋三碗煮干，先食肚，次以杏仁新瓦上焙干，撚去皮，旋食，永不作。

按：丹溪猪肚丸载自《丹溪手镜》，近年来我对寒喘虚多实少者恒用之，其效不菲。

【体会】

《素问·生气通天论》："阳气者，若天与日，失其所则折寿而不彰，故天运当以日光明"。顾护阳气是医家始终遵循的一个原则，在慢性寒喘的治疗中显得更为重要，应当贯穿于治疗的始终。

——由于阳气在四季与一天当中发生着节律性的更替，而人体阳气的分布亦随着四时二十四节气和一天十二时辰在发生着相应的变化。此说《内经》多有论述。

从年节律看，斯证好发于冬季。冬令乃肾与膀胱主时，阴寒至盛，阳气潜藏，当此之时喘证患者阳虚而正气不足，易感受风寒，导致阳虚阴盛而证情加剧，使肺不宣肃、肾失摄纳，喘息发作。

在昼夜节律变化中，本病多在夜半、黎明发作。《灵枢·顺气一日分为四时》谓："夜半人气入藏，邪气独居于身，故甚也。"另外，21~1 时（亥子）为肾水主时，3~7 时（寅卯）为肝木主时。肾虚命火衰微，当亥子肾水主时，则两虚相得喘息加重。黎明乃寅卯肝木当值，肝升肺降为常态，若升降失和，则肺气上逆而作喘；故在凌晨作喘者，治疗中还需抑肝兴金，调肝理肺为资鉴。

——实喘风寒表证中，麻黄剂服后，汗出是关键，然应当缓取微似汗，不得大汗淋漓，否则病必不解。同时，使用麻黄不可过剂，汗出喘平则止后服，过剂则拔其肾气而动其根本，恐有生变之虞。

——顺应自然，因势利导。风寒束表之初，用药应以宣发为主，二、三天之后应侧重肃降。正确把握肺气在寒邪犯肺中的宣肃规律和气机升降特点。

——寒证喘咳，其不止于肺亦不离乎肺。然不论虚喘或实喘，在肺或在肾，始终要重视中焦脾胃的气机斡旋和枢机作用。勿使中满，以保持脾升胃降之生理功能，使中焦之气正常斡旋，则肺气肃降，命火蒸腾，大气一转，诸脏协调，喘咳自瘳。

——必须遵循"内饮治肾，外饮治脾"的原则。肾失温化，脾失健运，则停痰积饮，可为咳为喘。若两天奠安，乾健坤运，既无痰饮留恋之虞，亦少喘咳宿根之害。

——如何解决寒喘中"痰"的问题："痰"，不论在喘证或哮证中实是一大难题，古有"非痰不成哮，无痰不作喘"之说。"痰"在人体既是致病因子，又是病理产物；而在喘证中，则是以致病因子的形式出现。所以久罹喘疾，宿痰每结窠臼，最难涤除，导致病机上凝痰宿饮，阻塞气道，气机乖逆，升降失常，每遇诱因则喘证骤作。如何治痰？急则消痰、降痰、化痰，缓则健脾、补肾以杜痰饮之源。痰去则气降，气降则喘平。本着"病痰饮者当以温药和之"之训，用药多以温润、温散之品。饮邪若盛，急则可汗、可溲、可利，缓则仍以益肺、健脾、固肾为本。

——关于"劫药"的使用：曾有人治喘用椒目，可在短期内使喘缓解，对寒喘有效。朱震亨《丹溪心法·喘证门》云："诸喘不止者，用劫药一、二服则止。劫之后，因痰治痰，因火治火。劫药以椒目一、二钱，生姜汤调下止之。"明·虞抟，学宗丹溪，其在《医学正传》中亦有此说。此法李时珍《本草纲目》也有过记载。本人作过临床观察，虽然有效，但不如现今喘息气雾剂方便。

——调养与摄生：喘证患者在其整个患病期间，毕竟发作期为少数，而大多时间处于相对缓解期。此期间若能注重治疗与调养，可事半功倍。但由于种种原因，有相当一部分患者在相对缓解期却选择了放弃治疗。这种情况在我们西北农村较为多见，应该把缓解期的治疗视为发作期治疗的延续和培本复元的最佳时机。

缓解期应注意如下问题：

①缓解期的药物治疗：益气补肾健脾为主，稍佐祛痰活血利气之品，以

增强机体免疫力，改善呼吸和循环障碍。药补时应注意"阴中求阳，阳中求阴，以平为期"之旨。

②老年患者，虽曰命火式微，但千年枯木不燃自焚，人老精枯，物质的东西少了，亦应注意在补阳的同时，不忘对阴精的培补。对此，食疗与血肉有情之品当属首选，勿致药毒戕伐生气。

③将息适宜。适寒温——始终固护阳气：远寒趋暖，多晒太阳，应时更衣，胸背保暖。

调气息——旨在吐故纳新：坚持腹式呼吸、缩唇呼吸等导引法，以调整肺气宣降；多做有氧活动，慢跑、太极拳、气功不失为最佳选择；严重者可不定时低流量吸氧。节饮食——避免中焦壅塞：营养清淡，少食肥甘，七八分饱，长年摩腹。远房帏——重视立命之本：寡欲清心，相火谧蛰，嗽津常咽、意纳丹田。

另外，李中梓云"八九月间先服承气汤，使寒不包热，体实便结者，可以试服三、五剂，每三、五日一剂"；今人姜春华云"八、九月间即服左右归丸，人参五味子散，可以减少发作"；张璐玉"三伏天以白芥子等肺俞外敷法"。上法均资参考。

6. 硝石琐谈

硝石一药，资料记载甚少，亦无多少新义。但是近年来，随着生活水平的提高和膳食结构的改变，患结石的人越来越多，尤其是胆囊结石，给患者带来了莫大的痛苦，作为一名临床医生，应面对结石，探索良方。硝石治疗结石的神奇疗效，又一次被医家所重视，笔者不得不重翻史料，再一次认识硝石。

硝石，一名焰硝、火硝、地霜、北帝玄珠。为硝酸盐类钾钠石族矿物钾硝石，由含氮的有机物分解出硝酸与土壤中钾质化合而成。其化学成分主要为硝酸钾、少量硝酸钠及水。

记得在我们幼时，大人把覆盖于地表面、墙角或岩沼地带的一层地霜样物，扫集起来加水浸泡过滤，然后以其滤液与萝卜同煮，再过滤，浓缩后静置，待其结晶即成，这就是俗称的火硝。

至于火硝作为药用，年代已久，早在先秦时代成书的《神农本草经》就已经将硝石纳入药物，用做治疗疾病。书中曾记载："消石，味苦寒，主治五藏积热，胃胀闭。涤去畜结饮食，推陈致新，除邪气。炼之如膏，久服轻身。一名芒硝。生山谷。"但是《神农本草经》中说的消石，虽指硝石或芒硝，实则芒硝、火硝不分，而且将二者混淆了。而在其后的公元500年，南北朝时期梁代陶弘景，在其《本草经集注》云："先时有人得一种物，其色理与朴硝大同小异……强烧之，紫青烟起，仍成灰，不停沸，如朴硝，云是真消石（硝酸钾）也。"其书将芒硝、火硝进行了区分。

南京医学院曹元宇教授在《曹元宇辑注本草经》中谓："《经》文主治互错，消石不能治五脏积热等疾，朴硝不能化七十二种石，言甚有理，然化七十二种石，恐亦非此，而是硝酸盐也。"这就又将朴硝与硝石从功能和化学结构上截然区分清楚了。

硝石的药物性能，抱朴子曰："能消柔五金，化七十二石为水。"明代李时珍《本草纲目》："硝石，辛，苦，微咸，有小毒，阴中之阳也。可软坚散结，化七十二种石，能破积散坚，治疗瘰疬，伏暑伤冷，霍乱吐利，五种淋疾，女劳黑疸，心肠痛，赤眼头痛，牙痛。"

硝石的临床应用，东汉张仲景著名的硝石矾石散，主治女劳疸（亦称黑疸），用硝石、矾石（烧）等分，为散，以大麦粥汁和服方寸匕，日三服。唐容川谓："女劳疸是男女交媾，欲火结聚在胞宫精室之中，硝石咸寒软坚，直达精室，以攻其结热，矾能逐浊有澄清之力，佐之以除其浊，令结污之邪，从大小便出，故（文中）曰小便正黄，大便正黑。"这里唐氏强调了硝石咸寒软坚，直达精室，以攻其结热的功用。

《金匮要略·黄疸病脉证并治》尚有"黄疸腹满，小便不利而赤，自汗出，此为表和里实，当下之，宜大黄硝石汤。大黄硝石汤方：大黄、黄柏、硝石各四两，栀子十五枚。右四味，以水六升，煮取二升，去滓，内硝，更煮取一升，顿服。"此处硝石突出了泻下、荡热、散瘀作用，使肠热从大便泄之于外，脬热从小便导之于下，血结里热从渗道而出（张璐玉语）。由斯观之，这里的硝石应指芒硝而言，因为仲景时处东汉末年，其著作中用药多依据《胎胪药录》《伊尹汤液经》，而《伊尹汤液经》与《神农本草经》有着渊源关系。晋·皇甫谧《针灸甲乙经·序》曰："伊尹以亚圣之才，撰用《神农本草》以为《汤液》……仲景《论》广伊尹《汤液》为数十卷，用之多验。"说明仲景在药物上继承了古《汤液经》的内容。笔者通过查阅大量资料，认为从《神农本草经》到《伊尹汤液经》对硝石和芒硝的概念还是混为一体的。但是从临床治疗角度审视，硝石矾石散中的硝石应为火硝，而大黄硝石汤中的硝石应为芒硝。

另外《金匮要略》疟病篇的鳖甲煎丸亦用硝石，且与君药鳖甲等量，主治疟母，功在消癥化积，软坚散结。当然此硝石乃火硝也。

二气丹，乃硝石、硫黄同用。有升降水火之功，治中脘痞结或呕或滞。尤其对伏暑伤冷，致二气交以为病者。硝石从火，其气大温，性升而散，水中之火也。故能破积散坚，治诸热病，升散三焦火郁，主治气分邪热，调和脏腑虚寒。硫黄入命门补元真，其用流动，故降而归之。二者相伍，一降阳而归之，一升阳而散之，治冷热缓急之病，平调阴阳者也。

笔者先师曾创一治疗胆结石的方剂，药用：郁金二钱、枯矾一钱六分、火硝三钱半、滑石六钱、甘草一钱，共为细末，每服四分，一日2~3次，开水送下。此方先师拟定于50年代初期，为验其疗效，曾将结石与方中诸药同煮，亲见结石逐渐溶化变小。多年来用治胆石症颇具效验。此处先生强调火硝为关键之品，必不可少。

本人近年来用火硝30g、枯矾30g、白人参60g、水蛭30g、鸡内金30g。共末，每服1~2g，一日二次，服药后嚼核桃肉5枚，对胆囊结石、肝内胆管结石、顽固性黄疸以及痰核疗效满意。

《普济方》透格散，主治五种淋疾及小便不通至甚者。药用：硝石一两，不夹泥土雪白者，生研为末。每服二钱，各依汤使。劳淋，葵子末煎汤下；热淋，冷水调下；气淋，木通煎汤下；石淋，将药末先入铫内，隔纸炒至纸焦为度，再研，用温水调下；小便不通，小麦汤下；猝患诸淋，只以冷水下，并空心，调药使硝如水，乃服之。

硝石除内服外，还可外用。如《张三丰仙方》中之玉钥匙，主治风热喉痹及缠喉风病。药用：焰硝一两半、白僵蚕一钱、硼砂半两、脑子一字。为末，吹患部多有效验。

《圣惠方》用硝石治疗眼目障翳，对男女内外障翳，或三、五个月不见效者，一点复明。药用：好焰硝一两，铜器熔化，入飞过黄丹二分，片脑二分，铜匙急抄入罐内，收之。每点少许，其效如神。

《外科正宗》金液戊土丹，用硝石三钱，配人中黄、乌梅肉、茯神、胡黄连、五味子各一两，石菖蒲、辰砂、雄黄、远志各三钱，牛黄、冰片各一钱，金箔二十张为衣，诸药共末和丸，金箔为衣，用人乳、童便化药，随病上下食前后服之。主治脱疽及疔疮发背，解膏粱金石药毒，杀三尸，除劳热，极有功劳。

后世的红灵丹、西瓜霜、金钥匙、大红膏、红升丹、白降丹、万应灵丹、三仙丹等著名外用方，均有火硝作为主要原料。

从近代来看，硝石的剂型，多以丸、散、膏、丹为常见，很少入煎。

然而硝石毕竟不可久服，其对胃有刺激性，张仲景硝石矾石散用大麦粥送服就是保护胃黏膜的一种办法，很有科学道理。笔者以白人参入药，而服后嚼核桃三枚亦属此义。另外硝石用量不宜大，应从小量开始，中病即止。

7. 历节病琐谈

诸肢节久痛不愈，并见骨骺的损害和关节肿大变形者可按历节论治。历节病之专论，始见于《金匮要略·中风历节病脉证并治》，仲景在文中论述了历节病的内在因素为：

（1）肝肾不足，即"寸口脉沉而弱，沉即主骨，弱即主筋，沉即为肾，弱即为肝"。

（2）气虚血弱，即"脉涩小，短气，自汗出""少阴脉浮而弱，弱则血不足"。

而历节病的外在因素为：

（1）湿热邪："汗出入水中，如水伤心，历节黄汗出"。

（2）风邪："盛人脉涩小，短气，自汗出，历节痛，不可屈伸，此皆饮酒汗出当风所致""少阴脉浮而弱，弱则血不足，浮则为风，风血相搏，即疼痛如掣"。

（3）寒邪："病历节不可屈伸疼痛，乌头汤主之。"此乃仲景行文惯例，以方、症测病因，此属寒邪为患。

（4）饮食：饮酒、嗜酸（味酸则伤筋，筋伤则缓，名曰泄）、嗜咸（咸则伤骨，骨伤则痿，名曰枯）。

对于历节的症状：肢节疼痛和关节变形是主要见症。依其肢节疼痛程度，古人曾形象的比喻为"白虎历节"，意为：①"关节筋肉如被老虎啮咬般的剧烈疼痛"，而这种疼痛有时遍及全身关节。②剧痛好发于夜间，尤以天晓前痛楚最甚，而天晓前恰属寅时，寅为虎，于是就有了"白虎历节"之说。

根据历节的发病及症状，类似于今之类风湿关节炎、痛风等疾病。对于历节病的治疗，可以说非常顽固，除一般常规治疗方法外，须应注意几个问题：

（1）既曰痹，"痹者，闭也，闭塞不通之义也。"其治疗应以通为治法之一。

阳虚宜补而通，阳郁宜利而通。"补阳不如通阳，通阳不如利小便"，常加通草、薏苡仁等以利小便而通阳，叶天士在《外感温热篇》有："通阳不在温，而在利小便"之训。

血滞宜通瘀。王清任《医林改错》云："痹证有瘀血"，痹证每多血瘀，活血通瘀则血行畅利而关节得养。另外，叶桂有久则"络瘀则痛"之训，瘀血阻络，不通则痛，应加虫类擅通络道，以搜剔络隧之邪。

（2）历节多以骨骺损伤，骨关节肿大变形为特征，所以谨遵"肾主骨而藏精，精生髓而养骨"之论，始终不忘补肾，鹿角胶、龟甲胶、狗骨等血肉有情之品应每用之。另外"膝为筋之府而肝主筋"，在健肾强骨滋髓的同时，补肝养血柔筋之品更不能少。

（3）痹之始，风邪首当其冲；历节成，肝肾亏虚在先。治历节之风宜步"治风先治血，血活风自灭"之法，故四物汤常宜参伍。补肝肾之亏虚，血肉有情当不可或缺。

（4）症属顽疾，莫求速效，擅于守方，功到天成。

（5）谨遵忌宜，择食而餐，酸、咸及高嘌呤食物尤须慎服。

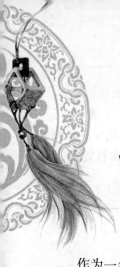

四、秘法荟萃

作为一名临床医生，疗效是硬道理。对疑难顽症，能准确辨治，速取良效，应有自己的看家本领。笔者临证四十余年，每迫于常规治疗无效时，寻师访道，遍觅效方，其中不乏奇效良方，经反复实践，屡建奇功，愚不敢私藏，愿与同道共享。

1. 人参健脾丸

药用：小米锅巴（焙干）100g、面锅巴（焙干）100g、长山药（焙干）100g、党参（去头）24g、去心莲子（炒）24g、白术（炒）24g、薏苡仁（炒）24g、谷芽（炒）24g、麦芽（炒）24g、焦山楂24g、草豆蔻24g。

用法：共为细末，炼蜜为丸，每服9g，日三服。

功用：健脾除湿，消积去滞。

主治：脾胃虚弱，不思饮食，消化不良，面黄肌瘦。

治验：金某，男，15岁，学生。1986年10月一诊。患腹泻五年余。素体羸弱，营养不良，精神萎靡，容易感冒，不思饮食，食则腹胀，舌质淡、苔白微腻，脉缓无力。百药不愈，拟按脾胃虚弱，中阳不运论治。予人参健脾丸加芡实30g，依原剂量一剂，共碾细末，每服一勺（约5g），一日两次，感冒勿服。服药及月余乃愈。

按：本方以小米锅巴、面锅巴、长山药为君，消积导滞而养脾胃之阴；党参补中益气而滋五脏；白术、莲子、薏苡仁健脾亦除湿；草豆蔻温中暖胃而醒脾；麦芽消面、乳之积又能和中；谷芽善消米、面之积有生化之性；焦山楂消肉积而散瘀滞。全方补消有制，性味平和，健脾和胃，缓中见功。

体会：本方老幼咸宜，适应人群广，对因脾胃虚弱、消化不良而引起的营养不良，精神委顿，面黄肌瘦等症，抑或大病初愈，肠胃功能尚未恢复者是一首奇效良方。由于诸药性味平和，稳妥效著，患者易于接受，特别是儿童厌食的最佳选方。本人屡用此方，但临证尚可根据病人各自情况对药物有所调整，如驱虫、果积可加槟榔；如酒积可伍葛花等则疗效更好。

方剂来源：原载《傅山验方秘方辑》一书。据刘雪崖《仙儒外记》："平定窦学周，高士也，傅青主数寓其家，尝为制人参健脾丸，特神效。"后被太原卫生馆将处方取去，配制出售。尔后太原卫生馆老主人把此方又传授给山西省中医研究所白清佐名老中医，经临床运用多年，实践证明特效。

2. 脓 疡 散

药用：乳香、牙皂、紫草、青黛、天竺黄、寒水石。

功用：活血化瘀，清热解毒，排脓消肿。

主治：肺脓肿，脓胸。

治验：刘某，男，9岁，学生，2007年3月会诊。患者因发热恶寒、胸痛、呼吸困难、咳唾脓血而入住当地医院。经各种检查后按肺脓肿处治，治疗一周诸症有所减轻，但肺部痈脓变化不大，胸痛、咳唾脓血仍未减轻。邀余会诊。刻诊：患者痛苦病容，低热不退，咳嗽，呼吸不利，胸痛胸胀，咳唾脓黄浊痰而味秽，自述口里有腥味，舌红苔黄厚，舌底脉络瘀紫，脉滑数。中医辨证：肺痈（痈脓期）。予《金匮要略》千金苇茎汤加味：鲜芦根30g、冬瓜仁20g、桃仁9g、丹皮9g、瓜蒌15g、桔梗9g、枳壳9g、款冬花12g、薏苡仁30g。2剂，水煎频服。

二诊：三日后复诊，除胸痛稍有减轻外余症依旧，遂即以王氏脓疡散三剂试用，药用：乳香3g、牙皂6g、紫草9g、青黛3g（包煎）、天竺黄9g、寒水石15g（先煎）、瓜蒌15g。水煎频服。

三诊：患者服上方后咳出大量浊痰，身热亦渐退，胸痛减轻，咳喘亦好转。窃思王老此方竟如此神奇，既大效，遂以原方先后加味共进九剂，证大瘥，胸透肺部炎症病变多被吸收。

按：肺脓肿乃中医之肺痈，系风热入肺，壅遏营血，热盛肉腐，蕴血蓄脓之证，以持续发热，咳嗽，胸痛，咳吐脓痰为主要见症的呼吸系统感染性疾病。方中青黛清热泄肝经郁火，御木火之刑金，具有广谱抗生素作用，其与紫草配伍可治壮热烦躁；乳香血中之气药，有调气活血之用。紫草色重质滑，甘咸气寒，专入血分，功能凉血解毒，在血热毒盛的肺痈早期能疗"恶疮"，在后期有补中益气（见《本草经疏》）的作用，其与乳香、牙皂配伍能活血化瘀，擅疗肺痈。天竺黄清热豁痰，凉心定惊。寒水石清脏腑内外之热，引热下行。本方不仅简、便、廉而且安全、高效，是一首不可多得的好方剂。

体会：北京中医医院王鹏飞先生，祖上三代业医，功擅儿科，号称京城"小儿王"。本方王鹏飞先生创制于1966年，是以活血化瘀为主，佐以清热解毒、排脓消肿的思想理念研制的，经王老临床多次使用疗效显著，同时此方在浙江、湖南等地部分医院的应用中也取得了类似效果。"脓疡散"治疗肺脓肿曾被北京市科学技术委员会组织专家鉴定后，授予科技成果三等奖。

方剂来源：《王鹏飞儿科临床经验选》北京中医医院编著。

3. 神 秘 汤

药用：麻黄、杏仁、厚朴、陈皮、甘草、柴胡、苏叶。

功用：宣肺散寒，止咳平喘，宽胸利膈。

主治：呼吸困难，咳痰不爽，支气管喘息，肺气肿，小儿哮喘。

治验：丁某，男，5岁。咳喘二月余，加重一周，诸药不效。观其形尚丰，无明显寒热，气逆喘息，咳声不断，无痰，纳食可。遂以神秘汤原方加熟蜂蜜一勺，一剂，水煎频频与饮之。当日下午咳大减，喘息缓。次日其父告曰：昨晚安卧未咳，气亦平顺。二诊依神秘汤原方加熟蜂蜜、熟地更服，近期治愈。

按：本方原为《外台秘要·咳嗽门》之"久嗽坐卧不得方"，王焘在书中谓："久患气嗽，发时奔喘，坐卧不得，并喉里呀声气欲绝。"为三拗汤、半夏厚朴汤去半夏、茯苓、生姜加陈皮而成。方中麻黄发汗散寒平喘；杏仁宣肺止咳；陈皮理气化痰；厚朴降气宽中消喘；苏叶解表去风寒；柴胡解表里之热，逐胸胁之邪；甘草止咳、和中缓急而调和诸药。所以宣肺散寒、止咳平喘、宽胸利膈则为神秘汤的主要功能。

体会：本方长幼皆宜，除对感受风寒引起呼吸困难、咳痰不爽、喘息者效优外，对情志气郁导致气喘者亦效。

方剂来源：矢数道明著《临床应用汉方处方解说》

4. 四 神 煎

药用：生黄芪240g、川牛膝90g、远志肉90g、石斛12g、金银花30g。

用法：用水2500ml，先煎前四味，煎至500ml时，再加入金银花，煎至250ml，临睡前趁热空腹一次服下，必全身出汗，任其自止，然后以干毛巾擦干全身。

功用：除湿通痹，养阴清热，益气健肾。

主治：鹤膝风。膝关节肿大疼痛，僵硬化热，上下股胫枯细，形似鹤膝，步履维艰，日久则溃破之症。

治验：龚某，男，43岁，采矿工人。久患痹证，关节疼痛变形，晨起僵硬，屈伸不利，舌质红、苔黄滑，脉沉弦数。西医按类风湿关节炎论治，时好时坏，每逢气候变化前夕疼痛必加重，甚则灼热挛急。证属热痹，乃肝肾亏虚、风寒湿邪久郁化热、痰瘀著留骨骱之象。拟四神煎，服如原法。次日患者弃杖来告知"此药真神，药后疼痛若失"。但关节变形依旧。

体会：此方曾用治痛风、历节，均有止痛奇功。但此方剂量为成人量，用时剂量及服法不可擅改，否则疗效稍逊。

方剂来源：《验方新编》。我国已故国医大师岳美中、王文鼎教授生前极力推崇此方。

5. 荷叶参胶丸

药用：荷叶炭 30g、川厚朴 9g、砂仁 9g、川军炭 9g、西洋参 9g、阿胶珠 21g、百合 24g、三七 9g、当归炭 30g、老川芎 15g、生地炭 30g、杭白芍 30g、黄芩 9g、黄连 6g、元参 15g、栀子 12g。

用法：以上共十六味，共碾细末，过筛，炼蜜为丸，每丸三钱重，每服一丸，一日两次，白开水送下。此料为一个月服量。

禁忌：服药期间，忌食清油及莴笋。

功用：培土生金，清热化瘀，养阴抗痨。

主治：肺结核。

治验：张某，女，32 岁。患肺结核三年。潮热盗汗，五心烦热，颧红少寐，咳声不扬，痰中有血丝，月经半年未行。舌质黯红、苔薄黄，脉细数。按瘀热刑肺，土不生金为治。予荷叶参胶丸加淡秋石 9g。遵原方剂量，制如原法。连服两剂而愈。

按：本方采用"培土生金"之治则。方中荷叶一味最为妙用，荷生于水土之下，污秽之中，挺然独立，具有少阳生发之气，所以最能升发阳气，散瘀血，生新血。张洁古"枳术丸"用荷叶烧饭以升胃气，意即在此。本方将荷叶炒炭，使之具有焦苦收敛作用，使其由原来生发脾胃清阳之品变为兼有焦苦入心和收敛心火散溢作用的良药。其他炒炭诸品也同样有此意义，其用以改善心火刑金之症状。同时，荷叶炭和川厚朴、砂仁、大黄炭等同用，其奏调和胃气、培土生金之效。方中黄芩、黄连、山栀、玄参清除气血两燔虚中夹实之热。四物及西洋参、阿胶、百合为补养气血，滋生津液而设。三七入肝胃血分，通涩兼施，与入脾胃气分之荷叶，在止血通瘀方面，可以相得益彰。

体会：本方笔者凡所治者，不论病程长短，均全部治愈，且多在三个月之内。可谓治疗肺结核之神剂。从疗效分析，此方女子效果优于男子，多数患者服药七天以后食欲显著增加，体重亦随之增加。

方剂来源：原兰州医学院已故老中医刘星元教授所传。

6. 蓖麻子外敷治疗面神经麻痹

药用：蓖麻子四十九粒，冰片少许。

用法：将蓖麻子捣碎如泥，加入冰片，摊布上，贴患侧手心，更用铜水壶盛满热开水，将贴药的手心贴按在铜壶外壁，通过铜水壶开水的热力，顿觉从手心经过腋下向患部颜面窜动，几分钟后，口眼即明显由㖞斜向端正转变。

功用：温经通络，行气牵正。

主治：面神经麻痹。

案例：韩某，女，30 岁，农民。1979 年夏。口眼向左侧㖞斜十余天，伴流口水，左眼裂变小，右颊麻木。舌淡苔白，脉小紧。始于腠开汗泄，夜卧受风，风邪入中经络使然。用蓖麻子四十九粒（去外皮）捣碎如泥，加入冰片少许，摊布上，贴于右手心，继以右手贴按盛满热开水的铜壶外壁。移时，自觉有一股热流从右手心沿右上臂传感至右颊部，此时右颊部有一种无形的牵拉抽动感，随即口眼复正，急令停止治疗。并用双手搓热，在两颊频频按摩数分钟。

按：用上法一次不效者可隔三天治疗一次，对此法连续治疗三次效果不显著者可另觅他法。

体会：笔者共治五例，除一例无效外，余均一次治愈。对初患者疗效最佳，一般在数分钟内矫治端正，同时，从治疗开始必须现场严密监察，矫治端正即止，莫可矫枉过正。另外对面神经麻痹时间太久者无效。若以麝香代替冰片则疗效更佳。

方剂来源：原兰州医学院已故老中医刘星元教授所传。

7. 加味三仁绛覆汤

药用：薏苡仁 9g、白蔻仁 3g、杏仁 6g、旋覆花 9g、茜草 6g、青葱管三寸、黄连 6g、吴茱萸 3g。

功用：除湿泻热，通利三焦，活血散结，清胆和胃。

主治：胆热犯胃，胸痛胁胀，脘痞呕恶，吞酸嘈杂。

治验：路某，女，32 岁，医生。患反流性胃炎、慢性胆囊炎 2 年，素纳呆脘痞，食欲不振，口干不思饮，困顿无力。情绪稍有不快则胸痛胁胀，泛恶脘痞，舌淡胖、苔白腻，脉濡缓。证属脾虚湿阻，胆热犯胃，胸络失和。予加味三仁绛覆汤：

药用：薏苡仁9g、白蔻仁3g、杏仁6g、旋覆花9g、茜草6g、青葱管三寸、黄连6g、吴茱萸3g、煅瓦楞24g（先煎）、佩兰6g、荷叶9g。三剂，水煎服。

二诊：服药后胸痛脘痞减轻，余症如故。拟上方继进五剂。

三诊：上药二剂甫，尿量增多，顿觉周身轻快；五剂服完，脘痞消失，易饥食而知味；胸胁舒畅，前恙顿瘥。为巩固疗效，上方合血府逐瘀汤：

药用：薏苡仁9g、白蔻仁3g、杏仁6g、旋覆花9g、茜草6g、薤白9g、黄连6g、吴茱萸3g、煅瓦楞24g、佩兰6g、荷叶9g、当归9g、赤芍9g、川芎5g、地龙9g、柴胡9g、桔梗9g、枳壳9g、川牛膝9g、甘草6g。二剂，共为粗末，分包30包，每服一包，水煎服。

按：本方寓三仁汤、旋覆花汤、左金丸3方之意。考三仁汤乃吴瑭为湿遏热伏而立，旋覆花汤系仲景为肝着而设，左金丸则丹溪为泄肝和胃而制。三方各有所重，而加味三仁绛覆汤纳三方为一统，意在通利三焦、活血除湿、清胆和胃，既清热利湿、分消三焦，又行气活血、通阳散结，更清肝胆火郁、下气降逆。不失为一首治疗消化系统疾病的有效良方。

体会：本方对脾虚湿阻、胆热犯胃、胸络失和而致胸痛胁胀，脘痞呕恶，吞酸嘈杂者疗效确切。每遇的对病机者，不论临床见证如何变化，投之总能见效。中国中医研究院岳美中教授曰："胆热常犯胃，肝盛则乘脾。犯胃则恶心呕吐，脘痞胁胀，甚则吐酸嘈杂、胃痛不实，用药时忌刚喜柔，常用三仁绛覆汤合左金丸。乘脾则腹必胀，常用逍遥二陈汤。"可谓要言不繁。

方剂来源：我国著名中医专家岳美中教授经验方。

8. 固 齿 方

药用：青盐15g、石膏25g、骨碎补12g、花椒4.5g、白芷4.5g、薄荷7.5g、旱莲草7.5g、防风7.5g、细辛4.5g、冰片1.5g。

用法：上诸品，共研极细末，用盐水调黏刷牙，每日两次。

功用：健肾固齿，清胃宣郁，消炎洁龈。

主治：牙痛龈肿，牙宣齿衄，牙齿松动。

治验：胡某，女，45岁，农民。因过劳多产，又没有刷牙习惯，从三十多岁就经常牙龈肿痛，发作时服点药能止痛消肿就行，此后就顾不上去牙科检查。近几年感觉牙齿有松动迹象，才寻医治疗。除对症服中药之外，嘱按固齿方配药一料，每日按要求坚持用盐水调黏刷牙。如此行将一月，牙龈再未发炎肿痛，牙齿松动亦大有好转。

体会：本方固齿作用确且，若平时配合日服核桃 6 枚（宜闲坐闭目慢嚼，连同口津徐徐下咽更妙），坚持数月必有显效。

方剂来源：不详。

9. 亢 痿 灵

药用：蜈蚣 18g、当归 60g、白芍 60g、甘草 60g。

用法：先将当归、白芍、甘草晒干共同研细，然后将蜈蚣单另研细（蜈蚣不得去头足或烘烤，以免降低疗效），把两种药粉混合均匀，分做 40 包。

服法：每次半包至 1 包，早晚各一次，空腹用白酒或黄酒送服。15 天为一个疗程。服药期间忌食生冷，忌气恼。

功用：养血强肝，主润宗筋。

主治：阳痿，性功能障碍。

治验：1986 年春，在门诊曾治一男子，患阳痿两年，始因恚愤而致阳器举而不坚，多医以肾虚论，竟屡治愈痿。以此方即一剂，依原剂量如法炮制，每服 1 包，一日两次，白开水送服。由于本人嗜酒，又配合龙胆泻肝丸间服。服一周见效，至药尽，性功能恢复正常。为巩固疗效，仍用此方依原剂量如法炮制再服一剂。

按：《素问·痿论》云："思想无穷，所愿不得，意淫于外，入房太甚，宗筋弛纵，发为筋痿。"肝主筋，前阴者宗筋之所聚。本方突出了肝与宗筋的关系，方中当归养血滋肝体而润宗筋；芍药、甘草酸甘化阴、甲己成土，利阳明亦主润宗筋；蜈蚣辛温有毒，入厥阴肝经，善走能散，血肉有情，功擅筋痿；诸品和合，厥阴、阳明同治，肝血、宗筋皆养，血充筋健，阳痿可愈。药仅四味，寓意不俗，诚制方高手也。

体会：本方治疗阳痿，主要以情志因素引起者效果最佳。对湿热下注或单纯肾虚导致者疗效较差。

方剂来源：《中医杂志》1981 年第 4 期。

10. 消尿蛋白饮

药用：黄芪 15~30g、龟甲 30g、怀山药 15g、薏苡仁 15g、玉米须 30g。

用法：水煎服，一日一剂。

功用：健脾固肾，利湿化浊。

主治：蛋白尿，慢性肾炎。

治验：吴某，女，35岁，下岗工人。2008年秋门诊。尿蛋白时隐时现2年。素腰痛，带下淋漓，脸睑轻度浮肿，尿检蛋白（++），予消尿蛋白饮加味：黄芪30g、龟甲30g（先煎）、怀山药15g、薏苡仁15g、芡实30g、玉米须30g。七剂，水煎服，一日一剂。

二诊：七剂尽诸症减轻，尿检蛋白（弱阳性）。因手头拮据，嘱在乡下收集玉米须7.5kg，每日30g，水煮当茶饮，坚持两月，多次尿检蛋白消失。

体会：本方药味少，疗效显著，但重在坚持久服方可愈疾。

方剂来源：广州中医药大学邓铁涛教授方。

11. 棱苍丸

药用：三棱2.8g、莪术2.3g、苍术2.3g、春砂仁2.3g、连翘2.3g、黑丑1.5g、大戟1.5g、巴戟天1.5g、陈皮1.5g、川椒1.5g、葶苈子1.5g、桑白皮1.5g、益智仁1.5g、汉防己1.5g、芫花1.5g、青皮1.5g、小川芎1.5g、牛膝1.5g、槟榔半个、大黄7.7g、甘遂1.5g、木香4.5g、紫荆皮3.1g。

用法：共研为细末，糊为水丸，每服12.5g，于每天五更空服时一次吞服，连服三天。第一天用淡姜汤送服，第二天用陈皮汤送服，第三天用桑白皮汤送服。

功用：上下分消，开鬼门，洁净腑，去菀陈莝。

主治：严重水肿，胸腹腔大量积水。

治验：杜某，男，59岁，农民。一身悉肿，咳喘不得卧，胸胁胀痛，初用小青龙汤肿消喘平，但不几天复肿如故，有人以肾气丸治之亦效，严重时用双氢克尿噻消肿最速。由于经济拮据，本人又识字，所以家中经常备一些如肾气丸、双氢克尿噻、泼尼松、去痛片等药，一有浮肿则自己配药吃，时效时不效。久之不但浮肿加重而且出现胸水，托人向吾问病索方。偶记得邓老此方，便原方抄与，令市药服之。半月后，患者在小儿子的陪伴下来家称谢，云此药花钱不多，疗效如神，真神方也。

按： 本例系笔者多年未见过面的一位外地亲戚。虽未见病人，但根据浮肿、胸水和病程长三个特点而投用了本方，收到预期效果。本方药味虽多但繁而不杂，实乃有制之师。临床用之安全可靠。

体会：本方用于一身悉肿，严重者伴有胸腹腔大量积水者。陈修园谓："上焦不治水泛高源，中焦不治水停胃脘，下焦不治病及二便"。方中宣肺、和中、利下、活血、行气、补肾诸法皆备，临床屡用屡效。服药肿退后，可用参苓白术散以善其后。

方剂来源：民间验方，由广州中医药大学邓铁涛教授所传。

12. 灸隐白穴止血崩

隐白穴定位：隐白穴在足大趾内侧距爪甲角约一分许处。

操作方法：用点燃的艾条对准隐白穴悬灸 15~20 分钟，以局部皮肤潮红发热为止。先右后左，一日 3~4 次，待血止后可维持艾灸 1~2 天，以巩固疗效。

主治：血崩，脘腹胀满，吐利纳差，足冷，癫狂。

治验：秦某，女，29 岁，1980 年 5 月初诊。月经过多半日，甚则顺裤管往下流，患者眩晕、气短、怔忡，心中难受不可名状。先令患者平卧，速用艾条温熏双侧隐白穴，约 20 分钟经血明显减少，心中较前好受些，眩晕、气短、怔忡均减轻。后予归脾汤加味以巩固疗效。

按：施灸时患者常感小腹原有的绷急拘紧感或空虚感消失，心情亦随之开朗，经量往往于灸后不久即明显减少。此法简单易行，适合缺医少药地区，但当血止后应服的对中药以强化疗效。

体会：隐白穴是足太阴脾经的井穴，足太阴经脉起始于此，亦属十三鬼穴之一。据文献记载隐白原属禁灸穴位，但《针灸学讲义·灸法》有"灸隐白治崩漏"之训。临床证明灸隐白有温复脾阳的作用。《难经·二十四难》云："脾主裹血，温五脏。"艾灸具温补之功，脾得温补则中气充足，气足自能摄血。

方治来源：南京中医学院针灸教研组主编《针灸学讲义》。

13. 家传疳积散

药用：红参 9g、当归 9g、胡黄连 9g、芦荟 9g、芜荑 15g、使君子 12g、川芎 6g、青皮 6g、广陈皮 6g、夜明砂 6g、木香 6g、五灵脂 6g、干蟾皮 9g、红花 6g、鸡内金 6g、朱砂 3g。

用法：上药共为细末，每服 0.6~0.9g，一日两次。

功用：健脾益气，清肝泄热，活血宁心，行气杀虫。

主治：小儿疳积，营养不良，纳差消瘦，烦躁易怒。

治验：肖某，女，5 岁。消瘦发憔，烦躁易怒，五心烦热，揩鼻搔耳，消化不良，大便干结，舌红，边尖有珠点，苔厚，脉弦数。证属脾虚食积，肝热血燥，气滞血郁，虫扰不宁。治宜健脾化积，清肝养血，理气活血，杀虫消疳。家传疳积散去红参易西洋参 9g，以原方剂量一剂为细末，每服1g，一日两次。服一周不怒不烦，五心不热，大便通畅。服二周诸症消失。

按： 麻、痘、惊、疳，自古以来都列为小儿四大重点疾病，医家颇为重视。疳积乃其一，多由小儿恣食肥甘，脾脏虚损，渐成积滞，以致耗伤形气，津液消亡，日久成疳。所以这是一种慢性衰弱性疾病，治疗较为棘手。家传疳积散是一首治疗疳积的验方，从药物组成来看与《证治准绳》集圣丸有相似之处，但本方的特点是突出了补气醒脾和安神宁心等作用。而且本方经临床使用安全方便、疗效可靠。

体会：本方对疳积轻证服药数次症状可明显改善，重证服药2～3周即效。

方剂来源：北京中日友好医院杨梦兰教授家传方。

14. 小儿伤食方

药用：黑丑、白丑各等份。

用法：将黑丑、白丑炒熟，碾筛取头末，以一撮药末合红糖少许服下，大便微见溏，鼻下人中两旁如韭叶之红线立消，喜进饮食而愈。

功用：消积导滞。

主治：小儿伤食，不思饮食，时发热或口臭。

治验：唐女，2岁，2008年冬初诊。发热伴口臭1周，大便干结已2日未行。观其鼻下人中两旁垂两条如韭叶之红线，指纹沉滞紫黯、络达气关，舌红苔黄味秽。属饮食积聚，腑浊不泄之证。治宜消积导滞。予黑丑、白丑各30g，炒熟碾筛取头末，用三指取一撮药末合红糖少许服下，约两小时许，儿喊腹痛随之在院子里拉下稀便，腹痛止。次日依原量更一服，泻下酸臭稀便多量，见鼻下人中两旁垂两条如韭叶之红线消失，发热口臭亦瘥。

按： 因与红糖拌服故患儿易接受。屡经投治，效若桴鼓。

体会：小儿伤食，临床多见鼻下人中两旁发炎，可见垂两条如韭叶之红线之现象，有些小儿会出现，可有些小儿不会出现，但时发热、不思饮食或口臭之症则为使用本方可据之明征。

方剂来源：中国中医研究院岳美中教授之邑人同道高聘卿先生所传，由岳老授方。

15. 龈交穴放血治疗急性腰扭伤

龈交穴部位：上唇内齿龈缝中。

取穴：在上唇之内，从门齿缝之上约三分，龈内略凹处取之。

功用：活血疏络，畅督止痛。

主治：急性腰扭伤。

治法：急性腰扭伤患者，在上唇系带上，可见有小米粒大小质地较硬的白点。治疗时，把上唇翻起，在上唇系带端门齿微上方，在督脉之龈交穴上，用三棱针刺放出黑血即可。

疗效观察：当三棱针刺放出黑血后，腰痛立止，多数一次而愈。亦有少数一次不愈者，可配合针刺人中穴，则疗效100%痊愈。

治验：1968年曾治一农民因急性腰扭伤而不能行动，当即翻起患者上唇，确见其上唇系带上有小米粒大小质地较硬的白点，遂用左手大、食指捏起白点，右手以三棱针刺破白点，并挤出黑血，继以开水一杯饮下。此时令患者活动腰肢，自述腰已不痛，活动如故。

按：此法治疗急性腰扭伤简便快速高效，不仅容易掌握而且价格低廉，适宜于农村基层地区推广。

体会：在治疗急性腰扭伤的同时，由于同处督脉，有些病人反映随着治腰所患痔疮也不同程度地有所减轻。

方剂来源：1964年冬，笔者从医学杂志上抄录。

16. 治顽固性胃痛方

药用：香附米20g、广郁金10g、金铃子9g、延胡索9g、白檀香4.5g（后下）、紫丹参15g、春砂仁4.5g、台乌药9g、炙百合15g、制乳香6g、炙甘草15g、鲜生姜9g。

加减：痛甚加苏梗9g、沉香3g（冲服）。呕吐者去炙甘草，加姜半夏9g、代赭石12g（先煎）。

服法：水煎服。

功用：活血理气，疏肝和胃，温中散寒。

主治：胃脘痛，脘胁痛，慢性胃炎。

治验：赵某，女，36岁，农民。患胃病十余年，久治不愈。本次发病胃痛难忍，伴见四肢厥冷，口唇青紫。其家属邀余往诊。除上述见症外，其舌质黯、苔白滑，脉弦紧。急予此方加葱白一剂，开水急煎5分钟后，用汤匙少量边服边煎，频频热服约20分钟，四肢转温而疼痛缓解。持续服药30分钟后，痛止而欲索食面糊。

按：本方香附用量独重应为君药，《本草纲目》谓香附"利三焦，解六郁，消饮食积聚，痰饮痞满，附肿腹胀。"又云"香附之气平而不寒，香而能窜，其味多辛能散，微苦能降，微甘能和，乃足厥阴肝手少阳三焦气分主药，而兼通十二经气分。"同时又与丹参饮、金铃子散、百合乌药组合，对日久不愈的顽固性胃痛疗效突出，止疼效果尤为显著，大多在服药后40分钟内疼痛缓解或消失。

体会：本方对于气、瘀、寒等三种原因导致之胃脘痛及脘胁痛疗效尤佳，特别是对"久痛入络"且时日既久之顽固性胃痛不失为一首特效良方。本方对因于气、瘀、寒造成的妇女经行腹痛亦有良好作用。

方剂来源：七十年代初，由一民间老中医所授，经笔者多年验证改进而成。

17. 地 丁 散

药用：生地、公丁香、麦冬、乌梅、五味子、党参、白术、厚朴、陈皮、甘草、黄连。

用法：水煎服。

功用：益胃养阴，健脾行气。

主治：顽固性胃脘痛，胃痉挛，萎缩性胃炎，慢性胃炎（属胃阴不足者）。

治验：付某，女，34岁，护士。患萎缩性胃炎三年，素胃脘灼痛，嘈杂口臭，嗳气腹胀，易饥，好冷食，大便干稀不调，舌质红，苔薄黄中心光剥，脉细数。按胃阴不足，胆胃失和论治。予地丁散加减：

药用：生地15g、公丁香1.5g、麦冬15g、乌梅20g、五味子3g、党参9g、白术6g、厚朴9g、陈皮6g、甘草6g、黄连6g、荷叶9g。3剂，水煎服。

二诊：药后胃脘灼痛明显好转，腹胀亦减轻，但嘈杂嗳气吞酸依旧，上方去乌梅、厚朴，加吴茱萸5g、煅瓦楞20g，5剂，水煎服。

三诊：诸症大瘥，大便规律成形，应患者要求配成药缓服。

药用：生地15g、公丁香1.5g、麦冬15g、乌梅20g、五味子3g、党参9g、白术6g、怀山药15g、扁豆12g、厚朴9g、陈皮6g、甘草6g、黄连6g、荷叶9g、百合20g、台乌6g、吴茱萸5g、煅瓦楞20g、元胡6g、生麦芽9g、鸡内金10g、桂枝6g、蒲公英20g、茵陈15g。6剂，碾细过筛，炼蜜为丸6g重，每服1丸，一日三次。

按：本方之特点益胃阴降浊气，补肝健脾，清胆和胃，益气养阴。对胃阴不足、浊气不降而引起的胃脘痛有良效。

体会：胃脘痛，必久痛入络，本方若少佐入活血药对胃痛久者止痛更速。

方剂来源：朱南山家传方。

18. 加味治痰方

药用：雪梨汁一杯、生姜汁四分之一杯、生蜂蜜半杯、薄荷细末一钱、绿茶一撮。

用法：将上五味和匀，盛容器中，隔水慢炖一时许。

服法：趁热任意与饮之。

功用：清热润肺，降气化痰。

主治：热痰，顽痰，痰核，咳喘。

治验：曾见一乡间老中医治一5岁男童，患哮喘3年，喉间痰滞咳吐不利，呼吸迫促张口抬肩，舌红苔黄，脉滑数。先予治痰方，药用：雪梨汁一杯、生姜汁四分之一杯、蜂蜜半杯、薄荷细末一钱。上四味调匀盛容器中，隔水慢炖一时许。嘱徐徐与饮之，1小时许小便增多，继则痰能咳出，随之哮喘缓解。后以辨证方药投之而喘息得平。

按：本方雪梨汁清热润肺为方中主药；生姜汁降气化痰为辅佐；薄荷辛凉宣肺、利咽开痰结；绿茶苦甘微寒、下气消食、强心利尿去痰热；蜂蜜采百花之精英、合露气以酿成，味甘性凉，清肺润肠以泄热。诸药协同具清热润肺，降气化痰，利咽开结，下气消食，强心利尿，通腑泄浊之功。

体会：本方疗效可靠，治痰起效快。《幼幼集成》治痰方，陈复正谓其"降痰如奔马之速"。因为我亲历了此方疗效，所以我在以后用此方的过程中，总结出加入绿茶一撮（约3克）则疗效更速。

方剂来源：本方原为《幼幼集成》治痰方，经加入绿茶而成加味治痰方。

19. 升麻银翘汤

药用：升麻15g、金银花30g、连翘30g。

用法：①轻症：一日一剂，水煎两次，含漱及内服各半剂。②重症：一日二剂，各水煎两次，含嗽及内服各一剂。③久虚者酌用。

功用：清热解毒，升阳散火。

主治：口腔黏膜扁平苔藓，口腔溃疡，口舌生疮。

疗效：笔者共治疗5例，服药3~5天口腔患部疼痛消失，2周后苔藓逐渐清除。

禁忌：脾胃虚寒及阴虚体质者非此方所宜。

治验：王某，女，32岁。患口腔黏膜扁平苔藓年余，患者素嗜麻辣饮食，常觉口舌灼痛不适，两颊黏膜粗糙，呈白色斑块状。舌苔黄厚，舌边潮红有散在溃疡灶。属热毒壅盛。予升麻银翘汤5剂，一日一剂，水煎两次，含漱及内服各半剂。二诊，口舌灼痛消失，且溃疡灶亦有愈合，舌苔减退，两颊黏膜较前稍变薄。原方加三七6g，5剂，用如前法，以更进一步。三诊，诸症大瘥，拟二诊方加龟甲15g、肉桂2g（分次冲服），5剂，服如前法。药后苔藓消除，基本痊愈。

按： 口腔黏膜扁平苔藓是一种伴有慢性浅表性炎症的皮肤黏膜角化异常性疾病。杨老将其归属于口舌生疮等一类疾患范畴。他总结了孙思邈"疮出烦疼，热毒盛者，用升麻治疗"的经验，及《本事方》治疗口舌生疮方（升麻30g、黄连0.9g为末，绵裹含咽）的疗效。并根据升麻"主解百毒而升阳散热"而创立"升麻银翘汤"。

体会： 口腔黏膜扁平苔藓是口腔科常见病，但治疗较棘手，而本方仅是心胃实热型扁平苔藓的一种治法，对于其他证型，应根据患者个体差异谨遵辨证而灵活选方。另外，本病的服药方法以含漱慢咽为最有效方式。

方剂来源：甘肃省中医院已故名老中医杨作谋先生授方。

20. 消臌蛤蟆散

药用：大蛤蟆一只、砂仁适量、雄猪肚一具。

用法：将大蛤蟆和雄猪肚用清水洗干净，用刀剖开蛤蟆并去掉内脏，纳砂仁于内（必须填满），用丝线绳缝严，再将其置入猪肚内，把猪肚口扎紧，放砂锅内慢火炖煮，待猪肚熟透，将蛤蟆与砂仁焙干研末备用。熟猪肚趁热在当天内分次吃完，并饮其煎猪肚所剩之汤。从第二天开始冲服药末6g，一日三次。

禁忌：百日内严戒房事及生冷、食盐。

功用：醒脾和胃，温中利气，除胀消满。

主治：臌胀（气臌）。

疗效：本方到第三天才开始见效，一般一剂痊愈，若未痊愈可再服一料。

治验：罗某，男，42岁，铁路工人。1989年夏因腹胀而就诊，自叙间断腹胀数年，诸药不效，始于郁怒。询其二便尚可，腹部触软，生气或过食胀甚，舌淡红、苔薄白，脉濡缓。观其近年所服之药方，寒、热、温、凉之品皆尝遍，下、和、温、清、补、消数法均已施。甚感棘手，考虑暂停服一切药品，令其先用艾条灸中脘、神阙（隔花椒灸）、足三里、肾俞穴，每次

30 分钟，5 日后再议。越 5 日，其人来曰有小效，嘱继续施灸并予蛤蟆散方，让其如法炮制，如法缓服。半月后偶见其于市，云效果明显，近日腹胀未作。嘱依原方再服一剂以利根治。

按：蛤蟆即蟾蜍，俗称癞蛤蟆，其性辛凉微毒，入阳明经，疗疮拔毒、破结、行水，物虽至贱，功效尤宏。吴仪洛谓其"蟾土精而应月魄"，对水臌、气臌均有疗效。得砂仁温中利气，伍猪肚以脏补脏，醒脾和胃，除胀消满之力更胜一筹。

体会：吾地近年由于生态平衡严重破坏，蛤蟆较以前难觅，故近年较少用此法。但在乡野河塘仍可捕得，若能如法服用，功效确切。

方剂来源：本方原自林屋山人《验方新编》虾蟆散，后经笔者临床验证改进而成。

21. 鼻 渊 方

药用：核桃仁两个、白砂糖 15g、酥油 15g、鸡蛋一个、砖茶 15g。

用法：先将核桃仁、白砂糖、酥油放入杯内，再将鸡蛋打入（弃蛋壳不用）杯中，然后把砖茶另外浓煎，以浓茶水注入盛药杯内，趁热空腹顿服，每天早晨服一次，一日一次，连服十天左右。

功用：清肺泻胆，排脓利窍。

主治：慢性鼻窦炎。

疗效观察：服药初期，鼻腔会流出大量味秽色黄的脓性分泌物，当继续服药则脓性分泌物逐渐减少，直至全无。此时头轻窍利，一如常人，即便再有感冒亦不复发。

治验：1998 年春，曾治一临夏州慢性鼻窦炎患者，来天水探亲时就诊。云其已患慢性鼻窦炎六年，旋治多处不愈。刻诊：马某，男，42 岁，回族。体丰面赤，头额疼痛，目不欲睁，息粗声瓮，鼻塞不闻香臭，流涕黄浊若脓，舌红苔黄，脉滑数。属肺热熏蒸，胆火移脑，风热蕴脓，机窍不利之证。因其家居临夏，酥油取材方便，姑以鼻渊方投之，嘱其返家后按方如法服用，并及时通报服药情况。二十余天后，其天水亲戚来讲，服药时鼻孔流了许多黄脓，味特腥臭，现在鼻涕没有了，鼻腔也通了，现在该怎么办？嘱方中加荷叶 10g 继服五天。后痊愈。

按：慢性鼻窦炎是由风邪引起的嗅觉减退、呼吸不利、头额时痛、鼻塞流涕（甚者鼻中流出腥臭脓性浊涕）为临床常见的一种疾病。初起多为鼻塞，若久则痰热内蕴而移热于脑。鼻渊方根据所用药物实际上是一首食疗方，药材易取，口感甚好，坚持不懈，必能治愈。

体会：本方对迁延不愈的慢性鼻窦炎可起根治之效。但服药应坚持直至痊愈。

方剂来源：甘肃省中医院已故名老中医席良丞先生授方。

22. 婴儿奶癣验方

药用：羚羊角粉1g。

用法：以羚羊角粉1g（挫细粉），加水少许调匀，隔汤炖，取汁4份，分2天内服完。

功用：清肝、肺之火。

主治：婴儿奶癣（亦称婴儿湿疹）。

疗效观察：轻者2剂即愈，重者连服3~5剂。

治验：一吴姓男婴80余天，患奶癣旬余，以两颊及额部为甚，局部皮肤瘙痒，常以头顶母胸蹭痒。曾搽氟轻松软膏，虽能止痒但不根除，请予一诊。视患儿哭闹不安，两颊及额部皮肤红热，间有密集小疹如粟融合成片，亦有搔破流水者，奇痒、烦躁。指纹发紫，舌边尖红。病属婴儿奶癣（湿疹）。其病机乃肝肺火炽，与湿相搏而风乘之。治宜首清肝肺之火。嘱以羚羊角粉1g（挫细粉），加水少许调匀，隔汤炖，取汁4份，分2天内服完。二诊：痒大瘥，皮肤红热均减，嘱原方继用，服如前法。此方共进3剂而愈。

按：婴儿奶癣，亦称婴儿湿疹。本例依发病部位，左颊属肝，右颊属肺，额头属心乃南方火位；肝肺之火炽，则相应部位潮红灼热；搔破流水者湿盛也；风胜则痒，故奇痒难忍；"诸痛痒疮皆属于心"，心者火也。所以本例婴儿奶癣乃"肝肺火炽，与湿相搏而风乘之"为其主要症结。而"羚羊清乎肺肝"，羚羊角善清肝肺之热，本方独以此品单刀直入，清肝泻肺，急挫熇热之锋芒，故收效甚捷。

讨论：本方为董廷瑶教授经验方。董老认为，婴儿奶癣系孕母过食辛热炙煿，热毒浸淫，累及胎儿所致。所以其以热毒为靶点，用羚羊角粉内服治之。另外董廷瑶教授经过长期观察，发现一般婴儿患过奶癣而未及时治愈者，往往童年期容易罹患哮喘。若婴儿患过奶癣而经用本方治疗后，未见有哮喘发作。所以初步认为，本方有助于对小儿哮喘的预防。应该联想到，这与羚羊角善清肝肺之热的功能相关。

本方临床常用于婴儿湿疹，安全稳妥，疗效可靠，历验不爽。

方剂来源：上海市中医文献馆馆长董廷瑶教授经验方。

23. 神 仙 粥

药用：糯米 50g、生姜 7 片、带须葱白 7 茎、米醋半盏。

用法：先将糯米和生姜放进砂锅，取河水二碗，于砂锅内煮一、二沸；其次放入带须葱白，煮至米熟；再把半盏米醋加入其中，搅和均匀即可。接着令患者趁热吃粥，或只喝粥汤亦可；食毕后，让其于无风处覆被睡卧，以微汗出为度。

功用：扶正养胃，辛温解表。

主治：老人感冒或体虚而感触风寒。

治验：有李姓七旬老翁，罹患感冒三日，症见时洒淅恶寒，鼻塞流涕，头痛腰痛，肢节拘紧，舌淡薄白苔，脉沉紧。证属体虚感寒之象，治宜扶正解表，嘱以神仙粥原方如法服用。药后汗出而愈。

按：本方适用于老人伤风夹寒者，方中糯米扶正养胃滋汗源，生姜、带须葱白辛温发散驱风寒，米醋酸收为兼制、以防过汗，取河水煎煮意在去邪而不留湿。全方平稳妥帖，以糜粥之名行疗病之实，实为制方高手。为了便于记忆，曾有歌诀曰："七个葱白七片姜，一把糯米熬成汤，煮熟兑入半杯醋，伤风感冒保安康。"

体会：本方优点在于安全效速而取材方便，亦具简、验、廉之特点。岳美中教授生前谓此方："治疗老人风寒感冒功逾麻黄（指麻黄汤）"。其实，笔者以为本方主要针对虚人感冒而设。体虚之人，精气屡夺而不足，腠理疏松而汗自出，方中带须葱白辛温发散功同桂枝，米醋酸收效似芍药，糯米扶正，糜粥培胃气以纳谷气，服神仙粥后覆被醋睡，在微微的汗出中达到营卫之气和谐，而感冒自愈。所以神仙粥更像是疏风散寒、调和营卫的桂枝汤。

方剂来源：清人吴翌风《灯前从录》载方。书云："神仙粥专治一切感冒症，如风寒、暑湿、头痛、骨痛，并四时疫气流行等。凡初得病二三日者，服之即解。法用糯米半合、生姜五六片、河水两碗，于砂锅内煮一二滚后，次入带须葱白五六个，煮至米熟，再加酸醋半小盅，入内搅匀，趁热吃粥，或只服粥汤，于无风处睡，以出汗为度。"已故大医岳美中先生经实践将此方用量做了变通，屡以此方治疗老人感冒，多获良效，故甚为推崇。

24. 皮肤瘙痒效方

药用：连翘 10g、焦栀子 10g、荷叶 10g、白鲜皮 20g、地肤子 20g、防风 12g。

用法：水煎服。

功用：消风、除湿、清热、止痒。

主治：皮肤瘙痒。

治验：纪某，男，43岁，地质工人。2006年11月门诊。周身肌肤瘙痒难忍，被搔烂处斑痕累累，入夜尤甚，心急火燎，煞是难熬。此乃常年野外奔波，风邪侵袭，居处潮湿，风湿相搏，营卫郁滞，蕴而化热使然。清热疏风除湿活血当为上策。选用：连翘10g、焦栀子10g、荷叶10g、白鲜皮20g、地肤子20g、防风3g、炙麻黄6g、杏仁6g、薏苡仁30g、生甘草6g、红花10g。三剂，水煎服。并用服完药滓重煎液敷洗痒甚处。如此加减进十余剂而痊愈。

按：本例根据患者个体特点，选用皮肤瘙痒效方合仲景麻杏苡甘汤加红花治疗，取得了满意效果。临床使用证明，本方止痒适用范围广，不论何因致痒，只要病机相吻合，投之立效。方中连翘、焦栀子清心解热除烦（诸痛痒疮皆属于心）；防风宣肺祛风开玄府（肺合皮毛）；白鲜皮气寒善行、味苦性燥、擅除肌肤湿热（以皮治皮）；地肤子去皮肤中热气，能散皮肤恶疮。唯荷叶出污泥而不染，独善升清而宣散郁火（火郁发之）。药仅六味，共臻消风、除湿、清热、止痒之功，其效不菲。我国著名的中西医结合专家裴正学教授对此方甚为推崇，曾自编歌诀"荷连山、白地风，各种痒症有奇功"以便记忆。

体会：此方笔者每投于临床屡验不爽，是一首久经磨砺的止痒效方，如果能够根据患者具体情况灵活应变则疗效更佳。

方剂来源：京城儿科专家周慕新创制，北京市中医院儿科滕宣光授方。

25. 益肾蠲痹丸

药用：（1）熟地、当归、仙灵脾、鹿衔草各120g，炙全蝎、炙蜈蚣各24g，炙乌蛇、炙蜂房、炙土鳖虫、炙僵蚕、炙蛴螬虫各9g，甘草30g。共碾极细末备用。

（2）生地、鸡血藤、老鹳草、寻骨风、虎杖各120g。

用法：先将（2）方煎取浓汁，与（1）药末泛丸如绿豆大小，每服二钱，一日两次，食后服。

禁忌：妇人经、孕期禁服，过敏体质者慎用。

功用：补肾壮督，舒筋健骨，祛风除湿，散寒止痛，蠲痹通络。

主治：类风湿关节炎、增生性脊柱炎、顽痹。

治验：刘某，男，52岁，清水县农民。患痹证十余年，关节疼痛加重一月。肢体不利，关节疼痛，筋骨僵硬，行则挂杖，6 年来服中西药无数，但病仍未除。今由儿子陪同来诊。按本虚标实，久病入络论治。投益肾蠲痹丸，依原剂量如法制服。第一料药服完关节疼痛大为减轻，僵硬感亦好转。患者要求原方继续配服，故仍投益肾蠲痹丸，依原剂量如法制服。先后共配服四料，痹痛至今未作。

按：本方极大地发挥了虫类药的治疗作用，这是朱良春教授用药特色之一，朱老毕生以治疗痹证而著称，方中熟地、生地、当归、仙灵脾、鹿衔草补肾养血、强筋健骨为君，故用量独重。炙全蝎、炙蜈蚣等七味虫类药具有双重作用：由于其为血肉有情之品，所以其扶正补益力强；又因为其有搜剔经隧顽邪之功，故攻逐祛邪力峻。另外，诸药合和成丸，寓峻药缓服之义，这些都是本方的最大特点。

体会：朱良春教授认为类风湿关节炎、增生性脊柱炎均属痹证范畴，其本在肾，其标在风、寒、湿、热诸邪。故益肾壮督治其本，而蠲痹通络治其标。益肾蠲痹丸就具备这种理念。以益肾蠲痹丸独特的配方，笔者以其每投于临床均能获得满意疗效，且屡用屡验。此前我用益肾蠲痹丸治疗一例病史有 8 年的痛风，按原方配制，至今未作痛。

方剂来源：江苏省南通市中医院朱良春教授授方。

26. 愈 痢 散

药用：大黄、肉桂。

用法：将大黄、肉桂共研细末，温开水少量化服。服药后，再服糯米稀粥一盏。

功用：扶正达邪，温里通下。

主治：正虚邪实的小儿迁延性菌痢，以及小儿急性菌痢经抗生素治疗无效者。

治验：一男童 5 岁，患痢十余天，经输液等抗生素治疗时轻时重。刻诊：精神萎靡，身见微热，口干臭，时腹痛，痛欲便但泻无多，里急后重，赤白夹杂。舌质红、苔黄厚花剥，脉滑数。证属气阴亏耗，气滞营伤，湿热食滞并积阳明之象。予愈痢散：大黄 10g、肉桂 5g。共为细末，分两包，用温开水先化服一包，尔后继服糯米稀粥半杯。服后约半小时，患儿诉腹痛欲便，即与痰盂坐便，泻畅并排出赤白污便约小半痰盂，顿觉腹部轻快，后以糯米稀粥调养。次日将所剩一包药仍以前法服下，并药后糜粥。过一小时许，又泻稀便，量可无秽味，但仍有少量黏液，便爽无腹痛。继以糯米稀粥调养。本着"大积大聚，其可犯也，衰其大半而止"之旨，予以停药食养，嘱此后数天内只以糯米稀粥、莲藕粉糊、小麦面糊糊为主要食品。痢痉愈。

按：治痢之法"通因通用"是也，非通不能行滞，非通后重不除，然久痢体力消耗太过而虚不胜"通"，只有通补结合、寒温并用，方可蠲除阳明宿积脓血。方中肉桂辛温暖中扶正，大黄苦寒逐邪泻浊，糜粥甘缓养胃益阴，区区三品，各行其道，自尽其功，法备万全，真医中翘楚也。江育仁教授云："肉桂性温理气，监制大黄之苦寒，得脾阳之鼓舞，而助大黄推荡之力，达到相辅相成的协同作用"。

体会：本方原为江育仁的师傅所制，经江育仁教授改进服法而成。江老常用于小儿迁延性菌痢，以及小儿急性菌痢经抗生素治疗效差者，屡获良效。

方剂来源：江苏省中医院江育仁教授授方。

27. 顽固性偏头痛方

药用：白芷、僵蚕各 18g，生川乌、生草乌各 3g，制川乌、制草乌各 3g，甘草 6g。

服法：上药共研细末，每服 3g，一日三次，清茶调服。

功用：散风寒，除积冷，通经络，止顽痛。

主治：风寒所致之顽固性头痛。

治验：王某，男，54 岁，农民。1982 年 9 月一诊。偏头痛五年，始于感冒，被寒加重，头痛甚则手足发凉，头部如物紧箍，目不欲睁，涕唾俱出。舌质淡紫，水滑苔，脉沉紧。乃沉寒痼冷，脑络失和之证。宜驱寒温经，和络止痛。予：白芷、僵蚕各 18g，生川乌、生草乌各 3g，制川乌、制草乌各 3g，甘草 6g，川芎 6g。共研细末，每服 3g，一日三次，清茶调服。服药当天头痛减轻，服药次日目能睁，涕唾俱减，头部紧箍感消失。嘱继续服药一周头痛痉愈。

按：本方制川乌、制草乌大辛大热，散风除积冷；生川乌、生草乌止痛速而有神效；白芷辛香、祛风止痛并引诸药上行于脑；僵蚕祛风疾而通经络；甘草解乌头之毒且祛邪而不伤正；以清茶调服乃取其茶叶味苦性寒兼制乌头之燥热。加入川芎活血通络而止痛、辛香走窜达厥阴，兼具川芎茶调散之意。

体会：本方药少而精，用于风寒所致之顽固性头痛屡用屡验，一般六天定痛，半月根除。《张氏医通》云："头痛数岁不已，当有所犯大寒。"《素问·举痛论》："寒气入经而稽迟，泣而不行。"对于沉寒痼冷，脑络失和者多效。另外，方中川乌、草乌生熟等量并用，突出了启沉寒、止顽痛的治疗宗旨，亦为制方的一大特点。

治法来源：南京中医学院教授张泽生授方。

28. 白带经验方

药用：土鸡蛋四个、荞麦面 200g。

用法：将鸡蛋打破，倾蛋白、蛋黄入荞麦面中，用砂锅炒至老黄色，勿令炒焦，然后研为细末，早晚每服四钱。腹痛、腹胀者用小茴香煎汤为引；腹不痛、不胀者用淡盐水为引。

禁忌：服药期间忌食生甘草、大枣。

效验：轻者一料即愈，重者更服至痊愈。

功用：除湿健胃，益气补血，清热除烦，化浊固带。

主治：女子赤白带下，男子白浊。

治验：方某，女，42岁，陇南农民。1977年下乡，医疗队查出患盆腔炎、宫颈糜烂，至今已三年余。症见带下色黄，气腥味秽，腰痛腹胀。其云因经济拮据而疏于治疗，听说此病最后可变成癌症，才慕名前来治疗。经仔细诊查，属气血两虚，脾运不健，湿浊下注，久蕴酿热之带下病。符合傅氏白带经验方之适应证，故予原方投之，严格如法配制，嘱用小茴香煎汤为引。可连用两剂，以观消息。

一月后，方某又领其姗娌与妹子二人来诊其他病，说上方服了三付，现在病已经好了（黄带消失，腹已不胀），就是腰还有些痛，遂疏益肾丸，药用：黄芪 30g、当归 9g、狗脊 20g、续断 20g、桑寄生 15g、木瓜 15g、鹿角霜 10g、香附 9g、升麻 5g、怀牛膝 15g。七剂，玉米须煎水熬药。并嘱每天嚼服核桃 6 枚，缓嚼与口津徐徐咽下。

按：傅山白带经验方，方中荞麦面甘平微寒，除湿健胃，降气宽肠，益气力，消热肿，治脾积泄泻，疗白浊白带。鸡蛋清味甘微寒，除伏热，止烦满，消水肿，下血闭。鸡蛋黄甘温，利小便，除烦热，补阴血，解热毒。古有十女九带之说，多因湿浊下注而为。此方不热不寒，有健脾补正、除湿清热之功，堪称平淡奇效之方也。

体会：本方系山西阳曲县西村一带流传的傅山验方，由山西省中医研究院白清佐名老中医运用于临床，疗效卓著，和平稳妥，简便易行，特公诸于世。笔者每用此方治疗女子赤白带下及男子白浊应手取效，且以食疗愈疾，病家乐于接受。

方剂来源：《傅山验方秘方辑》载方。据《本草纲目》载："魏元君济生丹，治男子白浊，女子赤白带下，用荞麦炒焦为末，鸡子白和丸梧子大，每服五十丸，盐汤下，日三服。"可以看出本方乃由济生丹变化而来。

29. 通 幽 汤

药用：柴胡、枳实、白芍、炙甘草、生白术、生地、升麻、百合、威灵仙、紫菀、淮小麦。

功用：养阴和营安神，健脾和胃行津，疏肝达肺舒郁，润肠宣痹开结。

主治：大便难，包括大便干如羊矢，或秘而不坚，或滞而不爽。特别对承气汤治疗无效者良。

治验：成某，男，54岁。多年来以便秘为苦，初以承气辈、番泻叶多效，继则便更难，前法罔效；予麻仁通便丸或可效，但不久复如故，渐至秘而不出。今已一周未便，痛苦不已。窃疏通幽汤原方三剂，水煎服。服药当天，至圊便通流畅。此后数日均自觉入厕而便爽。便索此方间或服之，至今便畅不秘。

按：方中柴胡、枳实、白芍、炙甘草为仲景四逆散，有疏肝养血、舒郁行气之功，其中君药柴胡《本草经》谓其主"饮食积滞，推陈致新"；生白术除脾湿而助运化，强化"脾为胃行津液"之功能，使体内水津偏渗大肠而大便濡畅，为阳结者佳。现代医学通过用白术煎剂对动物离体肠管的兴奋运动观察研究认为，白术具有通便与止泻的双向调节作用。而这种双向调节作用不只与肠管功能状态与所处之人体内环境有关，而且与自主神经系统有关。生地多汁滋腻，润肠而增水行舟，为阴结者良。紫菀辛散苦泄，入太阴肺而宣肃燥金，《本草正义》谓其"紫菀柔润有余，虽曰苦辛而温，非燥烈可比，专能开泄肺郁，定喘降逆，宣通窒滞。"其辛散苦泄、润燥柔金、开泄肺郁、宣通窒滞之功非此莫属。百合味甘微寒，润肺清心，与紫菀遥相呼应，一温一寒，一燥一润，相辅相成。然百合尤长滋养乾金之体而肃降用事，亦能清心肺之热而宁心除烦，对志郁化热而便难者奇效。淮小麦味甘微寒，麦为心谷，功在补心气而和营安神以除烦、补益脾气而能治少寐多渴；心志定则血活脉畅神机能达，魄门开阖有制。升麻者升清也，欲降先升，此之谓也，非清升浊阴不降，无升则枢机不启，全方此药量最轻但作用独重，实为全方之肯綮。方药结构合理，立意新颖，总揽全局，重点突出，对因气结、阳结、阴结、心理因素等引起的大便难多有效验。

体会：《素问·五脏别论》云："魄门亦为五脏使"。大便的排泄，与肝之疏泄、心之主血、脾之运化、肺之宣肃、肾司二便有着极为密切的内在联系。本方中主肝者有柴胡、白芍，主心者有淮小麦，主脾者有生白术、甘草，主肺者有百合、紫菀，主肾者有生地，可谓五脏皆治、深合经旨。笔者经过长期临床实践总结而成，它吸收了蒲辅周用治通便的四逆散法、魏龙骧用治通便的生白术法、民间用治通便的紫菀通便散法，结合自己经验完成组方。经多年临床应用，平稳而疗效确切，深受患者称道。

方剂来源：笔者自拟经验方。

30. 三 皮 汤

药用：桑皮 6g、青皮 6g、陈皮 6g、清半夏 6g、白茯苓 6g、甘草 6g、当归 6g、川贝母 6g、五味子 6g、杏仁 6g。

服法：第一天晚上煎服第一剂头煎（药滓存备）；第二天早上煎服第二剂头煎（药滓存备）；第二天中午煎服第三剂头煎（药滓存备）；第二天晚上把所存备的三剂药的药滓同置于砂锅中，加清水再次煎熬，候煎成，滤汁顿服。

忌宜：每次服药后，即饮一杯冰糖水。治疗期间禁用烟酒及饮食辛辣之品。并七日内远房帏。

功用：清肺，化痰，止咳，平喘。

主治：咳喘，老年性支气管哮喘，老年慢性支气管炎。

治验：王某，女，56 岁。1981 年 11 月一诊。患慢性支气管炎多年，入冬来咳喘更甚，恶寒，多痰，胸脘胀闷，纳呆，面肢浮肿，舌黯紫，边有齿痕，水滑苔，脉沉紧。曾服小青龙加味数帖，恶寒已，浮肿稍轻，痰少喘暂安，但咳嗽甚剧，予金水六君煎、苓甘五味姜辛汤等咳不止，遂投三皮汤 2 剂，服药当天一夜未咳，后继服 3 剂而安。

按：此方用药平淡无奇，但对久治不愈之咳喘实有意想不到的疗效。方中桑白皮泻肺平喘，青皮行气散积，清半夏和胃降逆，甘草润肺止咳，白茯苓健脾助肺，当归和血通脐，五味子敛肺纳气，杏仁止咳定喘，川贝母止咳化痰，冰糖甘缓和中而润肺止咳。诸品合用功在清肺、化痰、止咳、平喘。对咳喘、老年性支气管哮喘有良好的治疗作用。

体会：本方原为民间流行的治疗哮喘的经验方，其原方组成为：青木、双皮、半夏、西茯苓、甘草、当归、川贝母、杏仁、五味子。后经各方辗转传抄，直到陈老七十年代传与吾时已成今天介绍之方。但其疗效堪与前方媲美，故至今沿用不衰。考方中青木乃青木香，即马兜铃的根，味苦微辛、性寒，功能顺气、止痛、解毒、消食、降血压、祛风湿；而马兜铃则入肺、大肠经，有清肺、止咳、降气、平喘之功。

方剂来源：甘肃省天水市已故名老中医陈伯祥先生授方。

31. 慢性肾炎方

药用：茯苓皮 30g、大麦仁 30g、赤小豆 30g。

用法：先将茯苓皮煎水，再用此水把大麦仁、赤小豆熬成稀粥，趁热喝粥吃豆，早晚各服一剂，连服一、二月可根除。

功用：健脾助肾、益气利湿。

主治：慢性肾炎、浮肿、妊娠水肿。

治验：方某，女，17 岁，中学生。患慢性肾炎年余。症见面肢浮肿，恶风脘痞，小便不利，腰痛隐隐，尿检：潜血（+）、蛋白（++）。据其母云，曾服了许多药，尿潜血时有时无，而浮肿和尿蛋白也经常不消。当即便介绍让服慢性肾炎方原方，特别叮嘱先坚持服药一月后再化验小便，并注意保暖切勿感冒。刚满一月，母女手持化验单前来诊室，刚一见面其母笑云："您的药真神，花钱不多但浮肿消散了，而且娃娃吃饭也有胃口了。"我接过化验单一看，潜血（-）、蛋白（+）。让其按原方再坚持服两个月，此后一直再未见浮肿，而且诸项化验也正常。

按：方中茯苓皮健脾除湿、利水消肿，大麦仁味甘微寒，"补中除热、久服令人多力健行"（吴仪洛语），赤小豆行水消肿、治一切热毒痈肿。三药合用补虚益中、清热消肿，甘淡可口、老少咸宜。特别对久治不愈的浮肿、疗效尤佳。吾于临床恒用之。

体会：杨钟峰先生所制慢性肾炎方实系多年临证之结晶，此方平淡无奇，贵在坚持服用，药简效宏、价廉适口，是一首疗效确切的好方剂。

方剂来源：甘肃省天水市已故名老中医杨钟峰授方。

32. 止搐麻散

药用：生川乌、生草乌、生南星、生半夏、生天麻、生附子、生天雄各 0.6g。共研为细末，分作十二包。

用法：发病时，用黄酒冲服一包。

禁忌：此药有毒，须慎用，不可过量。素阴血亏虚者禁服。

功用：疏风止痉、温经舒络。

主治：鸡爪风、搐麻症。

治验：上世纪 70 年代初，在乡下曾治一 43 岁男性患者刘某，自述有一次进山狩猎，刚发现猎物准备去射击时，突然手如鸡爪扣不了扳机，只好放弃，几次都这样。回来之后感觉两手指麻木，有时复如鸡爪，须搓热后方可恢复。曾服钙片及不少中西药，仍不定期发病，没有减轻迹象。一熟人介绍前来诊治，观其身体魁梧，纳寐正常，亦无贫血指征，测血压正常，似无所苦。遂疏止搐麻散原方且试之，服如原法。不料，一月后患者来见，喜形于色，云："从服此药后共发作三次，都在开始服药的几天，从第三次犯病到现在已经半月没有发作"。既效，嘱原宗此法，不犯不服，若发则如法再服。此后刘某常领家属来看病，再未提及，有次诊余询问，说自服了三次后就彻底治愈了。

按：此方对有些不明原因的手足搐麻及鸡爪风之类病症疗效不菲。笔者特别在七八十年代较为常用，因为价廉效著、服用方便。方中除天麻外其余六味均有毒性，而且都以生用。具有良好的疏风止痉、温经舒络作用，临床屡验不爽。

体会：止搐麻散突出了如下特色：①毒药集中。②诸品生用。③反药同用。④峻药小量。⑤黄酒报使。⑥发时服药。折衬出制方者的胆识和学识之过人，非智者莫敢为之。

方剂来源：甘肃省天水市已故名老中医雷蓬仙授方。

33. 骨科洗方

药用：木鳖子 15g、当归 9g、红花 9g、透骨草 15g、生半夏 15g、乳香 9g、没药 9g、伸筋草 15g、骨碎补 15g、赤芍 9g、桂枝 9g、葱须 50g。

用法：共为粗末，装布袋内封口，置热汤中浸洗患部。

功用：活血止痛，舒筋治络，温经祛风。

主治：筋骨外伤。骨折、软组织损伤而出现局部肿痛、活动不利者。

禁忌：皮肤破损者禁用。

疗效：本方对骨折、软组织损伤而出现局部肿痛、活动不利者疗效满意。

治验：余某，男，15岁，中学生。因打篮球而致上臂软组织挫伤，局部肿胀疼痛，因本人拒绝服药，故以此方外洗，一日两次。洗三天肿消疼止，五天活动自如，七天恢复如故。

按：本方木鳖子大毒，有通经络、消结肿、止疼痛之效，与乳香、没药相伍止痛作用更强。当归、红花养血活血。伸筋草、透骨草舒筋活络。骨碎补补肾、强筋骨、续绝伤。生半夏豁痰散结。桂枝、赤芍化气调阴阳。葱须用量独大，意在温经、通阳、开玄府。诸药协同外洗，对筋骨外伤，骨折、软组织损伤而出现局部肿痛、活动不利者有显著疗效。

体会：由于方中木鳖子、生半夏均为大毒之品，故本方对皮肤破损者断不可用，以防中毒。如能配合内服药则疗效更佳。

方剂来源：甘肃省天水市已故名老中医陈汉三授方。

34. 一味秘精汤

药用：分心木 15g。

功用：固肾涩精。

主治：遗精，滑泄无度，精关不固。

用法：用水一茶盅半，煎分心木至多半茶盅，临睡前顿服。

治验：尤某，男，25 岁，乡政府干部，1999 年 10 月。患遗精 4 年，上大学时曾有手淫史。此前因羞于启齿，自己上网查找已服过不少补药，但并无寸功。一个偶然机会，在乡下巧遇，吃饭间其无意间流露出以遗精为苦。因为他工作的地方盛产核桃，所以吾就随口说与了此秘方及服用方法，为了让他引起重视，亦把此方的出处如实相告，并且嘱咐今日备药，明日正式服药，一月后来门诊找我。

一月后的一天，我处理完病人正要下班，看见他在门口等我，不等我开口，他说很见效，已经近十天没发生遗精了，并给我带了几斤核桃以示感谢。我让他继续坚持服药，直至病愈。

按：一味秘精汤，乃御医杨继和为光绪皇帝所拟，因为光绪皇帝久患遗精。而分心木系核桃果核内之木质薄片隔挡，它将核桃肉像人大脑一样隔为两半，它吸收了核桃果核之精华，有补肾涩精固摄作用，是民间治疗遗精滑泄的重要药材。考核桃乃胡桃科植物之胡桃，当地俗称核桃。

方剂来源：自《慈禧光绪医方选议》方。

35. 呃逆秘方

药用：姜半夏 10g、生姜 15g、白芍 24g、炙甘草 6g、新鲜鸡蛋 3 只、红糖适量。

服法：药、蛋、糖三者同用冷水煎煮。待药好蛋熟，趁热喝药吃蛋。

功用：平冲降逆，和胃缓急。

主治：呃逆。

疗效：一般 1~2 次即愈，屡试屡验。

治验：黄翁，男，70 岁，胃癌切除术后化疗期间，突发呃逆，频频不止，诸药不效，邀余诊视。见其呃声响亮，知阳明气逆。遂投呃逆秘方试服，药用：姜半夏 10g、生姜 15g、白芍 24g、炙甘草 6g、新鲜鸡蛋 1 只、红糖适量。药、蛋、糖三者同用冷水煎煮。待药好蛋熟，趁热缓缓喝药吃蛋。服后约一个时辰呃逆渐趋缓解。嘱次日依原方继进一剂，此后呃逆再未发作。

按：本方对痰浊引起胃气上逆而导致之呃逆疗效甚好，再者本例属胃癌切除术后化疗期间，因化疗而津液耗伤、营血亏虚，而津亏血少易使消化道平滑肌痉挛引起呃逆。方中姜半夏、生姜豁痰降逆，白芍、炙甘草舒缓平滑肌痉挛，新鲜鸡蛋扶正而保护胃黏膜，红糖矫味而温中活血。

体会：本方只要符合病机，服之无不验者。然红糖不宜过多，否则效果大打折扣。

方剂来源：一民间老中医所授。

36. 治遗尿方

药用：鲜猪膀胱一具、益智仁10g、乌药10g、小茴香10g、鸡内金10g、大青盐10g。

服法：先将鲜猪膀胱洗干净，置益智仁、乌药、小茴香于洗净的膀胱内，再用棉线将膀胱口扎紧，与鸡内金一起放进砂锅内，以清水适度，文火慢煮，至膀胱熟烂，倒出药滓，加入大青盐，然后趁热吃膀胱、喝汤，一日两次，按早晚空腹分服。连服5剂为一疗程。

疗效：一般一个疗程即可治愈。

功用：温肾暖脬，缩泉固精。

主治：青少年遗尿，屡治不效者。

治验：王某，女，17岁，中学生，2011年门诊。尿床十余年，求医不少，百药不效。随着年龄的增长，孩子怕羞，思想有了压力；每值遗尿后，不敢吭声，先用被子捂着，待无人时才拿出去晾晒。久而久之，孩子连在亲戚家睡觉都不敢。予本方加炒枣仁20g，与他药入膀胱内一起慢煮，余法同上。一周后其母来云："您此方真灵验，这几天只尿床一次，孩子病有希望了。"我嘱其按原方再服两剂看情况怎样。

半个月后母女专来告谢，方知原方又服一剂即愈。

按：本例病人，起初因病程达十余年，所以我对此方能否彻底治愈心里没有把握，通过一个疗程的治疗，才坚定了我的信心。此后用于多例尿床者，均取得了满意疗效。

体会：本方属于以脏治脏之法。考猪膀胱，一名脬（亦作胞），甘、咸、寒，无毒。主治梦中遗溺，疝气坠痛，阴囊湿痒，玉茎生疮（引自《本草纲目》）。益智仁，有补肾固精、缩泉、温脾止泻、摄涎唾之功。乌药能直入膀胱经，温肾散寒，对肾及膀胱虚寒引起的小便频数、遗尿与益智仁协同使用有显著疗效；小茴香散寒、暖肝、温肾，理气止痛；鸡内金运脾消积、缩泉止遗；青盐，咸入肾、助水脏，为诸药之引和。诸品合用增强了肾脏的温肾缩泉固精作用。

方剂来源：明·方贤《奇效良方》。

37. 燮理汤

药用：生山药30g、金银花15g、生白芍25g、炒牛蒡子6g、甘草6g、黄连5g、肉桂5g（后下）。

加减法：单赤痢加生地榆6g，单白痢加生姜6g，血痢加鸦胆子20粒（去皮），药汁冲服。

服法：水煎服。

功用：清热毒，和气血，通腑浊，养肝脾。

主治：下痢曾服药未痊愈者，下痢多日，噤口痢。

治验：丘某，男，45岁。患赤白痢十余日，赤多白少，里急后重，身热腹痛，呕恶不食，经住院输液对症治疗病情好转，但赤痢一直未愈。遂邀会诊，观其精神萎靡，乏力懒言，痛苦面容。询其腹时痛，里急后重，赤痢日达5~6至，但量少，仍见虚坐努责，肛门灼热不适，口渴微热，食欲不振（曾服过芍药汤、白头翁汤）。舌体瘦小、质红、尖边有珠点，苔黄腻，脉滑数。证属肝脾阴虚，阳明热盛，腑浊未尽，气血阻滞之象。予燮理汤加味：生山药30g、金银花炭15g、生白芍30g、炒牛蒡子6g、滑石15g、甘草6g、生地榆20g、肉桂5g（后下）、生大黄5g（后下）。2剂，水煎频服。二诊：头剂服甫，随着腹痛加剧，陆续泻下大量如赤冻状物，泄后乏力欲睡。嘱饮食只限稀粥之上清部分，想喝随时与饮之。次日继服第二剂，仍不时有赤冻状物排出，但仅便3次，腹痛减，下坠轻。此后仍以燮理汤增损而愈。

按：燮理汤在久痢、噤口痢、休息痢等顽疾的治疗上疗效确切。药仅七味，各有担当，配伍严谨，力专效宏。对其方义张锡纯是这样叙述的：方中黄连以治其火，肉桂以治其寒，二药等分并用，阴阳燮理于顷刻矣。用白芍者，《伤寒论》诸方，腹痛必加芍药协同甘草，亦燮理阴阳之妙品。且痢证之噤口不食者，必是胆火冲逆胃口，后重里急者，必是肝火下迫大肠，白芍能泻肝胆之火，故能治之。矧肝主藏血，肝胆火戢，则脓血自敛也。用山药者，滞下久，则气化不固，山药之收涩，更能固下焦之气化也。又白芍善利小便，自小便以泻寒火之凝结。牛蒡能通大便，自大便以泻寒火之凝结。金银花与甘草同用，善解热毒，可预防肠中之溃烂。单白痢则病在气分，故加生姜以行气。单赤痢则病在血分，故加生地榆以凉血。至痢中多带鲜血，其血分为尤热矣，故加鸦胆子，以大清血分之热。

对本方的疗效，张锡纯谓"拙拟此方以来，岁遇患痢者不知凡几，投以此汤，即至剧者，连服数剂亦必见效。"经本人多年临证使用，效如其言。

体会：燮理汤由张锡纯所制，载于《医学衷中参西录》。晚清医家张锡纯（1860-1933），河北盐山人，汇通学派代表人之一，《医学衷中参西录》是其主要代表作，该书具有极高学术价值，是张氏一生临床经验总结。由于本书所载方剂均有扎实的实践基础，临证具有可操作性，所以对笔者影响颇大，在我行医初期多以此为准绳。其中燮理汤就是我治疗久痢、噤口痢、休息痢时的首选方剂，若辨证准确，配伍精当，投之效若桴鼓。本方对慢性结肠炎、痔疮、肠风下血、子宫肿瘤、妇科炎症亦有很好疗效。

38. 观音应梦散

药用：党参50g、生姜100g、蜂蜜100g。

服法：煎汤代茶饮。

功用：益气养阴，散寒止咳，补肺润咽。

主治：久咳不愈，缠绵不解，亦不大咳但每逢外感则咳嗽复起。

治验：一6岁王姓患儿，久咳不愈，多呈半声咳嗽、音哑不出，入夜时见低热，体弱纳差易感冒，中西医诸药罔效，胸片排除肺结核。予观音应梦散加味，药用：党参10g、生姜20g、蜂蜜30g、枸杞子10g。二剂。煎汤代茶饮。

二诊：上药频饮三天，仍咳，嘱上方无须变更，坚持多服几剂再议。

三诊：十天后其母告曰儿嗽大瘥，令原方加柿饼一枚再服三剂，之后继以陈夏六君丸加味以善其后。

按：观音应梦散药仅三味，然其效不菲，方中党参恢复因久咳而耗伤之肺气，生姜辛温散寒止咳而温复肺气，蜂蜜甘寒润燥养阴而清肃肺气。三者中生姜得蜂蜜则温而不燥，蜂蜜得生姜则润而不涩，参得姜之温散、蜜之甘润则补虚而不留邪、益气而不伤阴。临床上，此类咳嗽最为棘手，《内经·咳论》："五脏六腑皆令人咳，非独肺也。"然，亦不离乎肺。所以咳久则肺气虚馁，甚则肾气、脾气俱伤。又肺为娇脏，咳久则清肃之令不行，感寒则宣发之能失职，病已至此，虚实错综、寒热夹杂、宣肃失序、专方难为。彭氏观音应梦散药食缓服，于平凡处见实效，对此类咳嗽独树一帜，不失为一张奇效良方。

体会：湖南中医药大学彭坚教授出身于中医世家，本方为其伯父亲传验方。此方对反复感冒，久咳不愈，元气受伤，寒热夹杂，无法可辨，小青龙汤难已胜任，或患者每日只咳嗽几声，别无不舒，但每逢外感则咳嗽复起，或半声咳嗽、音哑不出者颇具效验。另外在使用本方时，还可根据患者体质情况适当佐入枸杞果、核桃肉、橘饼等品疗效更佳。对方中参的应用，可根据证情，人参、西洋参、太子参等均可灵活入伍。

方剂来源：湖南中医药大学彭坚教授授方。

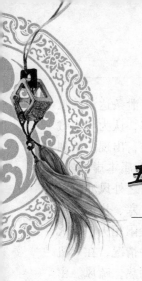

五、理论探讨与经典学习

1. 从病机十九条略论祖国医学气机升降出入

生命活动即是气机在人体运动形式的表现，而气机运动的基本形式是升降出入。

本文主要通过《素问·至真要大论》中病机十九条对祖国医学气机升降出入进行了探讨。文中通过对部分病机条句的剖析，试图说明"任何疾病的发生和发展，其气机运动形式的异常改变则为其实质所在"这一核心思想。

《灵枢·决气》曰："上焦开发，宣五谷味，熏肤、充身、泽毛、若雾露之溉，是谓气。"历代医者认为"气"是一个有机而无形的东西，它触之不及，视之无睹。然而其熏肤、充身、泽毛、若雾露之溉的功能却客观存在于每一个机体当中，这又无可辩驳地证实了气的物质性。

祖国医学的气，名目繁多，有元气、宗气、营气、卫气、脏腑之气、经络之气、六淫之气和自然界之清气等。但，不论体外之气还是体内之气，只要存在于人这个有机载体中，则以其特定的动态形式而各司其职。这种特定的动态形式即是气的基本运动形式——升降出入。《素问·六微旨大论》曰："出入废，则神机化灭；升降息，则气立孤危。故非出入，则无以生长壮老已；非升降，则无以生长化收藏。"这段经文精辟地告示后世：生命活动即是气机在人体运动形式的表现。

著名的病机十九条，从疾病的发病机制上开拓了审证求因或以因测证的正确途径，其将错综复杂的症候群作了提纲性的分类和归纳。纵观全文，属五脏病机者五条，上下病机者二条，六淫病机者十二条，其中属火者五条，热者九条，风寒湿各一条。但，一个最突出的特点——气机升降出入的改变则是贯穿始终的。

就以五脏病机中"诸风掉眩，皆属于肝"为例，从字面解释，似可作"大凡风症，肢体震颤，头目昏眩，一般多属肝经的病变"。解：但进而推之，肝属乙木，藏血主筋，合气于风，内寄胆火，其气机以疏泄条达为其息息生机。本条所示风字，历代医家（宋元以后）多以内风作解，认为肝为藏血之脏，肝血亏虚，营阴不能内守，而致精虚于下，阳亢于上，出现一系列肝阳气机上逆之病变。这种情况，在气机上属上逆，在病机上属本虚标实，在病位上属肝，治宜降逆养血，平肝潜阳。但临床证明，流淫之外风亦可引起类似症候。风为百病之长，善行而数变，且风邪每多夹湿、寒、热等气凑其正虚之体；素有肝胆蕴热之人，偶逢外风侵袭，亦可引动少阳相火，风火相煽，风热之气循厥阴经脉上逆，而出现头目昏眩诸症。这种情况，在气机上属上逆，在病机上属标本皆实，在病位上属肝；宜清肝，泻热，疏风。由斯可见，不论内风外风导致肝经病变而出现的症候群，其气机的病理改变总以上逆者为多见。

再从六淫病机中的"诸呕吐酸，暴注下迫皆属于热"为例：大凡呕吐作酸，急倾下泻，里急后重的病变，一般属热者居多。这是一个复杂的病机，在气机变化上有升有降有出有入。呕，先贤有谓有声无物为呕，责于阳明；有物无声为吐，责于太阴。然，临床上因二者多难以截然分开，故以呕吐相提并论。生理上，脾处中州，职司运化，胃主受纳，腐熟水谷；脾为阴土，气机上升为顺，胃为阳土，气机下降为和；阴阳相济，润燥得宜，腐沤转输，中焦不病。若受寒、湿、痰、火、食、气、瘀诸因干扰，则中州气机失调，胃失和降而发呕吐。从其气机病变论，乃属阳明经气上逆所致，以解除病因，和胃降逆为治。吐酸，高鼓峰曰："凡吐酸尽属肝木，曲直作酸也。河间主热，东垣主寒；东垣言其因，河间言其化。盖寒则阳气不舒，郁而为热，热则作酸矣。然亦有不因寒热而作酸者，木气郁甚，熏蒸湿土而成也。又有饮食太过，胃脘壅塞，脾气不运而酸者，是怫郁之极，湿热蒸变，然总是木气所致。"这里"曲直"二字实为本文之眼目。肝木刚直，历有将军之称，夫今委曲其性，郁而不达，此乃气机病变之实质也。肝主酸，禀木气，喜条达，恶抑郁。当肝之气机阻遏，失于敷和之势，郁久化热，热则作酸，故吐酸一症，因肝之气机不得伸达而为之者临床每有所见。经曰：木郁达之，火郁发之。治以疏肝、理气、泄热诸品。"暴注"，脾属湿而恶湿。湿困脾阳，则气机不升，反致下降，继而分利无权，渗泄失职，而致暴注。或为暑热之邪损伤肠胃，诱使中州气机紊乱，浊气不降，清气不升因发暴注者。"下迫"，里急后重是也。急迫欲便为里急，肛门重坠为后重。本症多以肠辟为最，湿热之邪蕴阻大肠，传导失司，气机壅滞而发斯症。亦有因气虚下陷，清阳之气无力升举而为之者。

再从"诸厥固泄，皆属于下"之"固"为例。固者，前后不通也。有痞满燥实，腑气不行的大承气证；有"气内滞而物不行"，气机郁塞的六磨汤证；有命火衰微，真阳失于温化而致脏寒冷秘的半硫丸证；亦有热壅华盖，清肃之令不行，肺气失于肃降的清肺饮证；有中气下陷，无力升举而致上窍闭阖下窍不通的补中益气汤证；更有肾气虚惫，州督气化不出的济生肾气丸证。

气机失调，从表现在神志方面的病机条句中亦可见一斑。诸如"诸躁狂越，皆属于火"之"躁""狂越"；"诸禁鼓慄，如丧神守，皆属于火"之"如丧神守"；"诸病胕肿，疼酸惊骇，皆属于火"之"惊骇"；"诸热瞀瘛，皆属于火"之"瞀瘛"等。我们从这几条可以看出一个共同之处——"皆属于火"。阳盛则热，重阳则狂。阳热太过则为壮火，壮火食气。火为阳邪，其性炎上，若值赫曦之纪，则同气相求，两阳相搏，焚焰鸥张，大有燎原之势，挟迫气逆，直逼神明，心君蒙昧，则瞀瘛、躁、狂越、惊骇、如丧神守诸症蜂起矣。《素问·灵兰秘典》云："心者，君主之官也，神明出焉……故主明则下安……主不明则十二官危，使道闭塞而不通，形乃大伤。"以上所及神志病变，气火上逆，神明受侵亦属病变之实质。

脾胃者，后天之本也。司仓廪而载四脏，居中土以灌四傍。其上贯心肺，下达肝肾；为联系心肺肝肾之枢纽，斡旋上下二焦之机关。坤运则乾健，阳降则阴升，天地交泰之势成矣。是故，脾胃升降与整个机体气机的升降出入息息相关。《素问·阴阳应象大论》曰："清阳出上窍，浊阴出下窍；清阳发腠理，浊阴走五脏；清阳实四肢，浊阴归六腑"。这种正常的生理功能，只有在中焦脾升胃降，出入有序的前提下才有保障。病机十九条中有"诸湿肿满，皆属于脾"，"诸腹胀大，皆属于热"，"诸病有声，鼓之如鼓，皆属于热"，"诸呕吐酸，暴注下迫，皆属于热"，"诸病水液，澄彻清冷，皆属于寒"，"诸病胕肿，疼酸惊骇，皆属于火"之"胕肿"，"诸厥固泄，皆属于下"之"固泄"等条句，除个别含有其他脏腑病变之外，大都表示了脾胃的病变。或寒热中阻痞塞不通；或升降失职，出入无序；或六淫相侵，七情感召。但气机运动形式的紊乱却是导致中焦为病之要害所在。

综上所述，病机十九条中所述的病机是复杂的，但当我们仔细地推敲和玩味每一条句，气机升降出入的病理改变则淋漓尽致的蕴蓄其中。河间学派的开山刘守真对病机十九条又有发挥，他以运气学说为指导思想，除在六气病机中增加"诸涩枯涸，干劲皴揭，皆属于燥"一条外，在其他独立症状方面亦有增补，使病机更为全面。就以其增补条句分析，仍不离气机的病理变化。如"诸涩枯涸，干劲皴揭，皆属于燥"一条之"涩"为例，易水学派之张元素在《医学启源·六气病解》中提道："凡物湿润则滑泽，干燥则涩滞，燥湿相反故也。遍身中外涩滞，皆属燥金之化……涩，涩也。或麻者，亦由涩也。由水衰少而燥涩，气行壅滞而不得滑泽通利，气临攻冲，而为麻也。俗方多用乌附辈者，令气因之冲开道路，以得通利，气行故麻愈也。无热症，即当此法，治之甚佳。或风热胜湿为燥，因而病麻，则宜以退风散热，活血养液，润燥通气之凉药调之，则麻自愈也。治诸燥涩，只如此法是也。"这里张氏不论有热无热，但气行壅滞为燥涩一症主要病机之一。肺为气之主，肾为气之根。肺气失宣，敷布精微的功能异常，则既不能润泽皮毛，又不能温煦百骸。肾气不足，津液之腑失于蒸化，则分肉不温，肌肤不充，蕃篱失于卫外之功，故燥涩诸症在所难免。

经曰：百病皆始于气也。上工疗疾，重调气机。依气虚、气陷、气滞、气逆四大气病而设补气、升气、疏气、降气四类治则。仲景急下存阴，其治在胃，目的在于疏导阳明降其壅滞，免其邪热灼耗阴液；东垣大升阳气，其治在脾，立法旨在鼓荡太阴，举其所陷，转其脾虚阳陷之弊。

所以临证只有仅守病机，视其气机动向，因势利导，方能真正使机体"阴平阳秘"。

2. 《金匮要略·脏腑经络先后病》篇"先后"之我见

"先后"一语首见于《金匮要略·脏腑经络先后病脉证》。《金匮要略》是东汉张仲景论述杂病的专著，其中《脏腑经络先后病脉证》又为全书之总纲，故冠二十二篇之首；而脏腑经络又为论述杂病之核心。所以，全书以整体观念为指导思想，以脏腑经络学说为理论依据，对人体脏腑经络内外动态平衡失调而产生的一系列内在病理变化以"先后"演绎之形式作了实质性探讨。仲景在这里选用"先后"一语，寓意深刻，既有时序概念，又寓因果之理，并蓄规律深意，更具本末之机。名论脏腑经络之先后，实对后世认识杂病规律起到了承先启后之作用。

(1)"先后"揭示了疾病的内在因果

《金匮要略》首篇云："夫人禀五常，因风气而生长。"人类能长期生存于天地气交之中，乃自然选择之结果，亦人类顺应天地变动之必然。若人体内外动态平衡失调，则发生疾病，而引起动态平衡失调的原因则为病因。病因和疾病形成过程中代表先后两个不同时序的特定名称，这个"先后"关系即因果关系："客气邪风，中人多死"即属此意，客气邪风者，病之由也，为先；中人多死者，言邪客于人而产生的结果，为后。《金匮要略·黄疸病脉证并治》篇云："脾色必黄，瘀热以行。"示湿热浸渍血分，瘀热迫于胆腑，胆液外泄，行于周身，致发黄疸。这里瘀热以行黄之由也，为先；脾色必黄为瘀热客于人体而产生的结果，为后。此皆发病之先后因果。

只病因来讲，其又分先后，乃正虚为先而外邪为后。"若五脏元真通畅，人即安和""不遗形体有衰，病则无由入其腠理"。显然元真为决定因素，外邪只能通过正虚而袭人。《金匮要略·血痹虚劳病脉证并治》篇云："血痹病从何得之……夫尊荣人骨弱肌肤盛，重因疲劳汗出，卧不时动摇，加被微风，遂得之。"安逸不劳之人，内虚为其先在因素，而加被微风为后发因素。正由于这些先在因素，从而造成外邪干忤脏腑经络之后果。

"先后"在一定条件下又可相互转化。《金匮要略·肺痿肺痈咳嗽上气病脉证治》篇云："肺痿之病，从何得之……重亡津液，故得之。"这里"重亡津液"是导致上焦有热的先在原因，上焦有热则为其后果。假若这时未得到及时而有效的治疗，则上焦之热邪可进而耗灼阴津致使津液更伤。显然，上焦有热在此又为津液更伤之先因，而津液更伤则成为后果。这个"先后"转化是在未及时而有效的条件下促成的，其造成了病理上的恶性循环。《金匮要略·痰饮咳嗽病脉证并治》篇云："夫病人饮水多，必暴喘满。凡食少饮多，水停心下……皆大下后善虚。"本条提到痰饮的 2 个成因：一为多饮，二为脾虚。饮为水之类，水惟畏土，制水者土也。今脾阳不运，聚湿为饮，而饮邪阴凝，更伤脾阳，如此先后转化，形成脾虚积饮，饮害脾阳的病态循环。

（2）"先后"是疾病传变的普遍规律

脏腑经络既病之后，随着正邪的盛衰而发生病程的演变，传变即是病程演变的形式之一。纵观全书，杂病之传变不外 3 途：

①先病经络而后传及脏腑者：《金匮要略·脏腑经络先后病脉证》篇云："经络受邪入脏腑为内所因也。"此言经络受邪为病在先，而内传脏腑为病在后；内所因者，以其内虚故耳。《金匮要略·中风历节病脉证并治》篇："邪在于络，肌肤不仁，邪在于经，即重不胜，邪入于腑，即不识人，邪入于脏，舌即难言"。从外邪干忤经络，因正不胜邪而皆次深入的演变过程，说明传变先浅后深。

②先病脏腑而后波及经络者：《金匮要略·五脏风寒积聚病脉证并治》云："肝者，其人常欲蹈其胸上，先未苦时，但欲饮热，旋覆花汤主之。"肝脏受邪，气血瘀滞，胸阳痹阻，着而不行，继而出现肝之经络症状。仲景根据病变之先后而用辛润之品，化瘀行气治其本，疏络止痛治其标，统于旋覆花汤一方，先后皆治。

③以五行生克乘侮为规律的脏腑传变："见肝之病，知肝传脾，当先实脾"。肝为五脏之首，风为百病之长，脾为后天之本，土为万物之母。仲景以肝病传变脾为例，揭示了脏腑疾病的传变是以五行相传为其本质所在，而总以相乘相侮母子传变为形式。然不论形式怎样变化，但始病之脏腑为先，受传之脏腑为后，此为一定之法规。疾病的传变不是绝对的，亦有病而不复

传者，乃当取决于邪正搏击之结果，因为邪正斗争贯穿于疾病的全过程，当正盛邪却则疾病不传或向愈，正虚邪盛则疾病内传或恶变。总之，所谓传变，其实质不过是病程的演进和病疾的变换而已，而"先后"则反映了这个传变的普遍规律。

(3)"先后"是辨证施治的重要依据

病变在发生与转机上的先后，决定了辨证施治的"先后"时序。

①治未病的"先后"依据：《金匮要略·脏腑经络先后病脉证》云："夫治未病者，见肝之病，知肝传脾，当先实脾，四季脾旺不受邪。"这里"当先"二字有两个含义：一是治未病的先入手段；二是阻断传变的具体时序。也就是说必须先从"实脾"着手。当脾气健旺，坤德敦运，纵然肝病亦无传脾之虞。"四季脾旺不受邪"即言实脾的重要性。总之，仲景示人治肝实必先实脾以防传变，治肝虚先补肝以防外侮。又如本篇"适中经络未流传脏腑即医治之"，四肢才觉重滞，即"引导吐纳针灸膏摩，勿令九窍闭塞"。均为未病先防和已病防变的"先后"防治观。

②治卒病痼疾的"先后"依据：《金匮要略·脏腑先后病脉证》仲景有"夫病痼疾加以卒病，当先治其卒病，后乃治其痼疾也"之训。既为痼疾，则邪早先客于人，其病理演变趋于稳定，复传机会相对要少；而卒病则相反。所以在治疗上应先治卒病，而后予痼疾缓图之。《金匮要略·水气病脉证并治》云："当先攻击冲气，令止，乃治咳；咳止，其喘自差。先治新病，病当在后。"水气病，几经误治而现冲气咳喘之新病，故仍以治新病为先，而治水气为后。

③治表里同病的"先后"依据：表里同病，应根据其轻重缓急或先表后里、或先里后表、或表里同治，但总以急者为先，缓者为后。"病医之下，续得下利清谷不止，身体疼痛者，急当救里；后身体疼痛，清便自调者，急当救表也。"表证误下，而见下利不止，虽表里同病，但里证犹急，故先救里而后解表。

④治标治本的"先后"依据：《金匮要略·呕吐哕下利病脉证治》云："夫呕家有痈脓，不可治呕，脓尽自愈。"这里呕为标而又痈脓为本，所以必先治脓（本），脓尽呕止，为先本后标之法。亦有先标后本之法，如胸痹心痛，其病机为本虚标实，"阳微阴弦"，每当其发作时，则先治其标以缓其急，而后以扶正之品治其本。

⑤病机上的"先后"决定了治则的不同：《金匮要略·惊悸吐衄下血胸满瘀血病脉证治》云："下血，先便后血，此远血也，黄土汤主之。""下血，先血后便，此近血也，赤小豆当归散主之。"均为下血，因便与血下之"先后"而决定了治则上的温脾摄血和清热利湿之法。他如《金匮要略·呕

吐哕下利病脉证治》以呕与渴的先后,测知其饮邪的去留而将取相应治法。《金匮要略·水气病脉证并治》中由于血与水的先后病,而指出通经与利水的先后治法。

⑥方药上的"先后"原则:治则上的先后,在方药上亦体现出方随法遣,药以方用的先后原则。《金匮要略·妇人杂病脉证并治》云:"妇人吐涎沫,医反下之,心下即痞,当先治其吐涎沫,小青龙汤主之;涎沫止,乃治痞,泻心汤主之。"上焦寒饮,当以温散,然经误下而邪陷成痞,见吐涎沫者,示寒饮病机犹在,当先散寒蠲饮为法,以小青龙汤主之,而后治其痞,主以泻心汤。

仲景书中方后小注,乃辨证施治之延伸,是仲景学术思想的主要组成部分。凡麻黄剂后,必有先煮麻黄去上沫,后纳诸药之语。此系煎药方法的"先后"体现。麻黄先煮,去上沫,以其沫可令人烦,而麻黄煎久更可减其燥烈峻汗之弊。厚朴三物汤"先煮二味取五升,内大黄煮取三升"。此言先煮枳朴者,行气破滞之力强,而后纳大黄者攻下泄实之性猛,此其一;其二,大黄不宜久煎,其煎久则泄热之性存而攻下之力减。可见方药上之"先后"原则,实属仲景理论联系实际的又一写照,与临床疗效密切相关。正如尤在泾云:"医人不依次第而治之,则不中病也"。

(4)"先后"是判断预后的客观依据

"有诸内,必形诸外"病机的内在演变,必然反映于色脉,这种先后的外证反应,为疾病的预后提供了客观依据。《金匮要略·痉湿暍病脉证治》云:"太阳病发热,脉沉而细者,名曰痉,为难治。"阳病当以阳脉相见为正候,然此阳病而其脉反见沉细,提示沉细脉的先期出现意味着正不胜邪,故以难治而预其后。

汉献帝初平四年,仲景见侍中王粲曰:"君有病四十当落眉,眉落半年而死,令服五石汤可免。"粲嫌其言忤,受汤勿服,后二十年,眉果落,后一百八十七日而死,终如其言,乃仲景医案一瞥,王粲所疾先变于内而后形于外,仲景所见乃先其外而后断其末。

(5)"先后"是仲景时间治疗学的高度概括

《素问·六微旨大论》云:"至而不至,未至而至如何?曰:应则顺,否则逆,逆则变生,变生则病。"仲景《金匮要略·脏腑经络先后病脉证》中举冬至后节与气的太过、不及常候为例,以节与气的"先后"所至,示人先掌握气候变化的规律,而后应其所变,方可防患于未然。《金匮要略·百合狐惑阴阳毒病脉证治》有"五日可治,七日不可治"之谓,言五日可治者,五为土之生数,土为脾而主肌肉,热毒侵及肌肉,其病尚浅可治。七日不可治者,七为火之成数,火为心而主血脉,热毒侵及血脉,其病犹深不可治。仲景喻此，治病要趁病变轻浅，先早治疗多可向愈；当病入膏肓而后行医多预后不良。

《金匮要略·疟病脉证并治》蜀漆散之后："临发时服一钱匕。"寥寥数语，实点睛之辞，疟疾未发之前先药乃趁邪气未聚，先发制之，则事半功倍；若病先发而后药之，邪未挫而正气反伤，徒劳而无益。

(6) 结语

"先后"二字，《说文解字约注》云："先，从人从匕。匕谓固簪也，言簪连冠于发，施于人首也。""後，迟也，从彳幺夊……足有所系，故后不得前。"由斯可见，今之"先后"之义，乃古之"先后"之义的引申，而仲师冕其贯穿全书，统取诸篇，实为脏腑经络证治之眼目所在。

3. 从"大黄䗪虫丸"论仲景活血化瘀法

大黄䗪虫丸出自仲景《金匮要略·血痹虚劳病脉证并治》。经云："五劳虚极赢瘦，腹满不能饮食，食伤、忧伤、饮伤、房室伤、饥伤、劳伤、经络营卫气伤，内有干血，肌肤甲错，两目黯黑。缓中补虚，大黄䗪虫丸主之。"大黄䗪虫丸方：大黄十分（蒸）、黄芩二两、甘草三两、桃仁一升、杏仁一升、芍药四两、干地黄十两、干漆一两、虻虫一升、水蛭百枚、蛴螬一升、䗪虫半升。右十二味，末之，炼蜜和丸，小豆大，酒饮服五丸，日三服。

大黄䗪虫丸全方共十四味药，其中大黄攻下瘀血，酒温经散结，桃仁、干漆活血化瘀，杏仁宣肺行气，黄芩清气分热邪，上6味药以祛邪为主；甘草益气和中，地黄、芍药、白蜜滋阴养血润燥，此4味药以扶正为主；䗪虫、虻虫、水蛭、蛴螬搜剔窜透、疏通络道、益气填精，乃血肉有情之品，主祛邪兼扶正。

经文揭示了"虚劳而有干血"的证治。腹满不能饮食又极度赢瘦的虚劳病人，内有干血为其主要病因，而肌肤甲错，两目黯黑为其辨证要点。

(1) 首提"干血"概念

在仲景著作中，对血凝停滞之病理多以"瘀血、蓄血"称谓，而仲景又提出"干血"的概念。说明"干血"在病理上与瘀血有一定区别，"干血"是瘀血在阳热偏盛耗灼阴液的情况下形成的，这是仲景对瘀血病理的一个深层次认识。它既是病理产物，又是致病因子。"干血"在书中凡三见。

然而在论著中亦有将"瘀血"和"干血"互见者，如《金匮要略·妇人产后病脉证治》曰："产妇腹痛，法当以枳实芍药散，假令不愈者，此为腹中有干血着脐下，宜下瘀血汤主之。"此处有干血着脐下，却治以下瘀血汤，说明"瘀血"和"干血"二词可以互用。

（2）治疗"干血"突出下法

仲景对"干血"的治法一般遵循"下法+活血化瘀药+虫药类药+酒"的模式。如大黄䗪虫丸、下瘀血汤、鳖甲煎丸等。但对绝大多数瘀血（蓄血）证尤其强调下法，如抵当汤的"下血乃愈"，桃核承气汤的"乃可攻之"，抵当丸的"晬时当下血，若不下者更服"。下瘀血汤的"以酒一升煎一丸，取八合顿服之，新血下如豚肝"。以上诸方均以大黄、桃仁为基本方。不难看出仲景在大黄䗪虫丸中，以大黄而冠方名，确实是独具匠心。

此外仲景对瘀血的治法还采用坐药、煎汤浴、红蓝花酒等方法者。如"矾石丸内脏中，剧者再内之，主治妇人经水闭不利，脏坚癖不止，中有干血，下白物"之症。足见仲师一证多法，方以法用，药随证遣，法度严谨之懿范。

（3）善用虫类　通络补虚

仲景方药中共使用动物药 38 种，其中虫类药 8 种，大黄䗪虫丸就有䗪虫、虻虫、水蛭、蛴螬等四种；鳖甲煎丸则有鼠妇、蜂巢、螳螂、䗪虫四种。使用频率最多为䗪虫，水蛭次之。

干血既成，经隧闭塞，坚积不化，非草木之品所能宣达，必藉虫类搜剔窜透。从性味而言，虫类药其味多辛咸，辛能入络散结，咸能入血软坚。正如清代医家叶天士所云：在诸多虫类药中"飞者升，走者降，灵动迅速，追拔沉混气血之邪"。可谓深得其要。

另外，虫类药乃血肉有情之品，富含蛋白质，所以仲景以其血肉之躯入药，其补精之力可想而知。对这一点古今文献不乏记载。清人吴仪洛《本草从新》："䗪虫去血积，搜剔极周，主折伤，补接至妙。"张锡纯《医学衷中参西录》："凡破血之药多伤气分，唯水蛭味咸专入血分，于气分丝毫无损。"成都中医学院王渭川教授指出："虫类作用：①攻坚破积；②活血化瘀；③息风镇痉；④壮阳益肾；⑤消痈散肿"。充分说明其具有扶正祛邪两重性。笔者受其启发在数十年临床实践中对虫类药的扶正通络作用深信不疑。

（4）以酒饮服　温经散结

大黄䗪虫丸之"炼蜜和丸小豆大，酒饮服五丸，日三服"。下瘀血汤"炼蜜和为四丸，以酒一升煎一丸，取八合顿服之。"考仲景著述，用酒之例达 20 余处，除用治黄疸、中风、妄行独语如狂等证外，大多用于虚劳、寒滞及瘀血的论治。

酒乃五谷之精华，醇香温通，走而不守。《本草纲目》记载："酒能行药势，通血脉，润皮肤。"仲景凡对干血或瘀血重症均以酒为伍，其逐瘀作用相得益彰，用之临证效若桴鼓。

(5) 缓中补虚　峻剂缓投

笔者认为"缓中补虚"是仲景特色治则之一。仲景在毕生临证中，始终以固护正气为先要。如发汗，主张缓取微似汗，勿令大汗淋漓。喝水，则少少饮之，令胃气和则愈，忌暴饮。对"腹大满不通者，可与小承气汤，微和胃气，勿令至大泄下。"使用峻剂，更以丸药酒饮缓服为法，勿犯虚虚之戒。足见仲景在创制"大黄䗪虫丸"一方时，紧扣虚劳、干血、新血产生这三个关键环节，有机而恰当地进行组方，既注意到病邪的复合因素，又重视了正气的整体变化，为后世树立了制方楷模。

《金匮要略心典》云："此方润以濡其干，虫以动其瘀，通以去其闭，而仍以地黄、芍药、甘草和养其虚，攻血而不主专于血。"诚至理之言。

4. 桂枝在《伤寒杂病论》中的临床价值

桂枝，《神农本草经》归牡桂条下，味辛温，主治上气咳逆、结气、喉痹吐息，利关节，补中益气，被列为上品。

《伤寒杂病论》共选用药物157味，其中桂枝的运用次数仅次于甘草、大枣等品，遥居前列。《伤寒论》选方113首，桂枝剂达四十一方，占36%强；《金匮要略》选方205首，桂枝剂达五十七方，占34%强（《金匮》附篇杂疗方等三篇因疑后人所增，其方药不计在内）。

桂枝汤为桂枝剂的代表方，药精法谨，用途广泛，立制方之楷模，启万世之法程，故柯琴在其《伤寒来苏集》中称此方仲景群方之冠。桂枝汤方药：桂枝三两（去皮）、芍药三两、甘草二两（炙）、生姜三两、大枣十二枚（擘），上五味，咀三味，以水七升，微火煮取三升，去滓、适寒温、服一升……方中桂枝辛温解肌、宣通卫阳，外疏风寒，发散邪气为君，故以之名汤；芍药酸苦微寒、益阴敛津、内和营气，摄养津气为臣。桂芍等量相伍，发汗中寓敛汗之旨，和营中有温卫之功。生姜之辛佐桂以解肌，大枣之甘助芍以和中，阴阳表里，并行而不悖，是刚柔相济，以为和也。甘草甘平，调和诸药，扶正达邪，补益营卫，有安内攘外之能。又，桂枝、甘草辛甘化阳，专以攘外；芍药、甘草酸甘化阴，功在安内。生姜、大枣动静相合、表里相得，深合阴阳造化之道。

仲景在《伤寒杂病论》中对桂枝的运用方例，大致可分为两种类型：

一是以桂枝汤为基础方的方例，如桂枝汤，桂枝加葛根汤、桂枝加龙骨牡蛎汤，抵当乌头桂枝汤、桂枝去芍加麻辛附子汤等共计二十方。日人浅田宗伯谓："此方为众方之祖，古方以此为胚胎者有百余方，其变化运用无穷。"

另一类是方剂中用及桂枝者,如桂枝甘草汤、苓桂术甘汤、五苓散、崔氏八味丸、乌梅丸等共计五十四方。"仲景之方凡二百余首,其用桂枝者殆六十方。其中以桂枝为主药者,将近 30 方。由此可见,此方与诸方相比,变化为最多。"(自《类聚方广义》)

(1)桂枝药理与临床

1)双向调节作用:桂枝的双向调节作用是随其配伍之异而体现的。

①解肌和营:无汗能发,有汗能止。风寒表实伍麻黄则无汗能发,如麻黄汤。太阳表虚伍芍药则发中寓止,如桂枝汤。故用之发汗,不至于亡阳;用之止汗,不至于贻患。"是法也,可以发汗,汗生于谷也,即可以止汗,精胜而邪却也。"(自《伤寒来苏集》)

②温经行瘀:能止血亦能行血。虚寒血滞、血不归经、致下血数十日不止者,桂枝温经散寒、养血行滞,则崩漏可止,如温经汤。恶血不泻,虾以留止致经水不利者,桂枝以调营逐瘀,瘀去经通,如土瓜根散。

③温阳化气:小便不利可通,小便反多则约。太阳随经,热入水府,水热互结,小便不利者,桂枝与术泽苓相伍,则小便自利,如五苓散。男子消渴,小便反多,以饮一斗,小便一斗者,桂枝与地黄、山茱萸、山药、附子等相伍,如肾气丸,以阴中求阳,膀胱得约。

④通阳蒸津:不渴得饮、烦渴可除。"伤寒汗出而渴者,五苓散主之;不渴者,茯苓甘草汤主之。"前者以桂枝术苓泽相伍,通州都,助气化,则烦渴可除;后者以桂枝伍姜苓草,温胃阳、散水饮,则不渴得饮。

⑤彻上彻下:陷者可举,逆者可平。"太阳与阳明合病,必自下利,葛根汤主之。"寒闭太阳、内合阳明、阳并则表实,里虚则气陷,以桂枝伍麻黄温寒郁、发腠理、开太阳之表;伍葛根鼓胃气、升津液、阖阳明之里;达解表升津止利之用。"烧针令其汗,针处被寒,核起而赤者,必发奔豚,气从少腹上冲心者,灸其核上各一壮,与桂枝加桂汤。"使离照当空,阴霾得散,心阳温煦,水饮降而冲逆自平。

⑥能内能外:通痹旁达经脉肢节,补虚内守脏腑阴阳。风湿流注、筋脉痹阻、脚肿如脱、肢节疼痛,以桂枝伍芍药知母附子等,达祛风除湿、温经散寒、行瘀通痹、和营养血之用,如桂枝芍药知母汤。"虚劳里急诸不足,悸,衄,腹中痛,梦失精,四肢酸疼,手足烦热,咽干口燥,小建中汤主之。"仲景以桂枝汤倍芍药更加饴糖,建中缓急,通阳调卫,益阴和营。故先贤有"桂枝汤,外证得之解表和营卫,内证得之化气调阴阳"之谓。

2)桂枝与气化:气化是生命活动的基础,指体内物质的同化与异化及其伴随着的形气阴阳的相互转化,并对外界进行物质交换的自我更新。从仲景诸多桂枝剂的功用剖析,桂枝可促进机体的气化功能,其表现在于:

①入营化气：桂枝借其辛温之性能蒸化经脉中营津以化气，继而以"气"达到发汗、止汗、和营、解肌、通阳、利水、平冲、行血、补虚之功。

②阴中求阳：领芍药之阴，蒸津化气以行阳之实，如桂枝汤。伍芍饴之酸甘内守以建立中阳之气，如小建中汤。肾气丸中更突出桂枝的阴中求阳，起涎化气之能。

③燮理阴阳：腠理为人体内外联络之枢。腠者，三焦通会元真之处，为气血之所注；理者，皮肤脏腑之纹理。桂枝以阳化气的独特作用，调节阴阳气血在运行、生成、机能上的障碍。从而起到通达内外、开阖腠理、促成转化、燮理阴阳、提高机体御邪能力和自我疗能的作用。

（2）桂枝的配伍规律

桂枝助麻黄，发汗散风寒；桂枝等芍药，解肌和卫营；桂枝得附子，温阳止痹痛；桂枝合甘草，益气助心阳；桂枝佐茯苓，通阳化水饮；桂枝与龙牡，安神敛浮阳；桂枝偕当归，养血通寒滞；桂枝并蜘蛛，逐寒利厥阴；桂枝兼乌头，疏表疗寒疝；桂枝参饴糖，甘温建中阳；桂枝同薤白，宣阳开胸痹；桂枝伴桃仁，温经散血瘀；桂枝倍芍药，泻肝缓腹痛；桂枝引大黄，温通泻壅滞；桂枝加吴萸，通脉散寒厥；桂枝更加桂，平冲降奔豚；桂枝配柴胡，轻解太少邪。以上十八例，略示仲景桂枝配伍心法。然桂枝总属辛温之品，对阴虚阳盛之体当在拟禁之列，"桂枝下咽、阳盛则毙"之训，诚属教训之总结。

（3）史料对桂枝的记载

《本经疏证》云：桂枝有"和营、通阳、利水、下气、行瘀、补中"六大功效。《本草衍义补遗》言：桂枝"横行手臂，治痛风。"《本草再新》载：桂枝"温中行血，健脾燥胃。"《别录》："温筋通脉，止烦出汗。"《伤寒瘟疫条辨》："四肢有寒疾非此不能达。"《医宗必读》：桂枝"理心腹之痛，散皮肤之风。横行而为手臂之引经，直行而为奔豚之向导。"清人张隐庵曰："桂枝能引下气与上气相接，则吸之气直至丹田而后入。"张锡纯谓："桂枝一药而升降之性皆备，凡气之当升者遇之则升，气之当降者遇之则降，此诚天生使独而为不可思议之妙药也。"胡希恕说："降冲逆是桂枝的特长。"

张仲景有"桂枝本为解肌"之论，故后人引申其义，用大剂量桂枝治疗截瘫、偏瘫、面瘫，强直性脊柱炎等症。叶天士云："桂枝辛甘有制木之功能。"故在镇肝潜阳之品中少佐桂枝可加强平肝之效，可谓"木得桂则枯"矣。

（4）桂枝的禁忌

桂枝性味辛温，阴虚阳热当忌；其气辛香走窜，失血崩漏非宜；其用平冲降逆，妊娠滑胎慎用；其能助阳化热，津伤液枯莫投。如仲景所云"桂枝下咽、阳盛则毙"。

(5) 今人对桂枝药理成分的认识

桂枝含挥发油，油中主要成分为桂皮醛和桂皮油，此外还有乙酸桂皮酯及苯丙酸乙酯，桂皮醛可抑制炭疽杆菌、金黄色葡萄球菌、痢疾杆菌及沙门菌；桂皮油能刺激汗腺分泌，扩张皮肤血管，有发汗作用；桂枝之有效成分又能促进唾液及胃液分泌，故有健胃及帮助消化作用；同时其强心作用及解除内脏平滑肌痉挛作用亦相当突出。另外，近年研究报道，桂枝（桂皮）中所含的甲基羟基铜聚合物的多酚，它能增强脂肪细胞对胰岛素的反应，保证"游离的葡萄糖"信息保存在细胞中，这也是肾气丸能治疗糖尿病的理论依据之一吧。

时处东汉末年的张仲景，虽然没有今人研究药物的手段，但其通过千百次临床实践和观察，所得到感性和理性认识，与今人之药理功用分析，可谓不谋而合。